发热疾病的诊断与鉴别诊断

主　审　于孟学　刘春安

主　编　刘永杰

副主编　杨列永　王开芹　彭庆峰

刘　允　马小军

编　者（按姓氏笔画排序）

刁红梅　马　腾　马　磊　王　梅　王洪建

代兴华　田景友　刘松华　孙立军　许　洁

张　莉　张　强　张传国　张曙光　李曙晖

周　静　欧庆东　侯贺斌　俞媛媛　俞景奎

胡安祥　班开斌　秦春艳　郭　明　黄士坤

黄勤杰　舒　强　蒋洪耀　颜景鹏

中国协和医科大学出版社

图书在版编目（CIP）数据

发热疾病的诊断与鉴别诊断 / 刘永杰主编. —北京：中国协和医科大学出版社，2008. 1

ISBN 978 - 7 - 81072 - 964 - 2

Ⅰ. 发… Ⅱ. 刘… Ⅲ. 发热 - 诊断 Ⅳ. R441. 3

中国版本图书馆 CIP 数据核字（2007）第 163835 号

发热疾病的诊断与鉴别诊断

主　　编：刘永杰

责任编辑：吴桂梅　骆春瑶

出版发行：中国协和医科大学出版社

（北京东单三条九号　邮编 100730　电话 65260378）

网　　址：www. pumcp. com

经　　销：新华书店总店北京发行所

印　　刷：北京丽源印刷厂

开　　本：850×1168 毫米　1/32 开

印　　张：12.75

字　　数：320 千字

版　　次：2008 年 3 月第一版　2008 年 3 月第一次印刷

印　　数：1—5 000

定　　价：24.00 元

ISBN 978 - 7 - 81072 - 964 - 2/R · 957

序

“发热”是临床工作者几乎每天都会遇到的一个问题，对不明原因发热的诊断更是一个非常棘手的难题。国内虽然有些书籍涉及到了这方面的知识，但多数缺乏较为系统、全面的归纳和总结。刘永杰教授主编的这本《发热疾病的诊断与鉴别诊断》，全面系统地介绍了发热的病因、发病机制、诊断思路及临床疾病的联系，非常适合临床医师尤其是基层医师阅读。

作者在编著此书的过程中，将临床经验与理论知识有机结合，内容全面、新颖、实用、简明扼要。本书的一个重要看点是对感染系统疾病和风湿免疫系统疾病的全面叙述，尤其是对一些少见病的阐述，能帮助非感染科和风湿免疫科专业的临床医师开阔视野，拓宽诊疗思路。

希望本书能给广大医学同仁带来裨益，并期望有更多的关于这一领域的新作问世。

中国医学科学院　北京协和医院

风湿免疫科教授、博士生导师

于孟学

2008年1月

前　言

发热是一种十分常见的临床症状和体征，我们临床工作者几乎每天都会遇到因“发热”而就诊的患者，尤其是在内科疾病的诊疗工作中。不明原因发热（FUO）的病因诊断是一个世界性难题，有近10%的FUO病例始终不能明确诊断，引起发热的原因比较复杂，病种繁多，涉及临床多个科室。尽管现代医学的诊断技术日新月异迅速发展，但不明原因发热的诊断和鉴别诊断仍是临床工作中十分棘手的一个难题，因而亟须一本普及性的全面阐述发热疾病的临床指南。虽然国内目前有些内科疾病鉴别诊断方面的书籍谈到发热的鉴别诊断问题，但多数只是作为一个章节出现，具体全面阐述发热的书籍较少，为此我们编写了这本书。我们希望本书能帮助临床工作者加快和简化工作中遇到的不明原因发热疾病的诊断与鉴别诊断程序。

本书在总论中全面的讲述了发热的原因、发病机制、常见的伴发症状、相关的辅助检查以及发热的诊断程序。在各论中按感染、内、外、妇、儿等的顺序，以系统分章节详尽地描述发热疾病的临床特点、诊断要点，尤其对不明原因发热中最常见的感染性疾病和风湿性疾病作了重点介绍，基本囊括了临床上常见的所有可引起发热的疾病，尽量做到内容的全、新、精与实用，为青年医师尤其是内科医师提供一本较为实用的工具书。

由于编者水平有限，时间仓促，不妥之处在所难免，敬请广大同仁和读者提出批评和指导。

刘永杰

2008年1月

目 录

第一篇 总 论

第二篇 各 论

第一篇

总 论

第一章 发热的概述

第一节 发热的概念

一、概念

正常人的体温受体温调节中枢的调控，通过神经、体液因素使产热和散热过程呈动态平衡，保持体温在相对恒定的范围内。当机体在致热原（pyrogen）作用下或其他原因引起体温调节中枢的功能障碍时，体温升高超出正常范围，称为发热（fever）。

正常人体温一般为 36～37℃，在不同个体之间略有差异，且受机体内、外因素的影响稍有波动。健康成年人腋温多在37℃以下，一般腋温低于口温 0.3℃左右，口温又低于肛温 0.3℃左右。口、肛温虽相对准确、恒定，但测量不便，目前测量体温普遍采用腋温。由于经 5～10 分钟始达恒定，故测量腋温时间不应少于 5 分钟。由于年龄、性别、测量时间、活动量、情绪变化、月经周期、饮食前后、代谢状态以及季节气候变化等情况、条件不同，体温亦略有差异。一般日间体温差在 1℃以内。

发热是最常见的临床症状之一，发热时病人多有热感。有时测量体温虽升高但病人可不感知，也有时病人自觉发热，但测量体温不高。判定发热，以测量体温升高为准。发热的规定尚不完全一致，一般腋温 >37℃可初步认为是发热。某些老年人处于低代谢状态，平日体温可能偏低，尽管测量体温未达到 37℃，但如高于其平时最高体温也可认为是发热。反之体温 >37℃，既无症状，更不感知，也查不出具体疾病，亦不应称其为发热，应属原发性体温偏高。对发热的病人应当进行检查，力争明确其原因或病因。

二、体温调节

正常体温的调节是通过下丘脑的体温调节中枢来实现的。正常情况下中枢体温调定点相应的昼夜温度节律性波动罕见超过1℃。

最重要的体温调节组织位于下丘脑视前区。其他的温度感受神经元组织还延伸至脑干和脊髓。温度敏感神经元由热敏和冷敏神经元组成，不仅感受局部的温度变化还感受由皮肤、肌肉、脊髓以及其他区域温度感受器通过传入神经传递的外周温度刺激。经过中枢和外周温度信息整合后，神经冲动通过温度敏感神经元传到外周，调节热量的产生、储存和释放。

一些非温度性调节也可影响下丘脑前区的温度敏感神经元。如渗透压、血中葡萄糖浓度以及激素（雌激素、睾酮与孕酮）的水平。

正常情况下热量的产生主要源于细胞的生化反应，借此与皮肤和呼吸道散发的热量维持平衡。在需要时可通过肌肉收缩如寒战来提高能量代谢，增加产热。另外，尚可通过激素水平影响物质代谢，特别是在疾病状态下，可通过甲状腺素或儿茶酚胺来提高物质代谢率，增加热量产生。

另外机体还可通过外周血管的收缩，即通过皮肤到深部血管的血流再分布来进行热量储存。其他可以保存热量的体温调节措施还包括脉搏和血压的升高、减少血管加压素的分泌等。

三、正常体温及生理影响因素

正常体温及昼夜节律性波动有明显的个体差异。但健康成人的体温是相对恒定的，它不是一个固定数值而是一个范围，对大多数成人而言，清晨静息体温高于37.2℃（口温）或37.6℃（直肠），傍晚超过37.7℃（口腔）或38.1℃（直肠），就应该视为发热。

生理状态下，正常体温可能被不同因素所影响。众所周知，小儿代谢率高，其体温一般较成年人稍高；老年人代谢率低，其体温较青壮年偏低。有文献报道：老年人的正常体温较年轻人低(the older, the colder)，这种现象未被普遍证实，然而老年人的正常体温波动范围确实比年轻人明显要大。妇女月经期体温可较平日低，而排卵期、妊娠期则稍高。只要身体持续运动，就会伴有体温升高，剧烈的体力活动（如长跑、拥挤）可以使体腔温度升高2～3℃。突发的心理负担也可以导致体温一过性升高。其他还可见于情绪激动如激烈争论，甚至见于敏感的人被电影情节所激发的情况。熟知的心理因素相关的体温升高还可直接由病人住进医院引起。饱食后1小时内常会有体温升高。高温环境等也可使体温稍高。这些生理性的体温升高，虽无重要临床意义，在确定为发热以前，必须加以识别。

另外，发热应区别于过热：过热不是调节反应，是体温调节失控或调节障碍的结果，体温上升的高度可超过体温调定点的水平；而发热时体温调节功能并无障碍。如下丘脑病变时侵及体温调节中枢；甲状腺功能亢进（甲亢）导致产热过多；鱼鳞病、先天性汗腺缺陷引起的散热障碍；环境温度过高引起的中暑等其体温升高是被动的。因此我们可将体温升高分类为生理性体温升高和病理性体温升高，病理性体温升高又包括发热（调节性体温升高）和过热（被动性体温升高）。

四、体温的测量

目前应用的体温测量工具依然是水银温度计，正逐步被电子温度计所替代，电子温度计更准确，更易于读数，测量时间明显缩短。电子温度计测量大多比水银温度计显示得偏高。

口腔体温较直肠体温波动大，并且平均低0.4℃，口腔温度测定除受急促呼吸等影响外，还可由于测量前喝热、冷饮料或闭口不严等导致测量结果的误差。对于重症监护尤其是插管或面罩呼吸的病人及儿科病人不适宜测量口温。

直肠体温测定是常用方法中最可靠的。这种方法由于其准确性高和误差最小，至少对所有急性发热病例应该是首选，经直肠测量主要适用于老年人，因为他们的口腔和腋下温度常较实际为低。肛门直肠区的病变或近期直肠手术是直肠体温测定的禁忌证，直肠体温测定罕见的并发症是直肠穿孔。

腋下体温测定不太准确，但由于测量方便，仍是临床应用较多的测量方法，它受很多因素影响如预先局部降温、出汗过多、皮肤血管收缩、显著低血压等。这种测定方法测量的是皮肤温度，可与体腔温度有较明显的差别。须注意的是体温计必须置于腋窝深部，而且手臂位置固定。测量时间不应少于 5 分钟。

在国外测量新鲜尿的温度可以用来证实伪装热，但必须在排尿后立即进行。在这种条件下，尿温度（根据实际体温的高度）比经口腔测定的体温高 0.5 ~1.0℃。

红外线测量体温的方法可以选择性地用来测定某些病人，如大量可疑发热病人的筛选。用这种方法进行体表测量还可用来发现某些病灶（如通过对比乳房的红外线现象来发现乳腺癌）。

五、体温过高

与发热不同，体温过高时的体温升高存在体温调节障碍，其产热和散热间存在不协调，但没有致热原的参与。下丘脑调控的体温调定点是保持不变的，而体温却失去了下丘脑的调控。与发热时活跃的调节过程不同，体温过高存在“被动的”身体过热。由于这个过程没有致热原细胞因子及花生四烯酸的代谢产物的参与，因此前列腺素合成抑制剂作为退热药对体温过高并没有退热作用。与发热的不同还在于它缺乏体温的昼夜节律（表 1 –1 –1）。

表1-1-1 发热与体温过高的不同特性

参 数	发热	体温过高
致热原细胞因子	参与	不参与
体温调定点	升高	不变
体温调节	接受	障碍
体温的昼夜节律性	大多有	缺乏
前列腺素合成抑制剂	体温下降	没有体温下降
皮肤血管扩张和汗腺分泌	正常	常有障碍

体温过高可以见于不同疾病（表1-1-2），极端的情况下，一方面有能危及生命的恶性体温过高，另一方面也有无害的微热和低热性植物性或习惯性体温过高。

表1-1-2 体温过高的原因

中暑
恶性体温过高
神经安定类药物综合征
中枢神经系统疾病伴下丘脑损害
内分泌疾病
汗液分泌障碍，见于皮肤疾病、中枢及周围神经系统疾病
植物性或习惯性体温过高

当体温异常升高（超过40.5℃）和/或同时有身体体力活动或其他少见的负荷（如创伤、手术、烧伤）时，应该考虑到体温过高的鉴别诊断。若体温升高对乙酰水杨酸或其他前列腺素合成抑制剂不敏感，对诊断是有意义的。体温过高还可见于中枢神经系统累及下丘脑的疾病、一些内分泌疾病和伴有汗液分泌受抑制的皮肤或神经性疾病。体温过高较重的类型可伴有神经异常和意识障碍直至昏迷。

（一）中暑

这种疾病是继发于散热障碍的一般性机体热量蓄积。体温常升至41～42℃。所谓经典类型的中暑在已有损伤的病人中多见，常常是老年或青少年人。患有心血管疾病和/或服用药物（如利尿剂、汗腺分泌抑制剂、精神病用药）者容易中暑，即使没有体力活动，在强烈的酷热环境下也会出现中暑。

健康人中暑则是在过度劳累基础上发展而来的。常见于运动员或工人，他们在炎热的、空气湿度较高的环境中做重体力活动，不断地产热增多却不能被周围环境带走。

（二）恶性体温过高

这种罕见的恶性体温过高，见于对吸入麻醉剂（尤其是氟烷）及去极化肌松剂（特别是琥珀胆碱）有遗传性高敏感性的病人。这种病人吸收了这些物质后，大量的钾从骨骼肌的肌质网中游离出来。肌质内钾浓度的升高，诱发一系列不同的能显著增加产热的化学过程。它引起持续收缩的肌肉活动，临床上称为肌僵，常伴有明显的酸中毒。

（三）神经安定类药物综合征

这种以药物引起的能危及生命的疾病在症状上与恶性体温过高相似，但本质不同。这类易感的病人因为使用了神经安定类药物（主要是氟哌啶醇），很可能是由于多巴胺受体的阻断，导致肌肉活性的加强，伴有明显的体温过高。吩噻嗪类也可以引起这种疾病表现。

（四）中枢神经系统疾病

包括下丘脑在内的许多中枢神经系统的病理改变都可以导致体温调节障碍，从而引起体温过高。可见于浸润性病理过程（如肿瘤、不同原因的肉芽肿）和血管性疾病、损伤以及颅脑手术、局部出血或炎症（脑炎、脑膜炎）。颅内压升高也可以引起体温调节障碍。这种“中枢性发热”常引起体温显著升高。

（五）内分泌疾病

内分泌相关的高热很少见，而且大多没有进一步的临床症状。甲状腺危象是一个例外。它可以由未治疗或没有得到有效治疗的甲状腺功能亢进症发展而来。这种情形可由放射性碘治疗或感染、手术及其他额外负荷所引起，体温过高的原因是物质代谢极端增高，但没有体温调控障碍，因此在这种情况下，皮肤血管扩张和汗腺分泌不受影响，体温很少超过41℃。与甲状腺危象不同的是单纯的稳定的甲状腺功能亢进症，通常其体温正常或低热。

急性肾上腺危象是慢性肾上腺皮质功能不全很少见的并发症，可引起体温过高。诱发原因可以是在糖皮质激素替代治疗时的突然撤药，其体温升高并不十分突出。肾上腺危象也可由感染引起，在这种情况下发热的原因是“真正的”致热原，所以在激素替代治疗的同时，要用抗生素治疗。

嗜铬细胞瘤危象是引起体温过高的一个十分罕见的可能原因。除了由于儿茶酚胺导致胞内物质代谢增强，引起产热增加外，同时还有皮肤血管收缩引起的热量储存参与。在这种情况下，这种危象被认为主要是由体力活动引起的。梗死性肾上腺肿瘤导致儿茶酚胺的突然释放，可以促进这种危象的发展。在胰岛细胞瘤切除后的48小时内可出现突发的致死性的体温过高，体温可达41℃。这种并发症的原因是细胞钠钾转运障碍，伴肌细胞去极化及肌质内钾的蓄积。

（六）汗腺分泌障碍

很多疾病可以伴有少汗或无汗症。其中部分也与皮肤血管扩张活性下降有关。汗腺分泌障碍的分布局限，偶见弥漫分布的。这种疾病的普遍特征是对发热的耐受性下降。它主要见于体力活动导致非常显著的体温过高，也可在不适宜的外界条件下导致危及生命的中暑。

无汗症可见于各种累及汗腺的皮肤病，其原因可为烧伤或损伤后的瘢痕形成，继发于射线照射、原发性皮肤疾病（如鱼鳞病、硬化萎缩性苔癣、银屑病）或硬皮病。原发性皮肤疾病主要由 X 染色体遗传，伴有完全或部分汗腺、皮脂腺和黏膜腺体丧失的疾病，是由遗传性外胚层发育异常所致。这种病人在儿童时期就已经因不明原因的经常性“发热”而引人注意了。

中枢神经或外周神经系统的疾病也可表现为无汗或少汗症。如中枢神经性疾病：Shy – Drager 综合征、多发性硬化或其他脊髓疾病及帕金森病。大多数节段性汗液分泌障碍见于一些伴有外周多发性神经病的基础疾病（如糖尿病、淀粉样变）。其他原因有遗传病（如 Fabry 病）和慢性特发性无汗症。

（七）植物性或习惯性体温过高

这是体温过高的一种无害类型，是医师在实践中相对经常遇到的。这种病人有运动依赖性体温升高，大多数并发很普通的自限性感染，并可能由此而诱发。几乎所有的病人（主要是女性）都会出现工作效率下降、易疲劳及劳累，尤其是在体力活动时。

第二节　热度、热程与热型

一、热度

临床上多将热度划分为四级：

1. 低热

体温低于 38℃。如感冒、病毒性肝炎、病毒或细菌性呼吸道感染、各种慢性病灶感染、肺内外结核、各种恶性肿瘤、甲亢、嗜铬细胞瘤、结缔组织病等，多表现为器质性低热。尚有青春期低热、传染后低热（发生于感染性高热后持续性低热不退者）、神经功能性低热、夏季热等功能性低热。

2. 中度热

体温 38.1 ~ 39℃。许多疾病可表现为中度热，如各种细菌或病毒感染、肿瘤、结缔组织病等，这种热度对诊断参考价值不大。

3. 高热

体温 39.1 ~ 40℃；各种细菌或病毒感染、败血症、肿瘤、结缔组织病，各种急性传染病、粟粒型结核等多有高热。

4. 超高热

体温大于 40℃。各种重症感染性疾病如乙脑、脓毒性败血症、重型伤寒、中毒性菌痢、粟粒型结核、甲状腺危象、中暑、药物反应、桥脑出血等可表现为超高热。

大部分发热性疾病在热度上没有严格的限制，同一疾病，不同病人、不同病情、不同并发症可有不同的热度，所以热度不能作为鉴别诊断的重要指标。但一般来说，低热多见于轻、慢症，高热多见于急重病症，不同热度有其相对多见的病种，因此热度对诊断也有一定的参考价值，但热度高低并不是衡量疾病轻重的重要指标。对高热或超高热，除进行病因治疗外，应采取有效降温措施。

二、热程

1. 短程热

一般病程小于 1 个月，多见于感染性疾病，特别是病毒、立克次体、支原体感染及其他非感染性疾病如各种吸收热、肺栓塞、亚急性甲状腺炎、农民肺等。

2. 中程热

发热时间持续 1 ~ 3 个月。中程热仍以感染性疾病多见，如一般细菌、真菌、结核杆菌感染，其他包括结缔组织疾病、恶性肿瘤及部分亚急性甲状腺炎、少见的坏死增生性淋巴结病等也可表现为中程热。

3. 长程热

发热时间大于 3 个月。感染性发热如结核杆菌感染除肺结核外，应注意肺外结核感染如淋巴结结核、浆膜结核、肝结核、脊椎结核、肾结核等，一切恶性肿瘤和血液系统肿瘤性疾病、结缔组织病等。

由于同种疾病发热病程可长可短，短程发热可因并发症而拖延热程，因此热程在诊断上仅供参考，部分疾病如结缔组织病几乎均可致长程发热。

三、热型

发热是疾病过程中的一种反应，许多发热疾病具有特殊的热型，发热的高低，持续时间长短及体温曲线，取决于人体反应及所接受的治疗。只有未经治疗的典型病例才有典型热型。这些热型对诊断可有帮助。通过熟知的“经典”热型，一般能确定地推断出所患疾病，如间日热和四日热的疟疾或者严格定期发作的、遗传性周期性中性粒细胞减少症。特征性的周期性发热过程还见于战壕热（五日热），它大多间隔5天发作发热。相反，霍奇金淋巴瘤中的Pel - Ebstein发热类型（佩 - 埃热，即周期性发热）则很少见（占霍奇金淋巴瘤病人的5% ~ 10%），这种疾病很常见持续性不规则发热。类似的情况见于班戈（Bangor）病的“波动”热。腹部斑疹伤寒和革兰阴性病原菌肺炎常见持续性发热。在成人Still病、利什曼病及肺结核病人，常见24小时内有两个高峰的双峰热。

1. 稽留热

持续数日以上的中度以上发热（39 ~ 40℃），24小时体温波动不超过或略高于1℃。典型疾病见于大叶性肺炎，由于抗生素的早期应用，此种热型已少见。也可见于伤寒、副伤寒、军团菌肺炎、土拉菌病等。中枢性高热多属稽留热，并为其重要的临床特点。某些传染性单核细胞增多症可表现为稽留热。

2. 弛张热

常大于39℃，体温在24小时内波动可大于或等于2℃，但每日最低温度仍高于37℃。可见于败血症、感染性心内膜炎、各种化脓性感染、粟粒型结核、风湿热、恶性组织细胞病等。

3. 间歇热

亦称消耗热，体温突然升高达39℃以上，可伴畏寒或寒战，数小时后体温降至正常，大汗淋漓，一天或数天，可又反复。亦可表现为高热和无热的交替。是间日疟、三日疟的发热特点，亦可见于胆系感染、成人Still病。

4. 双峰热

体温曲线在24小时内有两次高热波峰，呈双峰曲线。双峰热相对较少见。黑热病是本型发热的典型代表，也可见于大肠杆菌、绿脓杆菌败血症，部分成人Still病。

5. 波状热

又称复发热，指体温数天内逐渐上升至高峰，然后逐渐下降至正常或微热状态。间隔若干日后再发热，反复两次或两次以上者，呈波浪式起伏。可见于布氏杆菌病、周期热、良性复发性非化脓性脑膜炎等，系统性红斑狼疮、结节性脂膜炎、成人Still病、贝赫切特病、皮肌炎等亦可呈反复发热热型。

6. 回归热

热型特点为高热期与无热期各持续若干天，周期性的互相交替。可见于回归热、鼠咬热等。

7. 不规则热

热度高低、持续时间、日间温度差等均无规律性。可见于流感、支气管肺炎、感染性心内膜炎。有时是药物干扰体温的结果，一般不据此推断病因。

8. 双相热

第一次热程持续数天，然后经一至数天的缓解，又突然发生第二次热程，持续数天可完全缓解。此型发热可见于某些病毒感染，如脊髓灰质炎、登革热、麻疹以及病毒性肝炎等。

第三节 发热的病理生理

发热时的体温受体温调节中枢调控而病态升高，并高于个体的正常体温范围，它是由致热原物质所诱发，由下丘脑体温调节中枢完成对调定点的调节。人体在发热时，体温调节一直保持在较高的体温水平。

为了使体温保持稳定，体温调节点被调节在一个较高的数值，这一想法在1875年就被C. von Liebermeister所发展。这个观点包括，身体通过调节措施来稳定较高的调定点以对抗波动，而在正常状态下则在较低的水平上。额外的热量负荷在发热时也引起更多的散热，冷刺激则通过血管收缩和物质代谢的增加来激发热量的储存和产生。下丘脑前区调定点的上调是过程还不完全清楚的反应链的结果，其中由致热原作用物质和若干介质的参与，即外源性致热原激发单核细胞和其他细胞产生和释放内源性致热原。其间被熟知的内源性致热原属于生物活性细胞因子，它由不同体细胞对外源性或内源性诱导反应所产生，并参与细胞间信号传递。

一、致热原

1. 内源性致热原（致热原细胞因子）

来源于活化白细胞的一种物质被称作“内源性致热原”或“白细胞致热原”，在动物实验中能引起数分钟的发热。在新的研究中，人的内源性致热原中分离出了一种具有引起发热、淋巴细胞激活以及其他生物学特征的蛋白，被称白介素-1（interleukin-1，IL-1）。20世纪80年代两个结构相近、生物作用相似的分子IL-1_α和IL-1_β被证实。IL-1主要由单核巨噬细胞产生。中性粒细胞、中枢

表1-1-3 内源性致热原（致热原细胞因子）

IL-1（IL-1_α、IL-1_β）
肿瘤坏死因子（TNF-α，TNF-β）
α干扰素（IFN-α）
糖蛋白（gp）130受体活化剂
IL-6
睫状神经营养因子（CNTF）
制瘤素M（OSM）
白细胞抑制因子（LIF）
心调理素1

神经系统的小胶质细胞和星形胶质细胞、内皮细胞和其他细胞也可以产生 IL－1（表 1－1－3）。

同时，另外一些除了其他特性还有致热作用的细胞因子也被大家所认识。其中有肿瘤坏死因子（tumor necrosis factor，TNF）和干扰素（interferon，IFN），尤其是 α 干扰素。尽管其氨基酸序列被证实是不同的，但 TNF 与 IL－1 的生物特性是类似的。它与 IL－1 一样，可以直接作用于下丘脑，通过产生前列腺素 E_2（prostaglandin E_2，PGE_2）引起发热。同样 TNF 通过巨噬细胞增加 IL－1 的产生和释放。

最近，通过分子克隆还发现了其他具有致热特性的细胞因子。它们属于一组所谓的 gp130 蛋白产生共同的信号刺激受体组成部分。其中包括白介素－6（IL－6）、白介素－11（IL－11）、睫状神经营养因子（ciliary neurotrophic factor，CNTF）、制瘤素 M（oncostatin M，OSM）、白细胞抑制因子（leukocyte inhibitory factor，LIF）、心调理素 1。所有致热原细胞因子除了它们的致热作用外，还有很多其他的生物特性。不明原因发热（fever of unknown origin，FUO）病人的血浆中检出致热原细胞因子对鉴别诊断是没有帮助的。

2. 外源性致热原

外源性致热原又称为激活物或发热激活物，指能激活内生致热原细胞产生和释放内生致热原的物质。病毒、细菌及其毒素、其他微生物或者药物都可以作为外源性致热原诱导致热原细胞因子的合成和释放。但身体自身物质如免疫复合物、肿瘤细胞、补体因子（C5a、C3a）、胆酸、一些淋巴细胞产物（如 IL－2）或致热原细胞因子本身（IL－1、TNF－α）可以诱导致热原细胞因子的产生，并与外源性致热原一样作用（表 1－1－4）。

表 1-1-4　外源性致热原和同类有致热作用的物质

病毒
细菌及其毒素
抗原抗体复合物
补体因子（C5a、C3a）
肿瘤细胞
雄激素的类固醇代谢产物
药物
致热原细胞因子（IL-1、TNF-α）

雄激素的代谢产物原胆烷醇酮能诱导白细胞释放 IL-1。肌注原胆烷醇酮可以使人产生发热反应，潜伏期 6~8 小时。“原胆烷醇酮热”的概念源于 20 世纪 50 年代的一些观察，但后来又对证实血浆中非共轭原胆烷醇酮和反复发热发作间因果关联产生了较多疑问。新近一些评论性文献也没有充足、确定的依据认为存在“原胆烷醇酮热”这种独立的疾病。几乎所有发表过的结果都提示，血浆原胆烷醇酮的浓度的升高是一种非特异性伴随结果，可以在各种发热性疾病的发热期检出，并在发热间歇期也可以。

3．前列腺素

前列腺素的代谢在发热形成中起决定性作用。前列腺素的重要意义在乙酰水杨酸和其他退热剂的退热作用中尤为突出，它是基于环氧化酶被抑制而合成减少，而不是限制致热原细胞因子的合成。大量研究显示，前列腺素 E_2（PGE_2）是有效的致热物质。注射 PGE_2 或花生四烯酸到下丘脑，可以引起体温升高。静脉内注射 IL-1 后会引起下丘脑和第三脑室中 PGE_2 的升高，并出现发热。可见局部 PGE_2 水平与发热的高度之间存在着明显相关性。除白细胞和内皮细胞外，细胞因子也能刺激中枢神经系统的星形胶质细胞和神经胶质细胞，产生前列腺素。致热原细胞因子血浆浓度较高时，在血脑屏障以外应该也存在 PGE_2，并且能引起发热。

4. 致热原细胞因子的其他生物作用

除了发热以外，这些致热原细胞因子还能引起大量其他的生物学反应（表 1－1－5）。其中一些细胞因子能起部分协同作用，其中重要的有急性时相蛋白的肝脏合成增加，如纤维蛋白原、血清淀粉样蛋白 A、补体因子 C3 和 C4、结合珠蛋白、铁蛋白、铜蓝蛋白以及重要的 C 反应蛋白。C 反应蛋白可以升高数倍，是“急性时相反应”相当敏感的指示物。它在细菌感染、大范围损伤和烧伤以及非感染性炎症和恶性疾病时升高。白蛋白、转铁蛋白和细胞色素的合成则受到抑制。另外，大多数致热原细胞因子（除 α 干扰素）可以激活 T 和 B 淋巴细胞，促进 B 淋巴细胞生成免疫球蛋白。IL－1 和 IL－6 能刺激骨髓干细胞，从而提高它对集落刺激因子的反应性。相反，肿瘤坏死因子－α 和干扰素抑制血细胞生成。

表 1－1－5 致热源细胞因子的重要生物学作用

诱导发热
肝脏合成急性时相蛋白
抑制白蛋白、转铁蛋白和细胞色素的合成
激活 T 和 B 淋巴细胞
B 淋巴细胞生成更多免疫球蛋白
刺激血细胞生成（IL－1、IL－6）
激活内皮细胞（IL－1、TNF）
刺激破骨细胞增加骨的吸收
诱导 IL－1、TNF 和 IL－6 的生成

IL－1 和 TNF－α 激活内皮细胞，抑制了细胞膜糖蛋白的血栓调节素，从而限制了其抗凝作用。此外，通过抑制内皮纤维蛋

白溶酶原激活物（t－PA）降低纤维蛋白溶解的能力，同时减少纤维蛋白溶酶原激活物抑制剂（PAI－1）的生成。通过血小板活化因子和其他凝血因子的释放，促进血栓形成。

另外，致热原细胞因子刺激破骨细胞增加骨的吸收。最后，IL－1 和 TNF－α 本身也可以诱导致热原细胞因子的生成。细胞因子的作用与它们在血中的浓度密切相关。IL－1 和 TNF－α 的血浆浓度很高时能导致休克症状。

二、发热的机制

外源性致热原（微生物、毒素、免疫复合物等）

↓

单核/巨噬细胞、粒细胞、淋巴细胞、内皮细胞等

↓

致热原细胞因子（IL－1、TNF、IL－6 等）

↓

血管组织下丘脑区

↓

前列腺素 E_2

↓

温度敏感性神经元体温调定点的上调

↓

血管收缩中枢

↓

热量产生、储存

↓

发热

上图简要介绍了目前关于发热形成的反应过程。在感染性、炎症性、免疫性疾病或损伤时产生的外源性致热原，诱导单核/

巨噬细胞及其他细胞群产生和释放 IL-1 及其他致热原细胞因子。被释放的致热原细胞因子通过血液循环到达下丘脑。由于不能通过血脑屏障，其作用部位可能是下丘脑前区直接邻近的末端层状血管组织。其血管网状结构几乎没有血与脑分隔腔的屏障作用。致热原细胞因子就刺激局部细胞（如内皮细胞）产生和释放 PGE_2 和其他花生四烯酸代谢产物，它们作用于调定点。其他介质可能还有血小板活化因子（platelet activating factor，PAF）和生物胺，作为神经递质也参与了发热形成。

这些信息完成下丘脑前区体温调节中枢的体温调定点调节的机制至今仍不清楚。可能是通过血管组织的 PGE_2 向下丘脑体温调节中枢弥散。根据当时所认为的，是由于反应过程迅速，血管组织（或下丘脑视前区的周围区域）的神经元通过局部活化内皮细胞产生 PGE_2，其信息通过神经递质传导到体温调节中枢。两个机制都有可能参与了发热的形成。

体温调定点上调通过神经元向外周传递信息，通过血管收缩来储存热量，物质代谢增加和肌张力增高来产热，从而引起体温升高。一旦致热原细胞因子的浓度下降或前列腺素的合成被药物阻断，体温调定点就会重新设定，体温也就下降了。

发热是通过内在的保护机制来控制高限的。一些神经肽具有自然的内源性退热原作用（如生长抑素、精氨酸加压素、α 黑素细胞刺激因子及肾上腺皮质激素和促肾上腺皮质激素释放激素）。

三、发热的伴随症状

不同个体对发热的耐受性很不相同。这与病人的年龄、身体状态以及基础疾病有关。如 Still 病患者对发热的耐受性较相同热度的败血症患者要好。高热提高了能量物质的需求和心脏每分钟搏出量。原先的心脏或肺功能不全会因此加重。用来识别个体对发热的耐受限度最好的方法是观察呼吸急促程度。

由于感染导致极端的体温升高超过 41℃ 是很少见的。体温调节障碍导致的体温过高则更常见，如中暑、恶性体温过高、下丘脑疾病。

1. 寒战

“真正的”寒战（而不是发抖）是整个身体颤抖和牙齿打颤，大多伴有皮肤的竖毛反应（“鸡皮疙瘩”）。它通过肌肉收缩的极端产热形式，迅速、较高地升高体温。寒战在每个发热性疾病时基本都会伴有体温非常迅速地上升。虽然寒战基本上在所有发热性疾病体温迅速上升时都可见到，病征学上并不提示伴有菌血症的感染，然而寒战的确较常见于不同病因的败血症、亚急性细菌性心内膜炎、脑膜炎球菌脑膜炎、丹毒、细菌性肺炎及急性肾盂肾炎。

2. 惊厥

惊厥主要见于 5 岁以下的儿童发生高热时，而且常有脑膜炎、脑膜脑炎或中耳炎基础。引起惊厥的原因尚不清楚。惊厥的发生显然与体温的高度无关。使用退热药并不能阻止发热惊厥的发生。成人发热时则罕见惊厥。

3. 精神错乱状态

精神错乱状态尤其在老年人发热是可以观察到。它的发生与体温高度的关系较小，而与病人的年龄及脑血管状态有关。痴呆、肝功能不良和慢性肾功能不全的病人更容易出现这种状态。

高热还可以伴有干咳，而且与病因无关，它随着体温的恢复而消失。

第四节　发热的病因分类

发热的病因分类不尽统一，对其机制的研究亦不够深入明确。一般认为是机体的一种免疫、保护性反应。这种反应受大脑的指令、控制，同时它也影响大脑的功能，形成完整的大脑－免疫关联系统。

一、感染性发热

发热的外源性因子主要有感染抗原，包括各种病毒、立克次体、衣原体、细菌、真菌、螺旋体、原虫、蠕虫，也包括肿瘤、外伤、坏死物质等，统称外源性致热原（exogenous pyrogens，EX－P）。EX－P 使单核－吞噬细胞系统（包括巨噬细胞、单核细胞、中性粒细胞、淋巴细胞）活化，产生内源性致热原（endogenous pyrogens，EN－P）。EN－P 主要有 IL－1，也包括 IL－6 和 TNF。EN－P 作用于大脑神经胶质神经元，特别是作用于视丘脑下部体温调节中枢。体温控制神经元分为“温神经元”、“冷神经元”。前者活化体温散热功能，使体温下降，后者使散热功能抑制、减低，导致体温升高。IL－1 被认为作用于体温调节中枢神经细胞，使细胞膜释放出花生四烯酸（arachidonic acid，AA），促使前列腺素 E 合成，导致发热。阿司匹林、吲哚美辛类药物，是通过抑制下丘脑的前列腺素 E 合成而起退热作用。而肾上腺糖皮质激素是抑制 EN－P 的产生而显示退热作用。炎性病灶、肿瘤、变态反应、孕酮和药物热等，亦多有由 EX－P 转为 EN－P 过程，并为主要发热机制。

二、非感染性发热

非感染性发热可分为多种病因类别，各类别亦有多种发热机制并存。

1. 肿瘤

如肾、肺、胰腺、肝、结肠等各种实体恶性肿瘤均可发热，是非感染性发热的一大类别，切除肿瘤多能退热。代谢旺盛的肿瘤细胞或其坏死细胞所产生的致热原主要为 TNF，其所诱发的免疫反应是发热的主要原因。另外，由于肿瘤可并发局部感染，或由于免疫功能低下，也容易并发全身性感染，因此，肿瘤的发热可有感染病因机制并存。某些血液病如恶性淋巴瘤、恶性组织细胞病、白血病、多发性骨髓瘤和某些良性肿瘤如心房黏液瘤、嗜铬细胞瘤等常有发热，可能与其细胞同样具有肿瘤的生物活性或变应性或其他机制参与有关。

2. 变态反应

不论速发或迟发的药物反应，其发热机制多与变态反应有关。近年来药物反应有增加趋势，应予注意。变态反应易累及结缔组织，也可以认为结缔组织疾病是以变态反应为病因。各种结缔组织疾病多可检出特异性或非特异性自身抗体或免疫复合物。免疫复合物沉积在组织中，特别是在小血管基底膜，激活补体释放出炎症介质，作为内源性致热原而引起发热。

3. 组织损伤及非特异性炎症

各种器官缺血，例如心肌、肺、肠、脾梗死，发生缺血性坏死也多有发热。无菌性胸、腹膜炎或体腔积血以及红细胞溶解破坏所致的溶血性疾病也可常有发热。各种组织细胞损伤、炎症、坏死释放的致热原是发热的原因。

4. 产热和散热失衡

成年男性在安静状态下每日产热量约为6 930kJ（1 650cal），主要通过体表放射、传导、对流、蒸发等散热机制调整，并达到平衡。不论产热量过多或散热功能障碍均导致发热。某些疾病比如缺乏汗腺组织或排汗功能异常也可发热。

（1）甲状腺功能亢进症，特别是甲状腺危象病人，甲状腺素合成与释放增加、交感神经兴奋性增强、代谢率增加、产热量增多。嗜铬细胞瘤病人肾上腺素、儿茶酚胺分泌增多，作用于交感神经系统或中枢神经系统，促进代谢率加速，产热量增多。此种病人同时多有皮肤血管收缩，散热量减少，这也是导致发热的原因之一。

（2）先天性糖脂代谢障碍所致的Fabry病和外胚叶发育不良症，几乎均有无汗或发汗功能障碍。中暑、阿托品类药物中毒、广泛的皮肤病变、严重脱水等疾病亦有不同程度的散热功能障碍。故以上疾病可伴有不同程度的发热。

（3）剧烈运动或癫痫持续状态，由于肌肉强力收缩产热增多，可以发热。使用全身麻醉剂所致的恶性高热（malignant hyperthermia）的发热机制仍待研究，或与肌肉痉挛和产热、散热失衡有一定关系。后者的体温升高，被称为："被动性体温升高"，与前述感染性、保护性发热——"主动性体温升高"的发病机制和意义完全不同。产热、散热失衡所致的发热，当与视丘下部的"温神经元"、"冷神经元"的功能障碍有关。

5. 中枢神经性发热

各种器质性脑疾病、体温调节中枢功能障碍、自主神经功能失调，皆可致不同程度的发热。各种病因所致的下丘脑综合征、脑血管意外、颅脑外伤、脑炎、肉芽肿、脑变性等疾病均可有高热或超高热，多与体温调节中枢失衡有关。β肾上腺素能受体反应亢进症，源于自主神经功能失调，常有低热。神经功能性低热、感染后低热均查不出具体病因或器质性疾病，属神经性发热。

6. 内分泌性发热

已知原胆烷醇酮是睾丸酮和雄稀二酮的代谢产物，有致热作用。儿茶酚胺、多巴胺、去甲基肾上腺素等亦与发热有关，当然亦属于内分泌性发热。妊娠热、月经前期热与卵巢分泌孕烷二醇（pregnanediol）有关。给妇女注射、口服孕酮，体温可以升高，注射 10～15mg/d、口服 80mg/d，体温升高多不超过 0.8℃。这种发热当属内分泌发热，其发热与中枢体温调节的关系有待进一步研讨。

第五节　发热疾病的临床分类

发热的临床分类不尽统一，根据病因分类可分为感染和非感染两大类，已被普遍承认和接受，据此我们把发热性疾病划分为：

一、感染性发热

占绝大多数，包括各种急、慢性传染病和急、慢性全身及局灶性感染引起的发热。按病原体可分为：

（1）病毒及立克次体、支原体、衣原体感染性疾病。

（2）一般细菌、真菌感染性疾病。

（3）结核杆菌及非结核分枝杆菌感染性疾病。

（4）螺旋体、原虫、蠕虫等感染性疾病。

二、非感染性发热

（1）变态反应性疾病：如药物热、血清病等。

（2）结缔组织疾病：包括系统性红斑狼疮、结节性脂膜炎、成人 Still 病、贝赫切特病、皮肌炎等。

（3）血液系统疾病：包括白血病、恶性组织细胞病等。

（4）各种恶性肿瘤：如恶性淋巴瘤、各种癌症等。

（5）物理化学性损伤：如热射病、大面积烧伤、骨折、五氯酚钠中毒等。

（6）神经源性发热：如脑出血、自主神经功能紊乱等。

（7）其他：如甲状腺功能亢进症、严重失水或失血、无菌性脓肿、大面积组织坏死等。

第二章 特殊症状与发热疾病

发热病种繁多，是内科临床诊断的难点或重要课题。某些疾病可能以发热为唯一临床表现，但大部分病例同时或先后有一种或多种其他常有的症状、体征、实验室检查异常。不同疾病并发症状、体征、实验室异常亦不相同，从而构成以发热为主的症状、体征组合，例如发热和关节炎、发热和肝脾大、发热和白细胞减少等。归纳症状、体征组合及其常见病种可缩小诊断范围，有助于筛选诊断或提示诊断。

一、咯血

流行性出血热、支原体肺炎、支气管扩张症、变态反应性支气管肺曲菌病、肺曲菌球病、肺念珠菌病、肺结核、支气管内膜结核、肺寄生虫病、支气管肺癌、韦格纳（Wegener）肉芽肿、肺贝赫切特病、肺梗死、肺出血－肾炎综合征、特发性肺含铁血黄素沉着症等等。

二、胸腔积液

一般细菌性肺炎胸膜反应、军团菌胸膜炎、炭疽胸膜炎、布氏杆菌病、奴卡菌感染、胸膜结核、抗结核治疗赫氏反应、以系统性红斑狼疮为代表的自身免疫性疾病、韦格纳肉芽肿、恶性组织细胞病（胸膜型）、恶性淋巴瘤（胸膜型）、胸膜间皮瘤、癌性胸膜炎、肺栓塞、肺栓塞后综合征、结节病、心肌梗死后综合征、心包切开后综合征等等。

三、关节炎

淋球菌性关节炎、布氏杆菌病、结核变态反应性关节炎、莱姆病、风湿热、类风湿关节炎、脊柱关节病（强直性脊柱炎、Reiter 综合征、银屑病性关节炎、肠病性关节炎）、成人 Still 病、

Felty 综合征、系统性红斑狼疮、血友病性关节病、痛风性关节炎等等。

四、肝脾肿大

病毒性肝炎、疱疹病毒性肝炎、登革热、传染性单核细胞增多症、巨细胞病毒感染、Reye 综合征、伤寒、副伤寒、布氏杆菌病、脾原发性肿瘤、脾淋巴瘤、恶性组织细胞病、白血病、自身免疫性溶血性贫血、高嗜酸性粒细胞综合征、坏死增生性淋巴结病、血管免疫母细胞性淋巴结病、蚕豆病、淋巴结反应增生症、特发性高 γ－球蛋白血症、原发性巨球蛋白血症、Felty 综合征、成人 Still 病、川崎病、淋巴瘤样肉芽肿、原发性硬化性胆管炎、原因不明的肝肉芽肿、结节病、肝硬化、酒精性肝病、脾静脉血栓形成、淀粉样变性等等。

五、腹泻

传染性单核细胞增多症（胃肠炎型）、伤寒、副伤寒、其他沙门菌属感染、肺炎球菌肺炎（胃肠炎型）、抗生素相关性腹泻、真菌性肠道感染、肠结核、小肠原发性淋巴瘤、肠道恶性组织细胞病、结肠癌、小肠恶性肿瘤、肠贝赫切特病、嗜酸性粒细胞性胃肠炎、克罗恩（Crohn）病、溃疡性结肠炎、坏死性小肠炎、甲状腺功能亢进症、肠道淀粉样变性、肠道脂肪代谢障碍综合征等等。

六、消化道出血

登革出血热、流行性出血热、恙虫病、伤寒病、副伤寒病、胆道出血、肠结核、胃结核、钩端螺旋体病、胃癌、胃肉瘤、壶腹癌、小肠淋巴瘤、恶性组织细胞病（肠型）、空肠平滑肌肉瘤、结肠癌、回盲部组织细胞肉瘤、肠道转移癌（包括绒毛膜上皮癌）、坏死性小肠炎、急性胰腺炎、克罗恩病、肝硬化、韦格纳肉芽肿、贝赫切特病等等。

七、贫血

伤寒并发溶血性贫血、各种感染性疾病长期迁延、脾结核、肠道寄生虫病、各种肿瘤（癌、肉瘤、白血病、骨髓瘤、淋巴瘤、恶性组织细胞病）、结缔组织病并发溶血性贫血、骨髓异常增生综合征、再生障碍性贫血、骨髓纤维化等等。

八、休克

流行性出血热、流行性脑脊髓膜炎（华－佛综合征）、败血症（大肠杆菌、复数菌、不动杆菌）、伤寒（治疗性休克）、各种传染病并发 DIC、中毒性休克综合征、中毒性菌痢、无痛性心肌梗死、急性胰腺炎（出血坏死型）、坏死性小肠炎、甲状腺危象、中暑、嗜铬细胞瘤局部出血、垂体脑卒中、蛛网膜下腔出血等等。

九、眼受累

巨细胞病毒感染（结膜炎、视网膜炎）、Fisher 综合征（复视、眼球运动障碍）、带状疱疹半月神经节受累（眼球炎）、韦格纳肉芽肿（60%有各种眼病，包括假瘤）、贝赫切特病（40%有复发性眼炎）、干燥综合征（眼干、角膜溃疡）、头臂型大动脉炎（视力减退）、颞动脉炎（视力减退、失明）、类风湿关节炎（虹膜炎、巩膜炎）、Reiter 综合征（结膜炎）、Cogan 综合征（血管炎性眼病、失明）、强直性脊柱炎（10%～20%虹膜炎）、克罗恩病（炎性眼病）、结节病（虹膜睫状体炎、角膜结膜炎等）、粒细胞白血病球后绿色瘤（眼球突出）等等。

十、皮肤病变（皮疹、皮下结节）

登革热、传染性单核细胞增多症、麻疹、手足口病、带状疱疹、斑疹伤寒、伤寒、副伤寒、淋球菌性脓疱病、皮肌炎、结节性脂膜炎、系统性红斑狼疮、各种药物引起的皮疹及其他病变、贝赫切特病、皮肤黏膜淋巴结综合征、类风湿关节炎、成人 Still 病、过敏性肉芽肿性血管炎、淋巴瘤样肉芽肿、系统性肥大细胞病、高嗜酸性粒细胞综合征、血管免疫母细胞性淋巴结病、恶性组织细胞病、坏死增生性淋巴结病、皮肤变应性结节性血管炎、嗜酸性筋膜炎、系统性硬化症、重型渗出性多形性红斑、风湿热、Sweet综合征、结节病、嗜酸性淋巴细胞肉芽肿、痛风等等。

十一、脑炎、脑膜炎

脊髓灰质炎（脑型）、乙型脑炎、麻疹脑炎、腮腺炎脑膜炎、单纯疱疹病毒脑膜炎、带状疱疹脑膜炎等各种细菌性、病毒性脑炎脑膜炎，各种系统性疾病的神经系统损害如神经精神性狼疮、神经贝赫切特病等等。

十二、淋巴结肿大

传染性单核细胞增多症、病毒性肝炎、艾滋病、细菌性淋巴结炎、淋巴结结核、非结核性分枝杆菌病、系统性红斑狼疮、结节性脂膜炎、成人Still病、皮肤黏膜淋巴结综合征、转移癌、霍奇金淋巴瘤、恶性淋巴瘤、白血病、恶性组织细胞病、多发性骨髓瘤、淋巴结反应增生症以及各种寄生虫病等等。

第三章 发热的诊断

第一节 发热的问诊

患者的年龄、性别、职业等个人情况对发热疾病的诊断很少起决定作用，但某些疾病如痛风、强直性脊柱炎少发于女性，而系统性红斑狼疮却少发于男性。地区、环境、条件与发热疾病密切相关，例如东北地区没有血丝虫病、丝虫病，但在当今交通发达、旅游畅通、频频交往的时代，南北方地区疾病可交错发生，如忽视了这一点，容易导致误诊。对国外旅居、交往与日俱增，不正常性行为、吸毒、使用血制品，实为获得性免疫缺陷综合征最大的危险和先决条件，应予充分重视。传染病学、流行病学、个人习性、预防接种等特殊接触史，可为某些疑难病突破诊断的关键环节，但常被忽视、漏问，使诊断拖延。有时这种诊断基础仅能是确诊后补问病史成为支持或符合诊断的条件，有教训吸取（表 1－3－1）。

表1－3－1　发热疾病与个人情况的相关性

相关因素		病　种
年龄	少年	结核初期感染、丙种球蛋白缺乏症、外胚层发育不良症、戈谢病、皮肤黏膜淋巴结综合征、非特异性肠系膜淋巴结病、Still病、Reye综合征
	老年	各种恶性肿瘤、风湿性多肌痛、颞动脉炎、原因不明的肝肉芽肿病、血管免疫母细胞性淋巴结病、原发性硬化性胆管炎、肺栓塞、心肌梗死、心肌梗死后综合征
性别	男性	结节性多动脉炎、强直性脊柱炎、痛风性关节炎
	女性	肾盂肾炎、中毒性休克综合征、盆腔结核、类风湿关节炎、系统性红斑狼疮、混合性结缔组织病、系统性硬化症、原发性硬化性胆管炎、淋球菌性原发性腹膜炎、绒癌
职业		农民：农民肺
		野外及林区工作者：恙虫病、莱姆病
		牧民：布氏杆菌病、附红细胞体病
		屠宰工人：弓形虫病
		制革工人：炭疽
		制糖工人：急性霉蔗尘肺
		植蘑菇工人：蘑菇肺病
		高温作业：中暑
		水田作业：钩端螺旋体病
		医务人员：病毒性肝炎
特殊接触生活史		被猫抓伤：猫抓病
		被鼠咬伤：鼠咬热
		被犬咬伤：狂犬病，缓生菌感染
		涉游疫水：血吸虫病、钩端螺旋体病
		生饮河水或食水草：肝片吸虫病
		生食鱼虾：华支睾吸虫病
		生食蝲蛄或溪蟹：并殖吸虫病

续 表

相关因素	病 种
	使用阴道棉塞：中毒性休克综合征
	接触特殊疫苗：疫苗性脑炎
	不洁性生活：淋球菌性关节炎、淋球菌性腹膜炎、梅毒、艾滋病
	输血：病毒性肝炎，输血后紫癜
	服注药物：药物热、药物性狼疮、中毒性肝炎、间质性肾炎
	接触狗猫宠物：弓形虫病
	饲养鸽鸟：饲鸽者肺病
多发季节	冬季：流感、流行性腮腺炎
	1~5月：流行性脑脊髓膜炎
	5~6月及10月~次年1月双峰：流行性出血热
	夏季：伤寒、副伤寒
	6~8月：恙虫病、登革热、登革出血热
	夏秋：脊髓灰质炎、疟疾、乙型脑炎、血吸虫病
	8~10月：地方性斑疹伤寒
	晚秋初冬：传染性单核细胞增多症
多发地区	黑龙江省：莱姆病
	东北、内蒙古、西北各大牧区：布氏杆菌病
	华东、长江以北、四川：黑热病
	河南、西藏、云南：旋毛虫病
	山东、河南以南、贵州、四川以东：丝虫病
	长江流域、江南：血丝虫病
	南方沿海：登革热，登革出血热
	江苏、内蒙古：附红细胞体病

全面、准确地掌握病史和系统、认真的体检，是及早、正确诊断的基本条件。在各种先进仪器设备和检测手段起重要作用的

现代诊断过程中，也丝毫不能贬低问诊和体检的特殊作用，仍应强调。

1．个人病史和传染病、流行病学资料

例如从密切接触家饲宠物获得考虑弓形虫病的线索；根据在林区、山区工作者考虑莱姆病感染的可能；从饲鸽家庭导致饲鸽者肺病的确诊；以发病前食涮牛、羊、猪肉火锅，为布氏杆菌病、旋毛虫病的诊断提供思路；因有猫抓、鼠咬史为猫抓病、鼠咬热提供了诊断依据；个人不洁性生活史常为梅毒、艾滋病、淋球菌性关节炎、原发性腹膜炎等找到诊断依据或病因；输血史是诊断输血后肝炎、输血后紫癜、输血后疟疾的基本条件；变态反应性体质、药物过敏史是药物热的参考条件。

2．发病急缓与轻重程度

发病后立刻卧床常提示发病较急、症状偏重，病后仍可坚持工作往往反映发病隐袭、病情较轻。结核病、肿瘤、肝硬化、克罗恩病、黑热病等发病多缓，但粟粒型结核发病可急。结核病、黑热病、成人 Still 病虽然亦可高热，但多无痛苦、可自由活动，表现较轻。急性传染病、败血症发病多急，病后多立即卧床。但伤寒可急可缓，可表现急重、也可表现轻缓。痛风性关节炎、回纹型风湿症发病多急，发病数小时即可达高峰，与类风湿关节炎发病多缓有明显不同。而强直性脊柱炎发病更为隐袭、缓慢。某些累及心肌的疾病发病时病情一般，但病程中可突然变化，出现心衰或休克，应注意。

3．上呼吸道卡他症状

病毒感染特别是普通感冒、流感、麻疹、鼻病毒感染，多有鼻塞、鼻涕、喷嚏、咽痛、咳嗽等症状，但结核病、肿瘤却少有或根本没有这种表现。某些药物反应、药物热可表现为上呼吸道症状、卡他症状，被称为药物性“泪流干综合征”。

4．畏寒、发热

畏寒仅为发冷，有轻重之别。明显发冷可伴有寒战或战栗，寒战伴有肌肉颤抖、皮肤出现粟粒疙瘩。畏寒与寒战应有区别。许多发热疾病发热前多有畏寒，畏寒提示可能发热、有的已经发热，应当测量体温。而畏寒与寒战并非经常并发，后者更有诊断参考价值。疟疾是典型畏寒、寒战的疾病，多数病人有此症状。不论地区、季节伴有明显寒战都不能忘记疟疾，结合临床应做疟原虫检查。一切细菌性感染多有畏寒，败血症、脓毒性感染、感染性胆管炎、炭疽感染常有畏寒、寒战，在使用抗生素前结合临床应做血、骨髓、尿、胆汁培养。一切急性溶血性疾病在发生溶血时多有明显畏寒、寒战，属非感染性疾病，应予强调。结核病较少畏寒、更无寒战，但粟粒型结核、无反应型结核除外。黑热病高热而症状轻，很像结核少有寒战，但个别病例确有畏寒、寒战、酷似败血症。肿瘤较少发冷、更少寒战，但个别恶性淋巴瘤、恶性腹膜间皮瘤、胰腺癌、肾上腺皮质细胞癌、垂体病卒中可伴有明显寒战，可类似疟疾或与细菌性感染混淆，不能因伴有寒战而否定肿瘤。

5. 首发症状、主要症状及并发症状

首发症状提示早期受累脏器和主要疾病，主要症状提示主要受累脏器。一切器质性疾病症状，例如咯血、血尿、黑便，标志疾病在支气管或肺、泌尿系统、消化道，可能为这些脏器的感染或肿瘤等，也不排除全身性疾病对局部脏器的影响，应抓住这个线索不放，直到找出病因。病程中新出现的症状也应重视，应分析是多系统多脏器受累、是新发的并发症，还是过去拟诊片面或错误，应重新分析诊断、完善诊断、修正诊断。

6. 有关医院检查、介绍的资料

任何医院检查、介绍的资料，都应作为诊断的资料，予以重视。第一次末梢血象检查结果，对分析是细菌或病毒感染、原虫或蠕虫感染具有一定参考价值。如发病时并无贫血，接诊后证实有贫血，应注意血液系统疾病或肿瘤。对某些在诊断上有参考价值的项目尤应重视，有的应当复查，观察其动态变化。认真填写转院单中的一切内容，既是前段诊治工作的总结，也是以后难以取得的资料。作为下级医院，更应重视上级医院的检查结果及意见，作为现诊断的重要参考资料。临床实践可以证实不少病例的诊断是参考上级或兄弟医院的转诊意见，进一步检查并获得诊断。但任何高层次医院的检查结果、指导意见也并非完全正确，在实际工作中基层医院修正上级医院诊断的实例也时常可见。因此凡对诊断根据仍不充足的病例，应当充分发挥基层医院继续观察、继续检查的作用，不为上级医院的意见所困惑或束缚，直到肯定诊断。

7．既往类似发病情况

过去有无类似发病，尽管间隔时间已长，也应重视，一般应按现病询问及纪录，必要时应争取借阅既往病历参阅。把发病时间、病程弄清，弄清基本热型、热度及伴随症状。如为反复性发热，应弄清发热期、缓解期的规律，是用药退热或为自发性缓解，观察再发热有无特殊诱因以及每次复发有无差异。

8．药物疗效及副作用

力争对病人用过的主要药物，作出显效、有效、无效、副作用的科学判定，特别是对抗生素、糖皮质激素、退热药、抗结核药以及特殊用药，进行合理的药效评估。有时尽管没有皮疹或药敏现象，但在使用某些药物后病人自感不适，有时发热更为明显，因而病人不愿使用或拒绝使用，这是提示药物毒副作用、药物热的线索，也可能就是发热的主要原因。

9．询问各系统常见的症状

某些症状确实存在，但却为病人忽视、遗忘、漏讲。因此在收集病史中，还应常规的按全身各系统常有的症状一一询问，有时可意外获得有价值的症状，而成为明确诊断的重要线索。

有鉴别目的的问诊，是针对需要鉴别的疾病常有的或特有的临床表现。例如疑诊支气管肺曲菌病应询问是否咳出过痰栓；疑诊肾乳头坏死应询问是否从尿中排出过肉块；疑诊为肺放线菌病应补问痰中是否有过硫磺样颗粒。遇到 FUO 诊断困难的病例，应从发热各大类别，筛选一些仍有可能或不能排除的疾病。鉴别性的问诊，广泛的收集资料，常是突破迷雾、获得确诊线索的关键。

第二节 发热病人的体格检查

发热病人的体格检查，是明确诊断寻找线索的重要途径，是基础而又是非常关键的。

有些体征有一定参考价值，有些具有特异性，可成为明确诊断的重要环节，例如四肢血压的差异、四肢脉搏的强弱、颞动脉搏动及脉壁软硬，有无黄染、球结膜水肿、睑结膜淤点，睑裂大小，有无眼球突出、鼻旁窦区压痛、口咽部溃疡、草莓舌、舌体胖大、扁桃体异常、咽部白膜或假膜、浅淋巴结肿大及压痛、左锁骨上较硬的淋巴结、腮腺及颌下腺肿大、颈静脉怒张或显示，胸壁静脉曲张、甲状腺结节及触痛、甲状腺肿大及杂音、颈部血管杂音、心血管杂音、海鸥鸣样杂音、坐卧位杂音的出现或差异、心前区细杂音、肺帛裂音、胸膜摩擦音、触及双肾及腹部肿块、腹部定点压痛、腹部杂音、异常搏动、少量腹腔积液，脊椎定点压叩痛、杵状指（趾）、甲床下条状出血、针刺处脓疱反应、皮表干湿、结节性红斑、皮疹、皮肤淤斑及紫斑、皮下结节、关节旁结节、感觉障碍、肌肉压痛、阴部溃疡及睾丸肿大等。如已呈现异常体征不应漏检，并正确评估其诊断意义，进一步完善必要的检查。

体检时需注意：

(1) 对以发热为突出表现的或发热待查的病人，应提倡系统、全面的查体，包括一些易被忽视的部位，如口腔、咽喉、甲状腺、指（趾）端、关节及脊柱等。

(2) 不能放过任何可疑体征。

(3) 对一些特殊体征需要引起特别重视，如皮疹、出血点，淋巴结、肝脾肿大，关节肿大、畸形、功能障碍，局部隆起、肿块，新出现的心脏杂音，肺部啰音，局部叩痛等，上述体征很可能为 FUO 的病因诊断提供线索。

第三节　发热疾病的辅助检查

一、初步检查

主要包括一些操作简单、结果迅速、有参考价值、可广泛开展的筛选性检查。白细胞计数及分类对鉴别发热病因有参考价值，应在用药特别是用抗生素前检测。尿常规包括尿沉渣检查应列为常规项目，尤其对已婚青年女性。粪便潜血是筛选胃肠道器质性疾病的简易方法之一，不应漏检。血沉（ESR）、C－反应蛋白（CRP）虽无特异性，但如有明显异常，常提示有器质性疾病，应进一步检查病因。胸部透视、肝肾功能及肝炎免疫学检查亦应作为初检项目。结核菌素（PPD）皮试，对可疑或不能完全排除结核的病人应列为常规检查。初选项目与进一步检查项目没有严格界限，依不同病例可将初选项目省略或将进一步检测项目提前，例如血培养、肥达反应等根据需要可作为初步检查。

二、进一步检查

病原体、血清抗体、肿瘤标志、生物化学、骨髓、影像学等检查，在诊断中具有重要作用，部分检查可成为确诊的依据。

1. 病原体检查

病毒、立克次体、衣原体、细菌、真菌、螺旋体、原虫、蠕虫及其虫卵的直接检出，是感染性发热疾病确诊的直接证据，应根据需要创造条件力争检查。由于前三者直接分离、培养技术条件要求较高，在一般医院较难广泛开展应用，其临床检测基本上用免疫学方法间接证实。

（1）疑为败血症时，何时采血在不同的疾病是不同的。在使用抗生素前应做一次或连续多次培养，根据需要可同时或先后做一般细菌、厌氧菌、L 型菌及真菌等不同菌属的血培养。疑诊为伤寒或副伤寒时，在检测血培养同时应做血清肥达凝集试验；必要时做骨髓、便、尿的伤寒菌或L型菌培养。从伤寒病人皮肤的玫瑰疹可培养出伤寒菌，如为阳性当可确诊。胆汁、体腔液、尿、便、痰等标本的一般细菌、隐球菌、念珠菌、曲菌、组织胞质菌培养，应依需要酌情安排，阳性结果结合临床当有重要诊断价值，痰培养阳性结果应密切结合临床，如为特殊菌属当有确诊价值。流行性脑脊髓膜炎经血、脑脊髓培养检出脑膜炎球菌，皮肤淤血点刺破挤出液涂片如检出革兰阴性、细胞内双球菌亦可确诊。培养一般菌属多需2～3天，类杆菌属如类鼻疽菌，培养观察时间应酌情延长，布氏杆菌的培养时间应更长。

（2）粟粒型肺结核、无反应性结核、肺结核、支气管内膜结核应做痰抗酸菌染色、免疫荧光检查及结核菌培养，应注意抗酸菌不都是结核杆菌，特别是应与非结核分枝杆菌相区别。尿、脑脊液、胸腔液、腹腔液等沉渣抗酸杆菌染色或结核杆菌培养，其阳性率虽不高，但却是诊断泌尿系结核、脑膜结核、浆膜结核的证据，应酌情检查。粪便检出抗酸菌或培养阳性是诊断消化道结核的依据。亦可通过动物接种证实诊断 。

（3）各种检查标本直接涂片染色检查真菌芽胞及菌丝有重要的诊断价值，尿培养出真菌，如能排除污染，可诊断为泌尿系统真菌感染，结合临床有时可考虑真菌败血症的可能。尿沉渣涂片检查一般细菌阳性也有诊断参考价值，当然标本应为正规的清洁中段尿。

（4）用LCVB培养基做痰培养或直接荧光抗体法检出军团菌，有助于肺军团菌的早期诊断。痰或支气管肺泡灌洗液直接检查孢子虫包囊或滋养体，其检出率虽低，但可作为诊断肺孢子虫病的有利诊断依据。痰中检出并殖吸虫卵可确诊为肺并殖吸虫病。

（5）胆汁、粪便中检出华支睾吸虫或其虫卵、肝片吸虫或其虫卵、滴虫、鞭毛虫，可确诊为华支睾吸虫病、肝片吸虫病、滴虫病或鞭毛虫性胆囊炎或肠炎。尿中能检出滴虫、阿米巴原虫，如能排除污染，结合临床表现可诊断为泌尿系统滴虫病、泌尿系统阿米巴病。

（6）血、痰、脑脊液、胸腔液、腹腔液等沉渣涂片染色，如能检出弓形虫滋养体，是确诊弓形虫病的诊断依据。末梢血检出疟原虫、骨髓涂片检出疟原虫或 LD 小体、夜间取耳血检出微丝蚴、发热时取血暗视野检出疏螺旋体，可分别诊断为疟疾、黑热病、丝虫病及回归热。溃疡皮肤涂片或骨髓、淋巴结穿刺涂片，于单核细胞内检出立克次体，结合临床可诊断为恙虫病。

（7）附红细胞体病的病原体仍不十分明确，采耳血加盐水用相差显微镜观察，如见圆形、卵圆形、短杆形小体在血浆中翻滚转动或附着于红细胞周围，即可认定为附红细胞小体，可诊断为该病。

2. 感染免疫学检查

在诊断感染性疾病中起重要作用，可弥补病原体检测困难或阴性结果对诊断的困惑，但由于应用方法不同可呈不同程度的假阳性，检测结果应密切结合临床。

（1）聚合酶链反应（PCR）已广泛应用于临床，可用于检测肺炎支原体、登革热、脑脊液单纯疱疹病毒 DNA 及乙型、丙型、庚型病毒性肝炎等。

（2）流行性出血热特异性抗体 IgM 明显增高有早期诊断意义，PCR 直接检测病毒抗体使敏感性大为提高，EHF－IgG 亦有诊断价值，但出现较晚。

（3）麻疹特异性 IgM 抗体检查阳性有助于非典型麻疹及其并发症的诊断，但阴性不能否定，组织麻疹病毒直接免疫荧光抗体试验阳性也是诊断的手段。检测血清 CMV－IgM 抗体阳性对提示巨细胞病毒感染起一定作用，但低效价不能作为诊断的依据。嗜异凝集试验、EB 病毒抗体检查是诊断传染性单核细胞增多症的客观指标，对特殊病型或不典型病例更应及时检查。

(4) 对流感病毒、鼻病毒、腺病毒、呼吸道合胞病毒、柯萨奇病毒、埃可病毒等病毒感染，尤其在诊断不清或证据不足时，及时开展病毒的抗体双份血清学动态观察，对疾病的诊断起重要作用。脊髓灰质炎、乙型脑炎、腮腺炎、狂犬病等病毒感染，都有各自临床特点，一般诊断不难，但特殊临床类型、不典型病例和少见的并发症等常被误诊，选择某些可疑病例做补体结合试验、中和试验、血凝抑制试验有助于诊断。

(5) 梅毒螺旋体荧光抗体吸收试验（FTA－ABS）和梅毒螺旋体血凝试验（TPHA），已代替传统的康氏、华氏试验，在梅毒发病率有增无减的情况下，对可疑感染病例应扩大检查。扩大检测 HIV 抗体是防治艾滋病的需要也是弄清某些“未明热”的需要，有条件的医院应开展。

(6) 用补体结合或 SPA 协同凝集抑制试验检测 Q 热抗体，已应用于临床，OX_K 凝集试验对恙虫病的诊断起重要作用，OX_2 对北亚蜱斑疹热的诊断起决定作用。

(7) 另外，军团菌感染近年颇受重视，单份血清抗体效价≥1:512或双份血清效价增高 4 倍即可诊断。用酶联免疫法诊断 L 型金葡菌败血症特异性 97.5%、敏感性 98.6%，有重要诊断参考价值。变态反应性支气管肺曲菌病检测烟色曲菌 IgG 或 IgE（IgG－Af、IgE－Af）呈高值，对诊断该病有诊断价值。对组织胞质菌病肺型或播散型病例，分别做乳胶微粒凝集试验或补体结合试验有诊断价值。抗结核抗体检查对结核感染有参考价值。用 ELISA 法检测莱姆病抗螺旋体 IgM 在活动期明显增高，已应用于临床诊断。用免疫荧光抗体试验检测弓形虫 IgM 抗体有高灵敏性、高特异性，可应用于弓形虫病的早期诊断。

3. 自身抗体、抗原、补体

某些疾病、免疫性疾病特别是弥漫性结缔组织病，常可检出抗原、抗体、补体异常，对疾病的诊断起重要辅助作用，其中有些属特异性抗体对诊断起肯定作用。

（1）抗链球菌溶血素“O”≥500对诊断风湿热有参考价值，与链球菌其他抗体脱氧核糖核酸酶、抗透明质酸酶结合起来诊断意义更大。抗DNA酶B在风湿热时升高，阳性率可达98%。

（2）系统性红斑狼疮（SLE）补体降低，抗核抗体（ANA）阳性率高，一般将其作为筛选性检查指标。抗双链DNA（ds－DNA）、Sm抗体特异性强，后者被认为是SLE的标志性抗体，有诊断价值。用^{125}I－SPA固相免疫放射法检测脑脊液抗神经元抗体，对神经精神性SLE有鉴别意义。

（3）抗可溶性核抗原抗体（ENA）、抗Scl－70抗体对诊断系统性硬化症有诊断价值，CREST综合征是系统性硬化症的一种临床类型，抗着丝点抗体有一定的特异性。抗Jo－1抗体在约1/4多发性肌炎病例中呈阳性，而皮肌炎的阳性率为10%，其他结缔组织病均为阴性，抗Mi－2抗体认为是皮肌炎的相对特异性抗体。抗SSA抗体、抗SSB抗体是诊断干燥综合征重要依据。混合性结缔组织病以高效价的抗核糖核蛋白（RNP）抗体为血清学特点，是诊断该病不可缺少的指标。

（4）类风湿因子（RF）是类风湿关节炎（RA）诊断的条件之一，因特异性差，不能作为肯定诊断的依据。抗环瓜氨酸肽（CCP）抗体对早期类风湿关节炎的诊断有一定的价值，其特异性可达85%。

（5）抗中性粒细胞胞质抗体（ANCA）：见于多种系统性血管炎、变应性肉芽肿性血管炎（Churg－Strauss综合征）等，cANCA主要见于Wegener肉芽肿，阳性率为80%～95%。

（6）复发性多软骨炎活动期，可检出抗软骨蛋白多糖抗体、天然胶原Ⅱ型抗体，多发性大动脉炎检出抗主动脉抗体等有参考价值。

（7）凝集素抗体IgG、IgM、D－L抗体，分别对自身免疫性溶血性贫血、冷凝集素抗体综合征及阵发性血红蛋白尿的诊断起重要作用。抗心磷脂抗体（ACA）阳性有助于早期诊断抗磷脂抗体综合征。

4. 肿瘤标志

肿瘤标志是提示或标志肿瘤的血清成分，种类繁多，有些项目特异性较差，临床上较少起决定诊断作用。但作为综合性参考指标仍有一定意义。

（1）甲胎蛋白（AFP）是发现最早、应用最广的肿瘤标志物，原发性肝癌阳性率为80%～90%，生殖细胞癌亦有较高阳性率，>400μg/L时诊断意义较大。γ－谷氨酰转移酶同工酶Ⅱ（γ－GT－Ⅱ）、脱－γ－羧基凝血酶原（DCP）被认为是肝癌较佳的标志物，如能排除淤胆，对原发性肝癌诊断有一定价值，如联合AFP检出率更高。

（2）糖链抗原19－9（CA19－9）被认为是胃肠道癌相关抗原，胰腺癌、胃癌、胆管癌的阳性率分别为81.2%～90%、75%、75%，而正常人阳性率仅为0.6%。糖链抗原50（CA50）在胃肠道癌肿、肺癌、癌性胸膜炎等均有较高阳性率，早期即可有改变，如明显增高应疑有转移，手术切除可下降，复发可再升高。糖链抗原125（CA125）在卵巢癌患者中阳性率可达89.3%，但早孕、健康妇女亦可呈阳性。

（3）SC6抗原（SC6－Ag）、胰胎抗原（POA），黏液样蛋白单克隆IgM抗体Du－Pan－2，对胰腺癌诊断的参考价值较大，如与CT扫描相结合，可提高诊断率。但须注意部分胰腺炎患者可呈假阳性。

（4）Cyfra－21－1是血清中可溶性细胞角蛋白19的碎片，对非小细胞癌（NSCLC）尤其对鳞癌是有意义的肿瘤标志物。Pro－GRP认为是小细胞肺癌特异的标记物。

（5）癌胚抗原（CEA）对诊断消化道肿瘤有参考价值。Ber－EP_4单克隆对检测、鉴别心包间皮瘤和上皮细胞癌起一定作用。检测血清PSA对诊断前列腺癌有一定特异性。组织多肽抗原（TPA）在各种恶性肿瘤多在130U/L以上，而健康人多 $<$ 130U/L，结合临床可供参考。

5．生化学和酶学

生化学和酶学在诊断上很少起决定作用，但具有一定参考价值。

（1）丙氨酸转氨酶（ALT）、门冬氨酸转氨酶（AST）增高，结合临床对诊断急性肝炎包括病毒与中毒性肝炎及慢性活动性肝炎有参考价值。γ－谷氨酰转移酶（γ－GT）亦明显升高。

（2）胸、腹腔积液腺苷脱氨酶（ADA）活性检测，对区分结核与非结核性质有一定价值，结核性几乎均 $>$ 45U/L，而非结核性多 $<$ 45U/L。透明质酸酶升高有助于支持胸膜、心包、腹膜间皮瘤的诊断。

（3）骨髓中性粒细胞碱性磷酸酶（NAP）明显降低支持恶性组织细胞病的诊断，并以此与反应性组织细胞增生相鉴别，后者NAP高于正常值。甘氨酰脯氨酸二肽氨基肽酶（GPDA）及血清铁（SI）检测，对鉴别嗜血细胞综合征（HPS）及恶性组织细胞病有一定意义，恶性组织细胞病GPDA明显低下、SF明显升高，而HPS则GPDA明显升高但SF却明显低下。

（4）血清 α_1、α_2 球蛋白升高见于急性炎症，多克隆高 γ－球蛋白升高多见于慢性炎症、慢性肝炎、结缔组织疾病等，单克隆高 γ－球蛋白血症多见于多发性骨髓瘤。

（5）下丘脑综合征可伴有难以纠正的低钠、低氯血症，肺军团菌病亦常伴有低钠血症。

（6）尿和血肌酸升高、血清CPK升高支持多发性肌炎、皮肌炎的诊断。血尿酸明显升高支持高尿酸血症和痛风性关节炎的诊断。

（7）血清 β－葡萄糖苷酶活性减低是诊断戈谢病的有力参考条件。血清血管紧张素转换酶（ACE）增高以结节病为多见。IgD $>$ 150U/L结合反复原因未名的发热，可诊断为周期性发热伴

IgD 血症。尿酰基鞘氨醇己三聚糖（ceramide trihexoside）明显增高或血糖脂增高支持 Fabry 病的诊断。酚四溴酞钠（BSP）试验潴留是支持原因不明的肝肉芽肿瘤诊断的一种指标。伤寒伴发热者腺苷脱氨酶（ADA）活性明显增高，其第一周阳性率即 100% 增高，可作为早期诊断伤寒指标之一。

6. 细胞学检查

末梢血、骨髓、胸腔积液、尿、脑脊液的细胞学检查发现异常、异型细胞可为临床诊断的线索或依据。

（1）末梢血检出原幼浆细胞提示多发性骨髓瘤或浆细胞性白血病。检出破碎红细胞或有核红细胞提示自身免疫性贫血或血栓性血小板减少性紫癜。检出幼稚红、幼稚粒细胞提示骨髓转移癌、红白血病或骨髓纤维化。检出免疫母细胞提示血管免疫母细胞性淋巴结病。检出异性组织细胞提示恶性组织细胞病，应进一步检查骨髓。

（2）骨髓中检出里－斯细胞、戈谢细胞、海蓝组织细胞、异性组织细胞特别是多核巨组织细胞、口唇形红细胞、组织肥大细胞、原幼浆细胞、癌细胞，分别提示诊断霍奇金淋巴瘤、戈谢病、海蓝组织细胞增生症、恶性组织细胞病、口形红细胞增多症、系统性肥大细胞病、多发性骨髓瘤或 POEMS 综合征、骨髓转移癌。

（3）胸腔积液中检出幼稚白细胞、淋巴瘤细胞、骨髓瘤细胞、间皮瘤细胞、癌细胞、异形组织细胞、分别提示或诊断为白血病、淋巴瘤、多发性骨髓瘤、胸膜间皮瘤、胸膜癌转移、恶性组织细胞病。

（4）脑脊液中检出大而特异的内皮细胞，结合临床有助于考虑良性复发性非化脓性脑膜炎。

（5）尿中检出大的桑葚样细胞、骨髓瘤细胞、泡沫细胞，分别对诊断 Fabry 病、多发性骨髓瘤、黄色肉芽肿性肾盂肾炎有重要价值。尿中检出巨细胞包涵体细胞有助于诊断巨细胞病毒感染。

7. 内镜、影像学检查

各种内镜、心电图、肌电图、各种超声显像、各种 X 线片及造影、CT、MRI、核素等都是进一步检查、诊断的手段。应结合具体病例酌情安排。

三、确诊检查

病理检查和手术探查是确诊的手段，病理检查多经组织活检取材，手术探查除直视病变诊断外，亦需经病理检查确诊。尸体解剖当然在诊断上起决定作用，但待尸体解剖始获确诊，为时太晚。

1. 活检取材病理检查

皮肤、皮肤结节或皮下结节、皮下肌肉、浅表淋巴结、鼻咽黏膜、唇龈涎腺、浅表动脉等，取材方便、损伤较小、应用较多。某些全身疾病特别是肝脏疾病，可通过肝活检确诊。在做各种内镜，包括腹腔镜、胸腔镜、纵隔镜、纤维支气管镜、胃镜、宫腔镜等检查时，多同时钳取病变组织做病理检查。在 B 超引导下从体表穿刺活检内脏器官病变组织，比盲目穿刺确诊率高(表 1－3－2)。

表 1－3－2　经活检病理可确诊的疾病

取材部位	确诊疾病
颞动脉	颞动脉炎
眼球后	韦格纳肉芽肿、结节性脂膜炎、绿色瘤
鼻、鼻旁窦、鼻咽	韦格纳肉芽肿、鼻咽癌、弓形虫性鼻咽炎、臭鼻杆菌感染、鼻脑毛霉菌病
扁桃体	白血病、淋巴瘤、恶性组织细胞病、白喉
耳、鼻软骨	复发性多软骨炎、鼻脑毛霉菌病、臭鼻杆菌感染
牙龈	血栓性血小板减少性紫癜、淀粉样变性、干燥综合征
唾液腺	干燥综合征

续　表

取材部位	确诊疾病
甲状腺	亚急性甲状腺炎、甲状腺淀粉样变病
骨、胸骨	粟粒型结核、骨转移癌、骨髓坏死、多发性骨髓瘤、恶性组织细胞病、白血病、系统性肥大细胞病、淋巴瘤、霍奇金淋巴瘤、戈谢病、骨髓增生异常综合征、再生障碍性贫血、黑热病、骨髓硬化症
胸膜、肺	无反应性粟粒型结核、肺孢子虫病、支气管肺癌、肺泡癌、胸膜间皮瘤、胸膜转移癌、韦格纳肉芽肿、过敏性肉芽肿性血管炎、隐源性致纤维性肺泡炎、肺泡蛋白沉着病、肺出血－肾炎综合征、特发性肺含铁血黄素沉着症、高嗜酸性粒细胞综合征、变态反应性支气管肺曲菌病、肺及胸膜恶性组织细胞病、肺及胸膜淋巴瘤
心内膜、心肌	高嗜酸性粒细胞综合征
体表淋巴结	猫抓病、弓形虫病、淋巴结核、结节病、巨淋巴结增生症、坏死增生性淋巴结病、血管免疫母细胞淋巴结病、恶性组织细胞病、淋巴瘤、霍奇金淋巴瘤、白血病、转移癌、Fabry 病
胃、十二指肠	胃及十二指肠结核、克罗恩病、嗜酸性粒细胞性胃肠炎、化脓性胃炎、胃肉瘤、胃结节病、胃癌、胃嗜酸性肉芽肿
腹膜	结核、腹膜间皮瘤、转移癌、血吸虫病、腹膜并殖吸虫病
肝	慢性活动性肝炎、Reye 综合征、巨细胞病毒感染、肝结核、各种肝肉芽肿、原因不明的肝肉芽肿、肝念珠菌病、肝片吸虫病、肝并殖吸虫病、阿米巴肝病、肝硬化、原发性硬化性胆管炎、肝癌、肝炎性假瘤、肝霍奇金淋巴瘤、酒精性肝病、高嗜酸性粒细胞综合征、系统性肥大细胞病、肝恶性组织细胞病、免疫性肝炎

续　表

取材部位	确诊疾病
肾	系统性红斑狼疮、韦格纳肉芽肿、过敏性肉芽肿性血管炎、间质性肾炎、结核性间质性肾炎、肾小管坏死、肾炎性假瘤、肺出血－肾炎综合征、Fabry 病、肾结核、黄色肉芽肿性肾盂肾炎
小肠、结肠、直肠	血吸虫病、嗜酸性粒细胞性胃肠炎、肠癌、溃疡性结肠炎、克罗恩病、肠道脂肪代谢综合征、肠道淀粉样变、Fabry 病、肠恶性组织细胞病
子宫黏膜	子宫内膜结核、绒毛膜上皮癌、子宫癌、子宫内膜炎（包括淋病）
前列腺、睾丸	前列腺炎、前列腺癌、过敏性肉芽肿性血管炎、软斑病、睾丸结核、睾丸肿瘤
皮肤、肌肉	非结核性分枝杆菌感染、莱姆病、皮肤型黑热病、弓形虫病、恶性组织细胞病、结节性脂膜炎、嗜酸性筋膜炎、皮肌炎、多发性肌炎、旋毛虫病、结节性多动脉炎、系统性红斑狼疮、进行性系统性硬化症、Sweet 综合征、血管炎前综合征、高嗜酸性粒细胞综合征、结节病、皮肤转移癌、痛风、外胚叶发育不良症、播散性嗜酸性粒细胞性结缔组织病、淀粉样变病、迟发性皮肤型血卟啉病、移植物抗宿主病、Fabry 病、白血病

2. 手术探查

手术探查指为了明确发热的病因而进行的探查手术，当然有时也达到治疗的目的。剖腹探查是未明热（FUO）的确诊手段之一。由于手术损伤大，而且有时手术也不能明确诊断，常为外科医生回避或为家属拒绝。但诊断不清，长期盲目、无效的保守治疗可延误病情，贻误治疗时机。至于手术探查的适应证以及探查器官、探查顺序、如何提高确诊率，应依不同病例有所不同。

国内有人认为，热程超过 2 个月、肝脾大、腹腔积液、腹内肿块、血碱性磷酸酶升高是 FUO 剖腹探查的指征。如果不能排除肝、脾、肠管、腹后、肠系膜局限性恶性肿瘤时，指征可再放宽。肺孢子虫病从痰液中较难检出孢子虫滋养体，在高度疑诊但不能确定时可开胸活检。

四、诊断性治疗

不论什么疾病，在明确诊断前对症治疗、试验用药完全可以理解，此种治疗称“试验治疗”。某些病例根据拟诊使用特效、高效药，根据疗效判定拟诊是否正确，称“治疗诊断”。临床上两者难以划分，但却有不同。前者应属治疗范畴，后者是一种治疗方法。治疗诊断适用于高度疑诊、但无确切依据、病期迁延且有特效药的病例。理想的用于治疗诊断的药物，应当是特异性强、对某种或某类疾病均显效而对其他疾病完全无效。实际这种药物很少或没有，而且由于药物对疾病疗效因不同生产厂家、病人免疫状态、病程、受累脏器、轻重程度、有无并发症等差异很大，使治疗诊断受到限制，但确属诊断方法之一。决定治疗诊断前应选好适应证，决定药品药量、用法、疗程，明确显效、有效、无效指标，正确而科学的评估疗效，治疗诊断结果可分为确定诊断、符合诊断、难下结论、反对诊断、否定诊断。注意选用药物应安全、无害并注意毒副作用对诊断效果的干扰。

临床常用的试验及诊断性治疗有：

（1）拟诊一般细菌感染、厌氧菌、真菌、L 型菌感染，选用抗生素或一般敏感药物显效，对诊断起有力的支持作用，不能依治疗结果决定诊断，更不能称其为治疗诊断。

（2）持续发热超过 3 个月疑为结核但证据不足者，一般主张用对氨基水杨酸钠、吡嗪酰胺、异烟肼、乙胺丁醇等相对特异性较强的抗结核药三联或多联诊断性治疗，显效可作为诊断依据，如用其他治疗方案，例如利福平或链霉素等，因其抗菌谱略广，仅据显效判定诊断并不可靠，应全面分析、评价。如何掌握是关键，比如观察期及监测指标。

（3）肾上腺糖皮质激素对许多疾病有效，因其治疗特异性差，除少数疾病外不用于治疗诊断，虽然有时可使症状减轻，但常能掩盖病情，弊大于利，除某些指征外亦不宜用于试验治疗。亚急性甲状腺炎、风湿性多肌痛、颞动脉炎、成人 Still 病均有各自临床特点，典型病例容易诊断，但有时却无肯定性诊断依据，试用中、小量糖皮质激素治疗效果多十分明显，故可用于治疗诊断，显效结合临床可以诊断，反之无效对诊断应予怀疑。

（4）中枢神经性发热服退热药、大量饮水亦无汗、不能退热，有助于诊断，用冬眠药结合物理降温退热也有助于诊断，但在血压偏低时使用氯丙嗪应慎重。

（5）疑为药物热，停药退热有助于诊断，再用又发热可确诊为药物热，但原则上不允许再用致敏或可疑的致敏药物，除非该药有其他药物不可替代的作用。

（6）口服萘普生（naproxen）250mg，每日 2 次连用或用 375mg/12h×7d，可使癌性发热完全退热、结缔组织疾病部分退热、对感染性发热不能退热，对鉴别发热原因性质有参考价值，由于该药毒副作用不大，可用于治疗诊断，但退热不能为确诊的依据，仅可作为病因鉴别诊断的参考。

（7）化疗可使某些淋巴瘤显效而迅速退热并支持诊断，故有人对隐匿性淋巴瘤进行治疗诊断，由于淋巴瘤的发热可自发缓解，化疗药物的毒副作用较大、观察疗效时间难定、退热后如何安排，尚存在一定问题。

（8）另外，甲硝唑对阿米巴感染、滴虫性尿路感染或肠炎、鞭毛虫胆囊炎等原虫感染疾病效果特好，对可疑而无确据的病例，可用于病因类别治疗诊断；喷他脒对黑热病、肺孢子虫病效果显著，乙胺嗪对丝虫病的治疗有一定特异性，治疗显效有助于明确诊断。磺胺制剂对弓形虫病、肺孢子虫病疗效显著，但因其治疗面较广，虽被承认可用于治疗诊断，但评估疗效作出判定时，应十分严密与慎重。氯喹、磷酸咯萘啶等抗疟疾药物治疗显效，选择适应证及评估疗效同样应科学、严密。

第四章 不明原因发热

第一节 不明原因发热的概念

在 1961 年经典的出版物中，Petersdorf 和 Beeson 对“不明原因发热”（FUU：fieber of unbekannter ursache 的缩写）作了以下定义：反复发热超过 101F（38.3℃），病程持续 3 周以上，并且在 1 周的住院检查后病因仍不清楚的疾病。

“Fever of unknown（undetermined，unexplained）origin”（FUO）的概念从 20 世纪 30 年代起就已经在英裔美国人的文献中被应用了，当然各位作者的描述包括了非常不同的病人组。Petersdorf 和 Beeson 通过对 100 个病人前瞻性的研究第一次提出的定义，在其后得到了广泛的应用。因此，对不明原因发热病人各种临床研究进行对比，首次成为可能。直到近 20 余年来，由于医学诊断学的发展，由 Petersdorf 和 Beeson 所定的标准才被许多作者修正和补充。

“不明原因发热”的定义、概念不尽统一。Petersdorf 和 Beeson 等提出的所谓传统概念已有 40 余年，基本上仍被普遍承认与应用。问题在于 Petersdorf、Beeson 提出 FUU 标准体温升高超过 38.3℃，作者认为其目的有两条：一是为了从 FUU 病人组中排除体温很少超过 38.3℃的所谓习惯性体温过高的情况，虽然这样就能确定体温超过 38.3℃（直肠或口腔）肯定是发热，但无疑也漏掉了在体温低于 38.3℃时也是处于发热的状态病人；二是体温在具体规定上的差异没有实际意义。Musher 提出热度超过 37.5℃或持续发热高于个人平日最高体温，经检查未确诊即称“不明原因发热（FUO）”。

为了排除短期发热、自限性疾病以及容易识别的发热性疾病，发热至少3周的要求始终被大家普遍接受。

1991年Durack和Street基于“不明原因发热”的实际提出新的概念及分类：除观察病人有数次38.3℃以上的发热外，并有以下①~④项中的任何项即认为是“不明原因发热”：①发热持续3周以上、门诊检查3次、入院3天仍诊断不清；②外伤、烫伤、手术、肿瘤化疗、脏器移植等病人以及急性监护的入院病人，经3天检查发热诊断不明；③中性粒细胞减少、特别是少于$0.5\times10^9/L$，经3天检查诊断仍不明确；④艾滋病相关性FUO，即HIV阳性、在门诊4周、入院3天诊断仍不明确者。

一个对所有个体适用的体温值，即超过便表示发热的状态，与体温正常范围有效固定值一样，通常很难确定。通过浏览文献可以发现，关于“体温限值”的报道差异很明显：口温在37.2~38.0℃之间，肛温在37.4~38.3℃之间。人与人之间正常体温及其昼夜节律性波动是有很大不同的，要判断发热状态必须从此出发。G. Winckelmann认为FUO的定义最合乎实际的应该是：发热即体温的病理性升高，超过病人个体的正常范围。可惜大多数做检查的发热病人个体体温的正常范围几乎都是不清楚的。

随着AIDS的传播及其继发和并发疾病以及治疗相关的免疫抑制病人的增加，FUO的基础疾病谱也随之增加。因此Durack和Street提出了FUO新的分类建议，与Petersdorf和Beeson定的“经典FUO”定义相比，区分出了院内的、中性粒细胞减少的和合并AIDS的FUO。

院内的FUO：是指已经住院的或被看护的病人发热达到或超过38.3℃，入院时必须没有感染或没发展，经过3天的检查发热原因仍未明的。这里的检查还包括两种微生物培养，至少已经培养了2天仍为阴性的。

中性粒细胞减少的 FUO：是指达到或超过 38.3℃的不明原因发热，病人已有或在其后 1～2 天内出现中性粒细胞减少症。这组病人同样也要求先做 3 天的微生物培养检查。

合并 HIV 的 FUO 的定义由 Durack 和 Street 提出：体温达到或超过 38.3℃、HIV 血清学检查结果阳性的病人，经过门诊 4 周或住院 3 天的上述预先检查仍不清楚的发热。

经典的 FUO 标准不适用于上述的病人组。上述的危重病人的发热原因与“经典”FUO 的基础疾病基本上也是不同的。感染是相当重要的发热原因，它要求被急症危及的病人首先得到迅速的经验性治疗。危重病人的特殊情况也需要相应的诊断计划。

第二节　不明原因发热的可能原因

所有较长病程的发热性疾病基本都能以 FUO 为最初表现。所以理论上能考虑到的病因数目事实上是无法估计的。一般经验提示：有部分疾病常常或多或少首先隐藏在不明发热的后面。

FUO 的基础疾病谱和相对发病率受很多因素影响，其中尤其是病人的年龄、环境影响以及人种和地理因素。儿童和青少年与成人相比所患疾病就各有侧重。另一方面，一些发热性疾病在老年人中表现为 FUO 较多见。鉴别诊断谱也由发热的持续时间所决定，例如一个已持续或反复发热数月的病人，待考虑的病因数目就相当有限了（表 1－4－1）。

表 1－4－1　持续或反复发热超过 6 个月的 FUO 的病因

亚急性感染性心内膜炎
脓肿
结核（尤其是肺外结核）
植入物感染
骨髓炎
Whipple 病
恶性淋巴瘤
实体恶性瘤
成人 Still 病
巨细胞动脉炎/风湿性多肌痛
结节性多动脉炎
Wegener 肉芽肿
胸腔外结节病
特发性肉芽肿病
Crohn 病
家族性地中海热
反复肺栓塞
伪装热和自我诱导性发热
高 IgD 综合征
植物性（习惯性）体温过高

一、发热原因谱的变化

自从 Petersdorf 和 Beeson 进行第一个大型前瞻性研究后，FUO 病人的疾病谱发生了很大的变化。其中有很多原因，尤其是影像学方法领域，促进了肿瘤和脓肿的早期发现。通过广泛的特异性血清学检查，一些以前很长时间还不能确诊的结缔组织病和炎症性血管性疾病，如今已能更迅速地被发现了。这种方法尤其适用于系统性红斑狼疮以及其他一些血管炎疾病（Wegener 肉芽肿)。另外，个别发热性疾病的流行情况与以前相比也发生了变化，如风湿热现在就非常罕见了，结核病的发病率在大多数国家也降低了。

一些常以 FUO 为表现的疾病在过去的几年里得到了进一步的认识，从而更早期即被诊断出来（如巨细胞血管炎/风湿性多肌痛)。与此同时，其他一些发热性疾病新出现（如 AIDS、SARS）或最近才被认识（如坏死性 KiKuchi 淋巴结炎、淋巴结的炎性假瘤)。以及由治疗措施引起的免疫抑制病人的增加，发热原因谱中感染性疾病的地位也有所变动。

二、诊断学分类

发热原因的诊断学分类有 4 个：感染、恶性疾病、风湿性疾病及其他疾病，这个分类被普遍应用。

尽管诊断技术有所进步，不明原因持续发热病例的百分比与往年相比仍没有下降，相反还有上升。很多以前以 FUO 为最初分类的疾病，如今借助先进的诊断方法得以迅速识别，从而根本不再以 FUO 作为表现了，这也就基本解释了上述发展趋势的原因。因此疑难病例和不明原因发热的病例相对增加。另一原因可能是目前那些常见的发热性疾病极少流行，故而少见。一个 FUO 存在越久，发热原因被查清的可能性就越小。

1. 感染

由病原体引起的发热性疾病表现形式众多（表 1 -4 -2)。有的起病急骤、病情笃重，有的病程可长达数月。个别病原体可以很长时间不被发现而继续发展，如 HIV 感染，直到晚期疾病才发作。感染性疾病大多有相关器官的症状，因此一般也就能早期发现。由病原体导致的炎症大多仅在临床表现罕见或对其缺乏认识时才作为 FUO，如病程异常延迟，缺乏相关器官的主要症状或者被掩盖。

持续性发热的感染性原因主要见于儿童和老年人已有的基础疾病（如糖尿病、肿瘤、HIV 感染）所致的抵抗力减弱，或

表 1-4-2　FUO 中的感染原因

- 细菌导致的（局限性）炎症
  - 脓肿
  - 憩室炎
  - 心内膜炎
  - 胆道感染
  - 植入物感染
  - 感染性主动脉瘤
  - 导管感染
  - 骨髓炎
  - 泌尿生殖系感染
  - 牙和耳鼻喉感染
- 其他（全身性）细菌感染
  - 疏螺旋体病
  - 布氏菌病
  - 猫抓病
  - 类鼻疽
  - Whipple 病
  - 分枝杆菌病（结核、非结核分枝杆菌病）
  - 鹦鹉热（鸟疫）
  - Q 热
  - 沙门菌病
  - 耶尔森菌病
- 病毒感染
  - EB 病毒感染
  - HIV 感染
  - 巨细胞病毒感染
- 真菌感染
  - 曲霉菌病
  - 念珠菌病
  - 组织胞质菌病
  - 隐球菌病
  - 卡氏肺孢子虫感染
- 寄生虫感染
  - 阿米巴病
  - 疟疾
  - 弓形虫病
  - 内脏利什曼病（黑热病）

者继发于先天性或获得性免疫缺陷，以及其他易患感染的危险因素（如曾到热带地区居住过、手术）。若有植入的异体物（如心脏瓣膜、血管修复旁路移植、关节置换）或导管，发生 FUO 也常应考虑到并排除发热原因是否为局部感染。一般依发热的高度及热程并不能得出诊断结论。但体温周期性变化在感染性疾病中大多存在，故观察这种变化有助于鉴别诊断。由病原体感染所致的 FUO，其持续性发热很可能会随着时间的延续而减少。

不考虑免疫抑制组和已经因其他基础疾病住院的病人，不明原因发热在临床上首先考虑的最有意义的感染相关性原因，始终要数感染性心内膜炎、结核及脓肿。

尽管如今通过超声心动图和新的微生物学技术的应用，感染性心内膜炎到晚期才被确诊的情况较往年相比减少了，但仍是常被忽略的发热的原因。

就我国现有的流行病学数据来看，现在还没有发现结核增长的情况，但结核仍是 FUO 很重要、不能忽视的病因。尤其是病程隐匿的粟粒型结核，由于无特征性并具多样的临床症状，常到晚期才被发现。非结核分枝杆菌感染主要见于 HIV 相关的发热或其他原因引起的免疫抑制。

脓肿可以没有局部症状而进展，常常仅表现为反复发热，同时伴有非特异的疾病症状。脓肿形成的主要部位有：肝脏和胆道以及泌尿生殖道，膈下（术后）和结肠周围（如憩室炎），或者见于脊柱或感染性主动脉瘤，其病原体最多样。脑脓肿、鼻窦和下颌范围的感染伴脓肿形成则是 FUO 的罕见原因，因为其大多在早期引起局部症状。

骨髓炎是相对常见的 FUO 原因。由于可能缺乏局部症状或者被误诊，晚期才确诊的情况并不罕见。胆道的细菌感染一般能早期诊断，如今仅是 FUO 的罕见病因。肾脏和尿道的炎症表现为 FUO 在儿童相对比较常见。近来被发现的病原体革兰阳性类放线菌（Tropheryma whippelii）导致的惠普尔（Whipple）病，尽管是相对少见的疾病，但在持续性发热的原因中被误诊则很常见。

其他细菌性感染可能表现为单一或较少症状伴有持续或反复发热，为 FUO 时应该考虑以下的鉴别诊断：布氏菌病、沙门菌病、耶尔森菌病、鹦鹉热以及 Q 热和疏螺旋体病。

FUO 还包括少见的李斯特菌病（常见于免疫抑制的病人）、放线菌病、军团病、钩端螺旋体病、支原体感染、猫抓热、类鼻疽以及梅毒。对于 AIDS 病人及免疫抑制治疗的病人，巨细胞病毒（CMV）作为机会性感染在病毒感染组中有着最重要的临床意义。当巨细胞病毒感染为非典型迁延病程时则表现为 FUO。若持续性发热一直是其主要症状，被掩盖或根本没有其他特异的临床症状，类似的 FUO 原因还有 EB 病毒（EBV）感染。在儿童尤其可以观察到延迟和少见的病程。有时同时存在 EB 病毒和巨细胞病毒或疱疹病毒的感染。

未被发现的 HIV 感染本身也能作为 FUO 的原因。AIDS 病人的发热更常见的是继发性感染，如分枝杆菌或卡氏肺孢子虫感染、巨细胞病毒感染、弓形虫病、全身性真菌病（念珠菌病、隐球菌病）或恶性淋巴瘤。

由于免疫抑制剂和抗生素治疗的广泛应用，发热性真菌病的发生率也有增多，当侵及全身器官时可以表现为 FUO。尤其应该考虑：念珠菌病、曲菌病或隐球菌病。

在寄生虫病中，持续 FUO 首先应该考虑到临床意义最大的弓形虫病（尤其在应用免疫抑制剂时）和疟疾。

2．恶性疾病

恶性疾病发热最常见是由继发感染引起的，尤其是恶性淋巴瘤和白血病；也可见于实体肿瘤阻塞所致，如胆道或支气管肿瘤引起的阻塞（表 1－4－3）。病原体引起的炎症常常是继发于细胞移植治疗后持续的白细胞减少。肿瘤本身也可以通过内源性致热原细胞因子的生成，或间接诱导白细胞产生内源性致热原引起发热。

血液系统肿瘤中合并发热的以恶性淋巴瘤和白血病为主，并可能以 FUO 为首发症状。尤其是白血病前期和白细胞减少的白血病，其外周血象变化还不突出。恶性淋巴瘤可能因侵及孤立的较难查及的淋巴结区或者脾而不易早期诊断。

过去，恶性实体肿瘤（尤其是肾细胞癌和肝癌）常由于无特征性而成为 FUO 的原因。如今，通过早期超声和 CT 的检查，腹腔的占位性病变基本可以很快被确诊。结肠癌表现为 FUO 也不少见。偶见胸膜间皮瘤为持续性 FUO 的原因。

表 1-4-3 FUO 中的恶性疾病原因

血液系统肿瘤
霍奇金淋巴瘤
白血病
骨髓增生异常综合征
非霍奇金淋巴瘤
实体肿瘤
支气管癌
肝癌
结肠癌
肾细胞癌（肾上腺样瘤）
胸膜间皮瘤

3. 风湿性疾病

这组疾病即自身免疫性疾病，其发热常伴有关节、肌肉和肾脏损害以及皮肤病变。起病可能非常隐匿，无特征性，FUO 可以是较长时间内唯一或主要的症状。这组疾病是很常见的发热原因，其鉴别诊断在年轻病人需考虑成人 Still 病，在老年人则应考虑巨细胞动脉炎/风湿性多肌痛。

如今，在大多数地市级医院自身抗体的监测已被广泛应用，使得系统性红斑狼疮（SLE）基本上能在早期得以诊断。因此它仅作为 FUO 的罕见原因。另外还有 Felty 综合征及其他伴发热的结缔组织病。

在血管炎中，老年病人的巨细胞动脉炎/风湿性多肌痛也普遍得以早期诊断，因为风湿科医师对此病已有了很多地认识。典型的结节性多动脉炎至今仍难以早期诊断。尤其对老年病人，应该考虑到这种多系统疾病可能是持续非特异性发热的原因。相反 Wegener 肉芽肿通过检出特异性的抗中性粒细胞胞质抗体（ANCA）可以迅速得以诊断。有时药物引起的高敏性血管炎可以主要表现为持续性发热，实际上，通过皮肤症状应该能早期识别该病。

少见的可能表现为 FUO 的系统性血管炎有：多发性大动脉炎、贝赫切特病、变应性肉芽肿性血管炎、显微镜下多血管炎和作为荨麻疹 - 血管炎特殊类型的施尼茨勒（Schnitzler）综合征（表 1 -4 -4）。

表 1 -4 -4 FUO 中的结缔组织和炎症性血管疾病

费尔蒂（Felty）综合征
高敏性血管炎
强直性脊柱炎
贝赫切特病
结节性多动脉炎
复发性多软骨炎
巨细胞多动脉炎/风湿性多肌痛
施尼茨勒综合征（荨麻疹 - 血管炎）
成人 Still 病
系统性红斑狼疮（SLE）
多发性大动脉炎
Wegener 肉芽肿

4．其他疾病

这类疾病包括了医源性和病情各异的疾病（表1－4－5）。其中肉芽肿性疾病在FUO中的临床意义最大。它常表现为反复或持续发热的单一症状，数月甚至数年不能被确诊。尤其是胸外型结节病和未被证实有基础疾病的肉芽肿疾病，有被分类为“肉芽肿型肝炎”，或侵及其他器官（常见有脾、淋巴结、骨髓）时称作“特发性肉芽肿病”或“不明原因慢性肉芽肿综合征”。这些与结节病很相似的肉芽肿病在治疗上都对糖皮质激素很敏感。

表1－4－5 FUO中的其他原因

血管免疫母细胞性淋巴结病
药物热
Castleman 综合征
淋巴结的炎性假瘤
外源性变态反应性肺泡炎（高敏性肺炎）
Fabry 病（即 X 染色体连锁溶酶体贮积病，广泛侵犯心血管系统及肾脏）
家族性地中海热
高 IgD 综合征
特发性肉芽肿病（包括肉芽肿肝炎）
Crohn 病
坏死性淋巴结炎（Kikuchi 病）
隐性血肿
肠系膜脂膜炎（Weber－Christian 病，韦－克脂膜炎）
腹膜后纤维化
复发性肺栓塞
结节病
德奎尔万（de Quervain）亚急性甲状腺炎
植物性体温过高
伪装热、自我诱导性发热
心房黏液瘤
周期性中性粒细胞减少症

肉芽肿样改变可以有很多感染（尤其是结核、布氏菌病、梅毒、寄生虫感染、组织胞质菌病和其他真菌病）引起。它的表现还可与肿瘤形成、血管炎、变态反应性和化学性的反应等有关。

Crohn 病作为其他的肉芽肿疾病，能以持续性发热为主要症状而没有明显的腹部症状。对于年轻病人的 FUO 就应该考虑到这种炎症性肠病。与此相反，由于溃疡性结肠炎几乎都有腹泻，所以是 FUO 的罕见原因。

高 IgD 综合征表现为反复发热发作达 3～7 天，有淋巴结肿大、一过性关节症状、腹部症状及皮肤改变，并伴有 IgD 增高。

已经接受治疗的病人应该考虑到药物热，尽管发热持续的时间有长短，而且根本不符合 FUO 的标准。常见的有：青霉素及其衍生物、磺胺类、抗结核药、抗甲状腺药、奎尼丁及其他抗心律失常药如甲基多巴。原则上所有的药物都是有可能引起药物热的。

反复小的肺栓塞常不被考虑为发热的原因。甲状腺疾病中首先是德奎尔万亚急性甲状腺炎可能表现为 FUO，尤其是在一般性的疾病症状较低热明显时，掩盖了甲状腺区的特征性疼痛。

外源性过敏性肺泡炎可表现为农民肺、蘑菇种植者肺及铸工热，其职业史对诊断确立的意义最大。

伴淋巴结肿大的反复发热，需排除恶性淋巴瘤，并且应考虑与相对少见的恶性原因 Castleman 综合征、坏死性淋巴结炎及淋巴结炎性假瘤进行鉴别诊断。

同样相对罕见的 FUO 原因有：腹膜后纤维化、主动脉破裂、隐性血肿及先天性 Farbry 病伴有发热和疼痛。

植物性或习惯性体温过高是指：伴有一般性不适感（主要为疲倦、易疲惫），缺乏器官病理性异常，实验室结果正常的微热和低热的体温。持续性的、多与活动明显相关的体温升高常伴随表现出来，它的特征是不被退热治疗所影响。另外也见于月经期妇女，其体温升高和伴随症状与后面的“慢性疲劳综合征”的症状相似。

在西方国家，家族性地中海热（FMF）可以表现为 FUO。这种遗传性疾病大多能得以迅速诊断，其特征性的主要症状：时间长短不同的（数月、数周）、无症状间歇期和常仅数天的自限性疾病发作期交替，伴有高热、剧烈腹痛或少见的胸膜疼痛症状，以及偶见关节症状和丹毒样皮肤改变。不伴浆膜症状或没有高热的少见症状病程类型，将给诊断带来很大困难。

发热的病种繁多，有时诊断困难，“FUO”就更增加了诊断的难度。“FUO”是诊断的难点，应不断总结经验、缩短拖延诊断时间、减少误诊、提高确诊率。但某些病例仅诊断或拟诊为“FUO”了事，是不能允许的。当然包括初诊，因为它并不代表任何诊断。为此提出一种要求，也就是在“FUO”拟诊后面必须注明最可能的疾病、尚不能排除的疾病。这一要求实际上就是强调认真收集病史、体检、检验资料，进行合理的分析、鉴别，也是达到及早、正确诊断的基础（表1－4－6，表1－4－7）。

表1－4－6 国内某组545例 FUO 最后确诊、诊断疾病表

类 别	病种及病例	总例数
病毒、立克次体感染	一般病毒10例、传染性单核细胞增多症6例，斑疹伤寒1例	17
一般细菌感染	伤寒50例、副伤寒4例、败血症46例、细菌性肝脓肿12例、肺炎9例、胆囊炎胆结石10例、阻塞性胆管炎3例、感染性心内膜炎10例、尿路感染9例、牙源性感染3例、化脓性脑膜炎3例、隐球菌性脑膜炎2例、膈下脓肿3例、肾周围脓肿1例、化脓性卵巢炎1例、脓胸1例、布氏杆菌病1例	171
结核杆菌感染	淋巴结、肾、肺、心包膜、腰椎、脑膜等结核及多发性浆膜结核	41

续 表

类　别	病种及病例	总例数
其他感染	阿米巴肝脓肿8例、疟疾6例、急性血吸虫病5例、钩端螺旋体病1例	20
血液病	淋巴瘤52例、恶性组织细胞病28例、急性白血病1例、多发性骨髓瘤4例、反应性组织细胞增生症4例	89
肿瘤	肝癌16例、肾癌3例、肺癌2例、结肠癌2例、鼻咽癌1例、骨转移瘤9例、胃癌2例	35
结缔组织病	系统性红斑狼疮33例、类风湿关节炎39例、风湿热11例、皮肌炎10例、多发性肌炎4例、贝赫切特病5例、变态反应性血管炎4例、脂膜炎3例、混合型结缔组织病3例、颞动脉炎1例、结节性多动脉炎1例、韦格纳肉芽肿1例、坏死性肉芽肿1例、复发性多软骨炎1例、未分化结缔组织病11例	128
其他	周期热6例、药物热3例、间脑综合征1例、伪热1例	11
病因未明		33
合计		545

表1-4-7　国外某组FUO诊断的病因类别、疾病表

类　别			疾　病
感染	全身性	细菌	败血症、伤寒、布氏杆菌病
		分枝杆菌	结核病
		螺旋体	梅毒、钩端螺旋体病
		真菌	组织胞质菌病
		原虫	疟疾、弓形虫病
		蠕虫	粪类圆线虫病、蠕虫蚴移行症

续 表

类别			疾病
		病毒	巨细胞病毒、EB病毒感染
	局部性	心血管	感染性心内膜炎、感染性动脉瘤、血管移植内瘘、化脓性血栓性静脉炎
		胸腔	脓胸
		腹腔	结核性腹膜炎、细菌性腹膜炎、肝炎（病毒、细菌性、阿米巴性）、胆管炎、脓肿（脾、膈下、肝、肝周围、胰、胆囊、结肠、阑尾周围、盆腔、输卵管）
		尿路	肾内、肾周围、前列腺
		皮肤	压疮感染并发骨髓炎
		骨	骨髓炎、牙周感染
血液疾病			淋巴瘤、霍奇金淋巴瘤、急性白血病、血管免疫母细胞淋巴病
肿瘤			肝细胞癌、肾上腺瘤、心房黏液瘤、转移癌
药物			抗生素类（特别是青霉素）、抗高血压药、肼屈嗪、苯妥英钠
免疫复合物			系统性红斑狼疮、类风湿关节炎、风湿热
血管炎			颞动脉炎、结节性多动脉炎、局灶性血管炎
肝病			肉芽肿性肝炎、酒精性肝病
胃肠病			感染性肠道病、肠道脂肪代谢障碍综合征（Whipple病）
少见疾病			家族性地中海热、结节性脂膜炎、周期性中性粒细胞缺乏症、嗜酸性筋膜炎
人为发热			伪热
其他			结节病、复发性肺栓塞
诊断未明			自发缓解、自发缓解伴有规则或不规则复发、对症治疗缓解不复发或再复发

第五章　发热疾病的诊断程序

第一节　诊断原则

一、一般诊断原则

持续不明原因的发热通常是由某种疾病引起，偶尔也可由某些对人体无害的原因引起。明确这类发热的原因，对主治医师的要求很高，不仅要有丰富的临床经验、灵活性和耐心，而且要有良好的直觉和悟性、学科间合作的精神。

没有普遍使用的诊断模式，只能将各种诊断措施按一定的顺序排列。诊断策略主要根据不同患者的症状和体征来确定。必须采用逐步的、系统化的诊断程序（表 1－5－1），根据发热患者病情的严重程度和临床状况来确定检查的先后缓急和范围。诊断过程中应尽量考虑常见病，因大多数情况下，原发性不明原因发热多由临床表现不典型的常见病引起，仅少数是由“罕见病”引起。因而在鉴别诊断时应考虑最常见的发热原因。把经常以不明原因发热形式出现的疾病列入相应的检查计划对无丰富临床经验的检查者是很有帮助的。

表 1-5-1 持续不明原因发热的诊断程序

仔细询问病史
详细和反复体格检查
发热和热型的证实
停用不必要的药物
诊断的基本项目（实验室、特殊检查）
有目的地补充检查
可能的情况下观察病情变化

二、发热的证实

在进行费用昂贵的诊断措施之前首先必须证实发热，还必须弄清是致病因素引起的真正发热，还是暂时性的生理性体温升高，如高温环境、剧烈体力活动、饮食等。此外还应注意，老年人的正常口腔温度通常低于年轻人，而儿童和青少年比老年人更容易发热。轻度发热对老年人具有更高的诊断价值，可能是严重疾病的首发症状。肛温 38.3℃的低温，特别是年轻女性，偶尔是所谓的“植物性”或“习惯性”体温过高。这类患者主要表现为体力活动后肛温和腋温的明显不一致，以及前列腺素合成抑制剂类解热药不能使体温下降。

应尽可能排除伪装热和自我诱导性发热。伪装热的关键特征是：发热无周期性节律；发热程度与脉搏频率不一致；虽然体温升高，但患者的一般情况不受影响；体温快速下降时无出汗；新鲜尿温度正常以及缺乏器质性病变的征象。须注意的是，体温上升与脉搏频率不一致的现象也见于某些感染性发热（如布氏杆菌病、鹦鹉热、Q 热、伤寒）的相对缓脉（Faget 征）。伪装热时测得的体温常过度升高。建议由医生或护士进行体温检测，最好在患者测得一高体温后立即进行，以识别这种伪装热。

自我诱导性发热常有人工诱发感染征象，主要在皮肤和泌尿生殖道。培养常可发现少见致病菌。多见于需要医学救助的患者，这类患者大多进行过多次侵入性检查。自我诱导性发热的诊断困难，通常要求检查医师要有足够的耐心，考虑和理解患者的身心痛苦。

一般教科书上认为，除少数情况外，根据已知的“经典热型”可推断出绝大多数发热的基础疾病，如发热周期规则的间日疟、三日疟、五日热和周期性中性粒细胞缺乏症。稽留热伴早晚体温轻微波动提示伤寒。但只有大约5%的淋巴肉芽肿病例观察到佩－埃（Pel－Ebstein）热型，大多数是不规则的持续性发热。

发热程度对病因的提示很少。超高热可见于细菌性败血症、药物热和成人Still病。根据经验感染性疾病的体温周期性节律的最高点出现在傍晚，最低点见于清晨，此特征具有很高的诊断价值。相反，缺乏昼夜节律的发热往往是非感染性疾病。在持续数月甚至数年的发热状态下，发热过程和每次持续的时间可提示一定的基础疾病。典型的成人Still病是持续数周的“败血症”样发热和地中海热时反复短暂的持续性发热伴无症状的间歇期。

寒战是高热时体温快速上升的特征，多见于菌血症，也常见于败血症、细菌性肺炎、脑膜炎球菌性败血症、感染性心内膜炎、不同部位的脓肿和丹毒。寒战也是疟疾的特征性症状，但也可由非感染性疾病引起，如恶性淋巴瘤、成人Still病。任何高热性疾病在间断使用解热药治疗时，体温突然下降后又再次升高也可引起寒战。

三、停用不必要的药物

对不明原因的发热应避免一切非急需药物，因为一方面药物本身可能是发热的原因，另一方面药物可能影响实验室检查结果，特别是对诊断有决定性意义的血培养或其他培养检查。此外还必须注意药物（如糖皮质激素）可能掩盖疾病的病程。实际上对已持续发热患者暂时停用抗生素对医师来说是很棘手的，病人和亲属的期待使医师不得不采取一些措施来对付“危急”的发热。此时更要求主治医师耐心向患者说明他进一步采取的诊断措施，使患者不必担心发热的“危险”。

四、至今为止的病程

起病后至今的发展过程可能揭示发热的根本病因，如年轻患者出现的急性发作的高热首先提示病原体引起的炎症；相反，发热时间越长，感染性疾病的可能越小。多数不明原因发热的起病常不引人注意，特别是恶性疾病和风湿性疾病，常潜伏很长时间后才出现发热，如系统性红斑狼疮，多以某系统或某一症状作为首发表现，相当一段时间内表现为关节痛、肌痛或不典型的器官相关症状，直至出现发热及多系统损害后重新全面检查才能最终确诊。新近出现的发热也可能是既往疾病或感染的复发表现(如结核、疟疾)。

第二节 诊断策略

阐明不明原因发热没有普遍使用的诊断模式。必须根据症状和已获得的结果制定不同患者不同检查阶段的诊断策略，而且必须与待检疾病的初始情况相一致。比如对于危险的中性粒细胞缺乏症，不必进行大量浪费时间的检查。对住院患者，诊断程序虽与门诊发热患者无原则性区别，但检查过程和目的应有所不同。选择仪器检查时应首先考虑患者的临床状况，仔细权衡疾病的风险和患者的痛苦及检查可能带来的帮助。开始应选择痛苦小、无创伤和可靠性高的检查，但检查者不应把所有的现代仪器和特殊实验室检查作为常规项目进行。

检查者必须反复考虑其诊断策略和第一诊断，必要时随时放弃。固守某一草率作出的诊断或盲目照搬教科书上的经典理论都可能给患者带来致命后果。

发热疾病病种繁多、千差万别，难以制定统一明确、简单易行、行之有效的检查诊断程序或步骤。在问诊、体检的基础上，应遵循必要、恰当、辩证、适时、及时的原则，有计划、有目的地进行检查，包括参照个人病史、个人具体情况，进行非固定性的系列检查。一般首先安排筛选性初步检查，也就是简便易行、结果回报迅速的项目。时间性强如血、尿培养，应提前医嘱。随后再根据临床拟诊类别、具体病情，进一步做病因学、病原体、血清免疫学、自身抗体、肿瘤标志、影像检查。病理活检、手术探查不应轻易决定。但对持续发热为时已长，浅表淋巴结肿大诊断不清的病例，淋巴结活检势在必行，越早越好。如有贫血，骨髓检查应提前安排。皮肤红斑、皮肤病变、皮下结节活检，损伤性较小，诊断价值却大，可适当扩大活检指征。

原则上可把诊断过程分为4个相连的检查阶段（表1-5-2）。

表1-5-2　不明原因发热的诊断步骤

1. 病史，体格检查
   - 进一步的基本仪器检查项目（实验室、仪器检查）
   - 专科会诊
2. 补充实验室检查
   - 补充筛选检查
     - 胸部CT、腹部CT
     - 结肠镜
3. 可能的进一步血清学实验室检查
   - 进一步的筛选检查
     - 髂嵴活检
     - 颞动脉活检（>60岁患者）
     - 骨扫描（多相技术）
     - 支气管镜（同时做支气管肺泡灌洗）
     - 胃十二指肠镜加小肠活检
     - 小肠、鼻旁窦、牙齿的X线检查（Sellink法）
     - 有条件时进行肝活检
     - 必要时剖腹探查（在有提示诊断的症状和结果时）
4. 观察病程，严密监测或尝试经验性治疗

(1) 在第一阶段，根据病史和体格检查，并结合实验室基本检查和基本仪器检查（腹部超声、超声心动图、胸部X线检查、>50岁患者的直肠镜）结果得出一个或数个可疑诊断。应尽可能先考虑较常见的引起发热的疾病（表1-5-3），然后通过有目的地补充检查来支持诊断，或直接借助于某些合适的检查手段来肯定诊断（图1-5-1）。常通过活检或微生物学检查，有时也通过特殊的免疫学检查或血清学检查来达到这一目的。

表1-5-3 原发性不明原因发热的常见原因

脓肿
感染性心内膜炎
胸外结核
巨细胞病毒感染
恶性淋巴瘤
Still病（成人Still病）
巨细胞动脉炎
胸外结节病
特发性肉芽肿
植物性（习惯性）体温过高

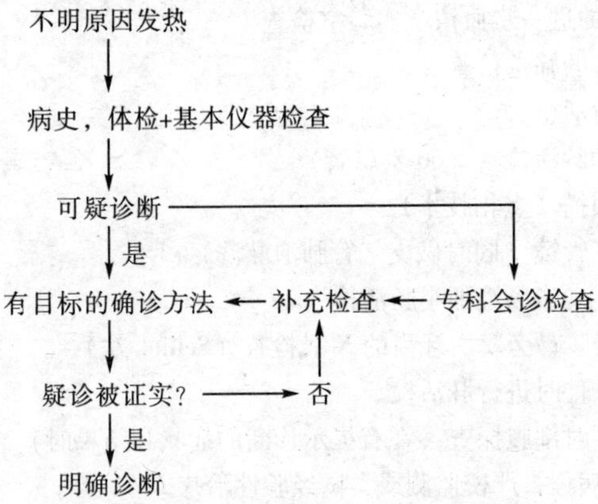

图1-5-1 不明原因发热的诊断策略

表1－5－4　常表现为单纯症状性不明原因发热的疾病

脓肿
感染性心内膜炎
移植物或插管感染
结核
布鲁斯（Brace）菌病
恶性淋巴瘤
结肠癌
肾细胞癌
肝细胞癌
巨细胞动脉炎
结节性多动脉炎
胸外结节病
特发性肉芽肿
心房黏液瘤
反复肺梗死
药物热
特发性周期性发热
伪装热

（2）如在第一阶段无法得出诊断，则进入第二检查阶段。在充分研究所获得的检查资料的基础上，尝试适当的筛查方法以获得新的怀疑诊断，这对那些无器官特异性症状而只表现为发热的患者特别适用（表1－5－4），对这些病例，基本仪器检查结果通常不能得出第一疑诊，因此必须把所有的引起单纯不明原因发热的最常见疾病列表，借助于筛选检查手段和实验室补充检查逐步得出或排除最可疑疾病。根据经验，单纯症状性发热很少见于感染性疾病，而更多见于非感染性全身疾病或恶性肿瘤。对于超声检查怀疑或无法肯定的腹腔内病变应补充腹部CT检查，必要时也可做MRI或其他补充检查。同时考虑其他专科会诊。

（3）如借助于列出的辅助检查仍未能阐明发热原因，则进入第三检查阶段，做进一步的实验室检查、仪器检查和创伤性检查，此外还要考虑白细胞或免疫闪烁扫描及甲状腺超声检查或核素扫描。最后，如根据有关检查和症状估计为腹部病灶，并且通过其他方法无法肯定，则可考虑肝活检或腹腔镜检查，不得已情况下进行剖腹探查（图 1－5－2）。

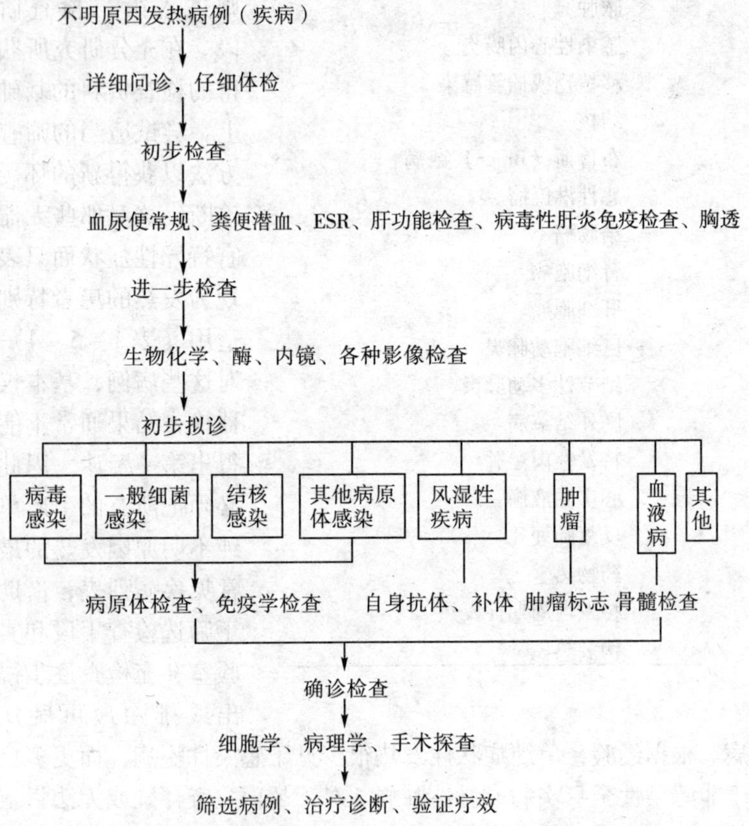

图 1－5－2　发热疾病检查、诊断程序与步骤

（4）如在考虑了所有可能的有意义的和代表性的疾病之后，仍然无法解释某一患者的发热原因，则进入第四检查阶段，有两种措施：①严密监测和观察；②经验性治疗。如果无可疑发现或检查过程中无新的临床表现支持，重复仪器检查几乎毫无意义，

不仅增加了患者的痛苦，也无谓地增加了患者的经济负担。

第三节 FUO 病因诊断的特定规律

首先要明确，虽然可导致 FUO 的疾病很多，但通常以下列三类疾病为主：一是感染性疾病，其约占所有 FUO 病例的50%，甚至有人报道 >70%，这可能与 FUO 诊断标准掌握不严有关；二是自身免疫性疾病，占 FUO 患病人数的 20% ~30%，几乎所有自身免疫性疾病患者都有发热的表现，而且很多自身免疫性疾病以发热为首发表现；三是恶性肿瘤，占 FUO 患病人数的 10% ~20%。另外有 5% ~10% 的 FUO 病例始终不能明确诊断。

其次，在考虑病因时要从表现不典型的常见病、多发病着手，作出罕见疾病诊断时要慎重。

再次，体温很高、发热时间较长的 FUO 患者多为重症疾病，其中有不少恶性肿瘤，尤其恶性淋巴瘤或恶性组织细胞病，因此对此类患者绝不可掉以轻心。

第四节 何时进行经验性治疗是合理的

所有不明原因发热患者，特别是具有感染倾向的患者，一开始就要考虑抗生素治疗的问题。这些危险人群主要见于各种原因的免疫抑制，包括相关疾病（如 AIDS、血液性肿瘤）或治疗引起的中性粒细胞减少，少数为先天性免疫缺陷所致。这些患者极易发生机会性感染，因而要求尽早进行抗生素治疗。治疗前必须做血培养（包括真菌培养）及尿、痰和涂片检查作出微生物学诊断。在获得培养结果之前可根据最常见的病原谱经验性选择抗生素或抗真菌治疗。如选择的药物无效，应在数天内中断治疗，根据此间获得的微生物学检查结果更换抗生素。同时根据治疗结果和患者的临床状况确定这些患者的疾病范围。

如果患者并不直接受到基础病或其后果的威胁，或全身状况不断恶化，则不应进行支持性的或无目的性的治疗措施，因其不但可能掩盖发热原因，还可能因药物的作用得出欺骗性的结论。除所谓危险人群外，因经验性药物治疗试验影响了病程，应尽量在少数特殊情况下尝试。

如临床上高度怀疑感染性心内膜炎，而且超声心动图也发现心瓣膜表面有可疑病变，虽然血培养阴性，也可进行抗生素治疗。又如临床上怀疑结核时，一般不必等待费时较长的培养和耐药试验结果，可立即进行经验性抗结核治疗。PCR 技术的引入大大加快了结核病原学诊断的进程。

对老年患者，如怀疑为巨细胞动脉炎或风湿性多肌痛，并且有相应的临床症状和实验室结果，而颞动脉活检无法肯定诊断时，可进行经验性糖皮质激素治疗，数天内患者的主观和客观症状即有好转。持续性发热怀疑为血管炎或结缔组织病，并且目前无法确定时，或在全身情况恶化时，也有必要和理由进行经验性糖皮质激素治疗。

发热的对症治疗可用解热镇痛药或抗炎药，其作用短暂，几乎不影响诊断。成人患者选用乙酰水杨酸或扑热息痛。因有 Reye 综合征危险，儿童应该避免使用乙酰水杨酸。据文献报道，萘普生（Naproxen）只降低恶性疾病的发热，对感染性疾病无效，因此可推荐用此药来进行鉴别诊断。

第五节 发热原因一直不明

不明原因发热的诊断需花费较多的时间进行观察，不断补充各种仪器和实验室检查的不足，对诊断有较大帮助。依靠在观察期间出现的症状或后来才获得的实验室检查结果最终明确诊断的并不少见。根据经验，不明原因发热患者的预后不会因为暂停检查而恶化。一部分发热性疾病可在病情观察过程中获得诊断，特别是对那些通过排除法获得诊断的疾病，如成人 Still 病、自我诱导性发热。但必须看到即使目前仍还有 20% 的成人不明原因发热患者无法获得明确诊断。

除缺乏临床经验和对发热性疾病的认识不够外，还有另一些导致误诊的原因（表 1－5－5）。其中包括忽视或错误评价主要症状，对流行病和社会史了解和观察不够，而这些可能对诊断具有决定性意义。常见的误诊原因还有：检查者错误评价常规进行的感染性疾病抗体检查的血清学结果，以及影像学方法的假阳性或假阴性结果；过分看重轻微的体温升高，而在老年人又常忽视轻微热。

表 1－5－5　不明原因发热延误诊断的常见原因

未完全掌握或错误评价主要和伴随症状
未充分注意社会和流行病学资料
过分强调“经典”热型
错误评价轻微发热（尤其应重视老年人的轻微发热）
先前进行过药物治疗
错误评价血清学结果
错误解释影像学检查结果
病程不典型的常见发热疾病

第六节　临床医师如何提高 FUO 病因诊断水平

首先，接诊医师必须系统掌握内外科理论与临床的基本知识，否则很难从纷繁复杂的疾病征象中把握有价值的线索。其次，医师必须熟练掌握感染性疾病的“诊”和“治”两方面的技能，因为感染性疾病约占 FUO 所有病因的 50%，在非 FUO 的所谓“发热原因待查”中，感染性疾病更是占到80%～90%。在临床上，感染性疾病的诊治本身就是非常复杂的问题：如何准确诊断引发感染的病原体？病原体对何种药物敏感？应选用何种抗感染药物及如何确定用药剂量和疗程？是否需合并用药？对耐药病原体如何处理？如何判断感染部位？特殊部位的感染应如何处理？对某些特殊感染，如艾滋病患者合并的机会感染、深部真菌感染和耐药结核杆菌感染应如何处理？如何判断患者的基本情况，尤其是免疫功能？这些问题并不简单，一个优秀的、能够熟练处理FUO患者的临床医师，必须在处理感染性疾病方面拥有丰富的临床经验。此外，恶性肿瘤在FUO中所占比例不低，因此还需掌握各种肿瘤的定性和定位诊断方法，尤其要认识血液系统恶性肿瘤的临床表现、发展过程和特殊规律等。

FUO是内科医师经常面对的疑难杂症，参与诊治FUO有助于提高临床医师的综合诊治水平。

第二篇

各　论

第一章 感染性疾病

发热是一种常见的临床症状，多数由感染性疾病引起。感染性疾病是严重威胁人类健康的重要疾病。20世纪末，人类与传染性疾病的斗争取得了辉煌的成绩。然而，人类在控制感染性疾病方面仍然面临着严重的挑战，表现为新出现和再出现的感染疾病层出不穷，如艾滋病、传染性非典型肺炎、人禽流感等。由于抗菌药物的泛用和滥用很普遍，已导致了生态的紊乱，加速了细菌遗传耐药的进化。尽管新的药物和技术不断出现，但往往因不能克服多耐药株感染而失败。本章尽量用简洁的语言，把常见的和新出现的感染性疾病的诊断标准或诊断要点列出，以利于临床工作者参考。

第一节 病毒感染

病毒性肝炎

病毒性肝炎（viral hepatitis）是由多种肝炎病毒引起的，以肝脏损害为主的一组全身性疾病。按病原学分类，目前已确定的有甲型、乙型、丙型、丁型和戊型。虽然其病原不同，但临床表现基本相似，故统称为病毒性肝炎。其他病毒，如巨细胞病毒（CMV）、EB病毒、黄热病毒、风疹病毒、单纯疱疹病毒、柯萨奇病毒、埃可病毒等，也可引起肝脏炎症，但各有特点，故不包括在病毒性肝炎之列。近年来，又发现了庚型肝炎病毒（HGV）、TT病毒（TTV），它们与病毒性肝炎的关系尚不清楚。

疑似病例

1. 最近出现食欲减退，恶心、厌油、乏力、巩膜黄染、茶色尿、肝脏肿大、肝区痛等，不能排除其他疾病者。

2. 血清 ALT 反复升高而不能用其他原因解释者。

诊断标准：

1. 甲型肝炎（HA）

（1）病人发病前 1 个月左右（2～6 周），曾接触过甲型肝炎病人，或到过甲型肝炎暴发点工作、旅行并进食，或直接来自流行地区。

（2）血清 ALT 升高。

（3）血清抗 - HAV IgM 阳性。

（4）急性期恢复期双份血清抗 - HAV IgG 效价呈四倍升高。

（5）免疫电镜在粪便中见到 27nm 甲肝病毒颗粒。

临床诊断：疑似病例加（1）、（2）两项。

实验确诊：疑似病例加（3）、（4）、（5）中任何 1 项。

2. 乙型肝炎（HB）

（1）半年内接受过血及血制品治疗，或有任何医疗性损伤，如不洁的注射、针灸、穿刺、手术等，或与乙型肝炎病人或乙型肝炎病毒携带者有密切接触。

（2）血清 ALT 升高。

（3）血清 HBsAg 阳性伴抗 - HBc IgM 阳性或 HBV - DNA 阳性。

临床诊断：疑似病例加（1）、（2）两项。

实验确诊：疑似病例加（3）。

3. 丙型肝炎（HC）

（1）半年内接受过血及血制品治疗，或有任何医疗性损伤。

（2）血清 ALT 升高。

（3）用排除法不符合甲、乙、戊型肝炎，CMV、EBV 感染。

（4）血清抗 - HCV IgM 阳性或 HCV - RNA 阳性。

临床诊断：疑似病例加（2）、（3），参考（1）。

实验确诊：疑似病例加（4）。

4. 戊型肝炎（HE）

（1）发病前2个月，曾接触过戊型肝炎病人，或到过戊型肝炎暴发点工作、旅行并进食。

（2）血清ALT升高。

（3）血清抗-HEV IgM阳性。

（4）免疫电镜在粪便中见到30～32nm病毒颗粒。

（5）用排除法不符合甲、乙型肝炎，CMV、EBV感染。

临床诊断：疑似病例加（2）、（5）两项，参考（1）。

实验确诊：符合临床诊断加（3）、（4）中任1项。

5. 丁型肝炎（HD）

（1）病人必须是乙型肝炎患者，或乙型肝炎病毒携带者。

（2）血清ALT异常，或呈二次肝功能损伤加重。

（3）血清抗-HDV IgM阳性或HDV Ag或HDV-DNA杂交阳性。

（4）肝组织中HDV Ag阳性或HDV-DNA杂交阳性。

实验确诊：疑似病例加（1）、（2）加（3）或（4）。

甲、戊型肝炎起病较急，可有畏寒，约80%患者有发热，体温在38～39℃，一般不超过3天。乙、丙、丁型肝炎起病相对较缓，仅有少数发热，少数患者以头痛、发热、四肢酸痛等症状为主，类似感冒。五型肝炎病毒均可引起急性肝炎，其临床表现基本一样，均可表现为黄疸型和无黄疸型。HBV、HCV、HDV还可引起慢性肝炎，可有轻度、中度、重度表现。五型均可引起重型肝炎，其发病率不高，而死亡率很高。还可引起淤胆性肝炎，主要表现为肝内梗阻性黄疸。

单纯疱疹

单纯疱疹病毒（herpes simplex virus，HSV）是最早发现的人类疱疹病毒，也是所有人类病毒性疾病中最常见的病毒，感染后可导致单纯疱疹。大多数人的一生中受到它频繁发作的困扰，并长期携带病原，以潜伏期感染的形式局限在某些感觉神经节内，受到外因和环境的因素诱发激活病毒，引起皮肤的疱疹性损害，特别是在面部或生殖器等局部，易于复发，全身症状一般轻微，但发生疱疹性脑炎或全身播散性疱疹时，病情可相当严重，甚至危及生命。宫内感染可致胎儿各种各样的先天畸形或发育障碍。

诊断要点：

1．临床特点

（1）皮肤疱疹：多见于复发性疱疹或成人初发疱疹。可发生于身体任何部位，尤其好发于皮肤黏膜交界处，以唇缘、口角、鼻孔周围多见。皮肤疱疹起病时局部发痒，继而灼热或刺痛、充血发红、出现米粒大的水疱，数个或十数个成簇；水疱彼此并不融合，但可同时出现多簇水疱群。水疱壁薄，疱液清亮，短期内自行破溃、糜烂。初发性疱疹患者，尤其病毒在皮肤明显外伤处侵入而发生的外伤性皮肤疱疹，发病期间常伴有局部淋巴结炎及发热。有的可达39～40℃，但病情不重。

（2）口腔疱疹：疱疹和溃疡出现在口腔黏膜、舌体、齿龈、咽部，甚至可延伸至食管。局部疼痛、拒食、流涎，可伴发热及颌下淋巴结或颈淋巴结肿大。儿童多见，成人亦可罹患，尤可发生于口－生殖器性交行为者。

（3）疱疹性直肠炎：由于病损部位特殊，易致继发感染，故疱疹性直肠炎症状多较重。患者有肛门、直肠痛，里急后重，发热，腹股沟淋巴结炎；严重的疱疹性直肠炎可并发无菌性脑膜炎或骶神经根炎。查体可见肛周溃疡，或直肠镜检可发现直肠近端黏膜疱疹，脓疱疹或弥漫性糜烂损害。

（4）疱疹性脑炎：无论初发性或复发性疱疹感染均可引起脑炎。可呈爆发性、急性、或亚急性发作。暴发性脑炎起病急，头痛、谵妄，伴全身或局部抽搐。有些患者可出现单瘫或双瘫。

在神经系统感染中，很少见到如此短的时间内发生神经系统广泛的毁坏性的损害。急性疱疹性脑炎，在发病初期可有流感症状，继而出现头痛、发热、行为异常、嗜睡等。亚急性疱疹性脑炎在早期常有行为异常、精神兴奋，局部或全身癫痫，常有嗅幻觉和味幻觉，记忆力和认知力下降，伴有失语。脑脊液检查有颅内压增高，脑脊液无色透明，部分标本可成黄色，有脑出血的表现。白细胞（0.01～0.08）$\times 10^9$/L，以淋巴细胞为主，蛋白轻度升高，糖、氯化物正常。脑电图及 CT 提示颞叶等脑局部损害或脑组织弥漫性病变。

（5）湿疹性疱疹：系原有慢性湿疹、皮炎等慢性皮肤病的患者，合并单纯疱疹病毒感染后所致，易误诊为原有湿疹的加重。湿疹性疱疹是一种水痘样疹，初期表现为皮肤小水疱，但以后融合、出血、或转为脓疱，有的疱中央有脐涡；伴局部淋巴结肿大和发热，可因继发细菌感染，或因发生病毒血行播散，累及脑组织或其他重要脏器而使病情进一步恶化，病死率可达10%～15%。

（6）全身播散性疱疹感染：全身播散性疱疹感染患者多见于新生儿。但亦可发生于原发或继发性免疫功能抑制者（如艾滋病或器官移植者），临床表现严重，病死率可达 70%，或呈慢性化过程。

（7）单纯疱疹病毒还可以引起眼疱疹、疱疹性甲沟炎、生殖器疱疹等，但一般不发热。

2．实验室检查

血象多在正常范围。确诊依靠病毒分离与鉴定。血清中检测到 IgM 型抗体，PCR 检测阳性。

水痘－带状疱疹病毒感染

水痘－带状疱疹病毒所致疾病在儿童期主要表现为水痘，而成人主要为带状疱疹。初次感染往往表现为水痘，病毒长期潜伏在机体内受到某些因素影响而激活再发表现为带状疱疹。一般情况下，二者均为自限性，极少数因严重并发症而死亡。妊娠期感染可导致胎儿先天畸形。

诊断要点：

1. 临床表现

(1) 11~24天前有水痘接触史。

(2) 前驱期极短或完全缺乏。年长儿童大多有低热或中等度发热、头痛、全身不适、食欲减退、咳嗽、烦躁不安等症状。婴幼儿可无明显前驱症状。

(3) 一般发热后1天左右皮肤出现不同类型的皮疹，包括丘疹、疱疹及结痂常同时可以查见，各疹的大小均有差别。

(4) 疱疹位置表浅，疹壁很薄，内含透明液体。皮疹呈向心性分布。

2. 实验室检查

(1) 疹刮片检查可查见细胞内包涵体。

(2) 抗体检测：ELISA法检测特异性IgM抗体有助于早期诊断。取双份血清IgG抗体由阴转阳或效价4倍以上增高也有诊断价值。

(3) 病毒分离和PCR检测水痘-带状疱疹病毒DNA阳性均可作出诊断。

3. 并发症

可出现原发性水痘肺炎、水痘脑炎；继发感染可引起脓毒血症。病情严重者可导致死亡。

巨细胞病毒感染

巨细胞病毒（cytomegalovirus，CMV）主要侵犯上皮细胞。由于感染该病毒后可出现巨大细胞，故名巨细胞病毒。它可通过性接触传染，在人体内引起多种疾病，并可能与致癌有关，因而受到人们的重视。

临床特点：

(1) 因感染途径不同而异。先天性巨细胞病毒感染者有20%在出生时无任何症状，但也有出生后不久出现昏睡、呼吸困难和惊厥等，并于数天或数周内死亡。其他症状有意识运动障碍、反应迟钝、肝脾肿大、耳聋和中枢神经系统症状等。

(2) 围生期感染的婴儿绝大多数没有症状，只有少数在出生后3个月发生间歇性发热、肺炎和单核细胞增多症。成人的巨细胞病毒单核细胞增多症比儿童多见，主要表现为发热和疲乏。在发热1~2周后，血液中淋巴细胞绝对值增多，且有异形性变化、脾肿大和淋巴结炎等。

(3) 因输血所致的巨细胞病毒单核细胞增多症，多发生于输血后3~4周，症状与一般的巨细胞单核细胞增多症相同，偶尔可发生间质性肺炎、肝炎、脑膜炎、心肌炎、溶血性贫血及血小板减少症等。

(4) 肾移植患者在术后2个月内几乎都会发生巨细胞病毒感染，50%~60%无症状，40%~50%的病人表现为自限性非特异性综合征。艾滋病患者几乎都有巨细胞毒感染，有广泛的内脏损害。

(5) 免疫功能抑制患者的CMV是这类患者的主要发病和致死原因。因潜伏病毒的再活动而发病，可累及肺、胃肠道或中枢神经系统。在艾滋病晚期，CMV感染常引起视网膜炎及结肠或食管溃疡性疾病。

诊断要点：

仅靠临床表现尚不能确诊，而需依靠各种实验室手段，如病毒分离、电镜检查、抗体测定、免疫荧光或免疫过氧化物酶染色、瑞特-姬姆萨染色或帕氏染色（检查胞质或核内有无包涵体）等。

CMV-IgM、IgG的检测可以得出四种结果：IgM、IgG均为阴性，可以判断未感染；IgM阳性和IgG阴性可以判断为原发感染；IgM 阴性和 IgG 阳性，可以判断为既往感染；IgM 和 IgG 均阳性，可以判断为再发感染。

腺病毒感染

腺病毒（adenovirus，ADV）1953 年分离到，其中能感染人类的至少有 49 个血清型。它们与多种临床疾病和综合征有关系。

诊断要点：

1. 流行病学

（1）6 个月至 2 岁易感，艾滋病患者也是易感者。

（2）世界各地、四季均可发病。但感染引起的不同疾病可有一定的季节性，如 ADV 肺炎冬、春季多见；ADV 咽部感染、婴幼儿腹泻多发生于夏秋季。

2. 临床表现

（1）急性呼吸道感染：发热、咽炎、无痰性咳嗽、不适、寒战、肌痛和头痛。

（2）上呼吸道感染：发热、咽炎、扁桃体炎、鼻炎、咳嗽、咽壁渗出物等。

（3）下呼吸道感染：支气管炎、肺炎。起病缓慢，首先表现为发热、咳嗽等，高热（39～41℃）持续 8～14 天，起病后 3～4 天出现呼吸困难，肺部体征出现较晚。精神萎靡、嗜睡等症状。也可见肺外病变如肾病、肝肿大等。

（4）百日咳综合征：与百日咳杆菌引起的症状不能鉴别，但百日咳杆菌培养阴性。

（5）腺咽结合膜热：除有发热、咽炎、结膜炎、全身不适、颈部淋巴结肿大外，常有头痛、腹泻和皮疹。暴发流行一般发生于学龄儿童和青少年。

（6）还可引起流行性角膜结膜炎、急性出血性膀胱炎、神经系统感染和生殖器感染等。

3. 实验室检查

（1）病毒检测：自急性期病人咽、直肠、结膜等处采取标本，迅速接种敏感细胞，根据特征性细胞突变及抗原性鉴定病毒。PCR 法敏感性更高。

（2）血清学检查：取急性期和恢复期血清进行补体结合试验，抗体升高 4 倍或以上，可判断为近期感染。中和试验和血凝抑制试验可定型别。

微小病毒感染

微小病毒 B_{19}是已知唯一对人类致病的微小病毒。感染所致疾病的临床表现多种多样，可表现为传染性红斑、急性对称性多关节病和血管紫癜，溶血性患者可有再生障碍性贫血危象。胎儿感染可致死胎、胎儿水肿或先天性贫血。

诊断要点：

（1）临床表现始于发热、流涕、头痛和轻度的胃肠不适等非特异性前驱症状。

（2）几天后出现传染性红斑，典型的呈“巴掌脸”皮疹，儿童比成人多见。后很快发展为遍布躯干四肢的红色斑丘疹，可在 12 天内出现；随此皮疹消退产生一种典型的花边状表现。

（3）瘙痒可成为重要症状，尤其位于足底者。

（4）急性 B_{19}感染的诊断以 IgM 测定为基础，IgG 通常无助于急性感染的诊断。

轮状病毒感染

轮状病毒感染性腹泻是婴幼儿急诊和死亡（除呼吸道感染之外）的第二位病因，全世界因急性胃肠炎而住院的儿童中，约 50% 是轮状病毒性腹泻。发展中国家情况则更加严重，儿童腹泻占整个病死率的 15% ~34% 。我国每年大约有 1 000 万婴幼儿患轮状病毒感染性胃肠炎，占婴幼儿总人数的 1/4。

诊断要点：

（1）5 岁以下儿童几乎人人都遭受过轮状病毒的感染，但高危人群主要为 6 个月至 3 岁的婴幼儿。

（2）轮状病毒腹泻全年均可发生，多发于秋冬季节，又称“秋季腹泻”。

（3）儿童被感染后一般出现以急性胃肠炎为主的临床症状，即水样腹泻，伴有发热、呕吐和腹痛；腹泻物多为白色米汤样或黄绿色蛋花样稀水便，有恶臭，但不含血或黏液，这点明显有别于细菌性腹泻。

（4）若患儿治疗不及时，治疗方法不正确，可导致患儿死于脱水及严重的并发症（肺炎、中毒性心肌炎等）。病程一般可持续 3～9 天。

（5）单份血清特异性 IgM 抗体，急性期与恢复期血清抗体效价 4 倍或以上增长，粪便中分离到病原体等都可以确立诊断。

风疹病毒感染

风疹是由风疹病毒引起的急性呼吸道传染病，呈世界性分布，在我国归属于法定丙类传染病，一年四季均可发生，以冬春季节发病为多，易感年龄以 1～5 岁为多，故流行多见于学龄前儿童。自风疹疫苗问世以来，发病率明显下降。风疹临床症状轻微，但孕妇妊娠早期初次感染风疹病毒后，病毒可通过血胎屏障进入胎儿，常可造成先天性胎儿畸形、死胎、早产，因此，风疹的早期确诊及预防极为重要。

诊断标准：

1. 流行病学史

与确诊的风疹患者在 14～21 天内有接触史。

2. 临床症状

（1）发热。

（2）全身皮肤在起病 1～2 天内出现红色斑丘疹。

（3）耳后、枕后、颈部淋巴结肿大或结膜炎或伴有关节痛

（或关节炎）。

3．实验室诊断

（1）咽拭子标本分离到风疹病毒，或检测到风疹病毒核酸。

（2）1个月内未接种过风疹减毒活疫苗而在血清中查到风疹IgM抗体。

（3）恢复期病人血清风疹IgG抗体效价较急性期有4倍或4倍以上升高，或急性期抗体阴性而恢复期抗体阳转。

4．病例分类

（1）疑似病例：临床症状具备（2），同时伴（1）或（3）。

（2）临床诊断病例：疑似病例加1。

（3）确诊病例：疑似病例加实验室诊断中的（1）或（2）或（3）。

流行性乙型脑炎

流行性乙型脑炎简称乙脑，在国际上称日本脑炎。是由乙脑病毒引起的以脑实质炎症为主要病变的急性传染病。本病经蚊虫传播。主要分布在亚洲，多为夏秋季流行。临床上以高热、意识障碍、抽搐、病理反射及脑膜刺激征为特征。重症者伴中枢性呼吸衰竭，病死率高达10%～30%，可留有后遗症。

诊断要点：

1．流行病学

乙脑有明显的季节性，主要在7～9月份这三个月内。起病前1～3周内，在流行地区有蚊虫叮咬史。患者多为儿童及青少年。大多近期内无乙脑疫苗接种史。

2．临床特点

突然发热、头痛、呕吐、意识障碍，且在2～3天内逐渐加重；早期常无明显体征，2～3天后常见脑膜刺激征，幼儿出现前囟膨隆；查体腹壁反射、提睾反射消失；病理反射巴宾斯基征阳性；四肢肌张力增高等。重症病人可迅速出现昏迷、抽搐、吞咽困难及呼吸衰竭等表现；小儿常见凝视与惊厥。

3. 实验室检查

（1）血象：白细胞计数一般在（10.0～30.0）$\times 10^9$/L，中粒细胞增至80%以上，核左移，嗜酸性粒细胞可减少。

（2）脑脊液：外观澄清或微混，白细胞计数增加，多数在（0.05～0.5）$\times 10^9$/L之间，个别病人可达1.0$\times 10^9$/L以上，或始终正常；在病初以中性粒细胞占多数，以后逐渐以淋巴细胞为主。蛋白稍增加，糖定量正常或偏高，氯化物正常。脑脊液中免疫球蛋白的测定对鉴别诊断有帮助。化脓性脑膜炎患者脑脊液中的IgM明显升高，结核性脑膜炎患者则IgA、IgG升高显著，而病毒性脑膜炎患者在后期时IgG可有升高。

（3）特异性IgM抗体一般在病后3～4天即可出现，脑脊液中最早在病程第2天测到。IgG抗体双份血清效价增长4倍以上可确诊，单份血清抗体效价1∶100为可疑，1∶320可作诊断，1∶640可确诊。病初可取血清或脑脊液接种乳鼠以分离病毒，但阳性率较低。通常仅于死后尸检或以延髓穿刺取脑组织制成悬液，离心后取上清液接种乳鼠脑内，传代后作鉴定，可作回顾性诊断。

登　革　热

登革热（Dengue fever）是登革病毒引起、伊蚊传播的一种急性传染病。临床特征为起病急骤、高热，全身肌肉、骨髓及关节痛，极度疲乏，部分患者可有皮疹、出血倾向和淋巴结肿大。

诊断要点：

1. 流行病学资料

在登革热流行季节中，凡是疫区或有外地传入可能的港口和旅游地区，发生大量高热病例时，应想到本病。

2. 临床表现

凡遇发热、皮疹、骨及关节剧痛和淋巴结肿大者应考虑本病；有明显出血倾向，如出血点、紫斑、鼻出血、便血等，束臂试验阳性，血液浓缩，血小板减少者应考虑登革出血热；在本病过程中或退热后，病情加重，明显出血倾向，同时伴周围循环衰竭者应考虑登革休克综合征。但首例或首批患者确诊和新疫区的确定，必须结合实验室检查。

3．实验室检查

（1）血象：病后白细胞即减少，第4～5天降至低点($2.0\times10^9/L$)，退热后1周恢复正常，分类中性粒细胞减少，淋巴细胞相对增高。可见中毒颗粒及核左移。1/4～3/4病例血小板减少，最低可达$13.0\times10^9/L$。部分病例尿及脑脊液可轻度异常。

（2）血清学检查：常用的有补体结合试验、红细胞凝集抑制试验和中和试验。单份血清补体结合试验效价超过1∶32，红细胞凝集抑制试验效价超过1∶1280者有诊断意义。双份血清恢复期抗体效价比急性期高4倍以上者可以确诊。中和试验特异性高，但操作困难，中和指数超过50者为阳性。

（3）病毒分类：将急性期患者血清接种于新生（1～3日龄）小白鼠脑内、猴肾细胞株或白纹伊蚊胸肌内分离病毒，第1病日阳性率可达40%，以后逐渐减低，在病程第12天仍可分离出病毒。最近采用白纹伊蚊细胞株C6/36进行病毒分离，阳性率高达70%。用C6/36细胞培养第2代分离材料作为病毒红细胞凝集素进行病毒分型的红细胞凝集抑制试验，或作为补体结合抗原做补体结合试验分型，可达到快速诊断的目的。

副流感病毒感染

副流感病毒广泛存在于自然界，全年均可发病，通过呼吸飞沫和接触传染，有人研究喷嚏和咳嗽分别能将带有大约2万和9万个病毒颗粒散布于人群中。

诊断要点：

1．本病以发热、流鼻涕（病初流浆液性或黏液性鼻涕，继发细菌感染后为脓性鼻涕），突然发病及群发为主要症状，部分咳嗽、扁桃体红肿。可临床诊断为上呼吸道感染或下呼吸道感染。

2. 参考流行病学资料可考虑为副流感病毒感染。

3. 确诊需做病毒分离或血清学检查，健康儿童很少能从鼻咽部分离出该病毒，因此从咽、鼻咽部分泌物中分离出该病毒即可确定为致病原。猴肾和人胚肾是较合适的培养基。

呼吸道合胞病毒感染

呼吸道合胞病毒（respiratory syncytial virus，RSV）感染多见于婴幼儿，其中半数以上为1岁以内婴儿，男多于女，其比例为（1.5~2）:1，潜伏期4~5天。主要引起毛细支气管炎和肺炎。

诊断要点：

1. 上呼吸道感染

多见于年长儿及成人，症状轻重不一，轻者鼻塞、流涕、打喷嚏、咽部不适及轻咳，重者有发热、头痛、咽痛、乏力、食欲减退，婴幼儿可有高热、惊厥、呕吐、腹泻等。体检可见咽部充血。

2. 毛细支气管炎

起病前先有上呼吸道症状，2~3天后出现持续干咳。婴儿可有百日咳样咳嗽，低至中度发热和阵发性呼气性呼吸困难。喘憋发作时有烦躁、鼻翼扇动和三凹征。肺部叩诊呈鼓音，呼吸音减低，充满高调喘鸣音，湿啰音可听不到。当喘憋缓解时两肺有弥漫性中、细湿啰音，严重者可合并心力衰竭。

3. 呼吸道合胞病毒肺炎

起病急，病初有鼻塞、流涕。大部分病人急骤起病，有突然喘憋，故有“流行性喘憋性肺炎”之称。发热，体温可达39~40℃，持续4~5天，重症可长达1周以上。咳嗽初期为干咳，逐渐加重为阵发性连声剧咳，全身中毒症状明显。中、重症有较明显的呼吸困难、喘憋、口唇青紫、鼻翼扇动及三凹征，少数重症病例也可并发心力衰竭。肺部叩诊有过清音，听诊两肺有较多细小或中等湿啰音。

还可引起中耳炎、心肌炎、及中枢神经系统并发症如脑膜炎、脊髓炎。

4．实验室检查

（1）白细胞计数和分类大多在正常范围。

（2）呼吸道合胞病毒肺炎患者 X 线胸片可见两肺有点或片状阴影，约 1/3 病例有不同程度肺气肿。毛细支气管炎时可见全肺有不同程度的梗阻性肺气肿并有支气管周围炎影像或肺纹理增粗。部分病例累及肺泡而见小点片状影。

（3）病毒分离有高度敏感性和特异性。胶体金免疫电镜技术可快速检出病毒并鉴定型别。RSV 抗原检测和 PCR 方法检测病毒核酸是方便、快速、敏感的方法。抗体的监测仅作回顾性诊断。

麻　疹

麻疹是由麻疹病毒引起的急性呼吸道传染病。传染性强，易感者接触约有 90% 以上发病。临床特征为发热、流涕、咳嗽、眼结膜炎、口腔黏膜斑及全身皮肤斑丘疹。

诊断标准：

1．流行病学史

与确诊麻疹的病人有接触史，潜伏期 6～18 天。

2．临床症状

（1）全身皮肤出现红色斑丘疹。

（2）发热（38℃或更高）。

（3）咳嗽或上呼吸道卡他症状，或结膜炎。

（4）起病早期（一般于病程第 2～3 日）在口腔颊黏膜见到

麻疹黏膜斑（Koplik 斑）。

（5）皮肤红色斑丘疹由耳后开始向全身扩展，持续 3 天以上呈典型经过。

3．实验室诊断

（1）一个月内未接种过麻疹减毒活疫苗而在血清中查到麻疹 lgM 抗体。

（2）恢复期病人血清中麻疹 IgG 抗体效价比急性期有 4 倍或 4 倍以上升高，或急性期抗体阴性而恢复期抗体阳转。

（3）从鼻咽部分泌物或血液中分离到麻疹病毒，或检测到麻疹病毒核酸。

4．分类

（1）疑似病例：临床症状具备（1）、（2），或同时伴有（3）。

（2）临床诊断病例：疑似病例加（4）或（5）或 1。

（3）确诊病例：疑似病例加实验室诊断中的（1）或（2）或（3）。具有任何一项临床症状加实验室诊断中的（1）或（2）或（3）。

埃博拉出血热

埃博拉出血热是目前已知的毒性最大的病毒性疾病，病死率达到 50%～90%。

埃博拉出血热（Ebola hemorrhagic fever，EHF）是一种由埃博拉病毒引起的烈性传染病，病死率很高，临床上以发热及出血为特征。1976 年从扎伊尔的埃博拉河附近村庄的一例病人体内首次分离出埃博拉病毒，并由此被命名。灵长类动物对埃博拉病毒普遍易感。

临床特点：

EHF 传染性很强，可以通过接触猴类或病人的血液或其他体液，经皮肤、呼吸道或结膜而感染。该病潜伏期约 7 天（2～

21天)。发病突然，开始似流感，发热、头痛、肌肉关节痛、乏力，体温很快升至38～39℃，随着病情的恶化，可见腹泻、呕吐及胃肠道等多个部位出血，如便血、呕血、皮下淤血及静脉穿刺处血肿、鼻出血、眼结合膜下出血等。发病5日前后出现特征性麻疹样皮疹。重症可出现嗜睡、脑膜刺激征等神经症状。

目前，世界医学界对“埃博拉”的了解仍然十分有限，尚不知道这种病毒如何产生，如何繁殖，不但没有找到其传染的“宿主动物”，也未找到有效的治疗办法和预防方法。其症状十分恐怖，而发病早期的症状具有迷惑性，容易被医生误以为是非洲常见的普通感冒、流感、麻疹、霍乱、伤寒、疟疾和艾滋病。因此早期确诊困难，等病人七窍出血时再确诊为时已晚。由于埃博拉出血热是人类迄今为止新发现的死亡率最高的一种传染病，因此被人们称为“夺命发烧”、“红色死神”、“一级恐怖”及“骇人听闻的埃博拉”。

肾综合征出血热

肾综合征出血热（hemorrhagic fever with renal syndrome, HFRS）是由汉坦病毒引起和由某些啮齿动物携带传播的一类自然疫源性疾病。黑线姬鼠和褐家鼠为其主要宿主动物和传染源，其传播主要通过与宿主动物或其排泄物（尿、粪）/分泌物（唾液）接触。HFRS起病急，进展快，病死率高，早期诊断对降低病死率有着特殊的重要意义。

·诊断要点：

1．流行病学史

发病在HFRS疫区及流行季节，或病前2个月内有疫区旅居史，或病前2个月内有与鼠类或其排泄物（尿、粪）/分泌物（唾液）直接或间接接触史。

2．临床表现

（1）早期症状和体征：起病急，寒战、发热（38℃以上）、全身酸痛、乏力，呈衰竭状；头痛、眼眶痛、腰痛（三痛）；面、颈、上胸部充血潮红（三红），呈酒醉貌；眼睑水肿，结膜充血、水肿，有点状或片状出血；上腭黏膜呈网状充血、点状出血；腋下皮肤有线状或簇状排列的出血点；束臂试验阳性。

（2）病程经过：典型病例有发热期、低血压期、少尿期、多尿期和恢复期五期经过。前三期可有重叠，并存在大量五期不全的异型或轻型非典型病例。

3．实验室检查

（1）血检查：早期白细胞数低或正常，3～4病日后明显增多，杆状核细胞增多，出现较多的异型淋巴细胞；血小板明显减少。

（2）尿检查：尿蛋白阳性，并迅速加重，伴显微血尿、管型尿。

（3）血清特异性 IgM 抗体阳性。

（4）恢复期血清特异性 IgG 抗体比急性期有 4 倍以上增高。

（5）从病人血液白细胞或尿沉渣细胞检查到 HFRS 病毒抗原或 HFRS 病毒 RNA。

4．病例分类

（1）疑似病例：具备 1 及临床表现中的（1）。

（2）临床诊断病例：疑似病例加临床表现中的（2）及实验室检查的（1）、（2）。

（3）确诊病例：疑似病例或临床诊断病例加实验室检查的（3）、（4）、（5）中的任一项。

脊髓灰质炎

脊髓灰质炎是由脊髓灰质炎病毒引起的急性肠道传染病，临床表现主要为急性弛缓性麻痹，一部分病例可能有永久性的肢体麻痹。目前我国已基本消灭了野毒株感染病例。

诊断标准：

1. 疑似病例

病因不明的任何急性弛缓性麻痹（AFP），包括15岁以下临床初步诊断为格林－巴利综合征的病例。

2. 脊髓灰质炎临床符合病例和脊髓灰质炎野病毒确诊病例

（1）病史：与确诊的脊髓灰质炎病人有接触史，经过2～35天（一般为7～14天）的潜伏期；或接触史不明显，有如下临床症状者。

（2）临床表现

1）早期可有发热、烦躁不安、多汗、恶心、项背强直及腓肠肌触痛等症状。热退后出现不对称性弛缓性麻痹。神经系统检查发现肢体（或/和腹肌）不对称性（单侧或双侧）弛缓性麻痹，躯体或肢体肌张力减弱，深部腱反射减弱或消灭，但无明显感觉障碍。

2）麻痹后60天仍残留弛缓性麻痹，且未发现其他病因（后期可呈现肌萎缩）。

3）疑似病人死亡，不能提供否定脊髓灰质炎诊断依据者。

4）疑似病人60天后失访。

（3）实验室检查

1）发病后从粪便、咽部、脑脊液、脑或脊髓组织中分离到病毒，并鉴定为脊髓灰质炎野毒株者。

2）发病前6周内未服过脊髓灰质炎活疫苗，发病后1个月内从脑脊液或血液中查到抗脊髓灰质炎病毒IgM抗体。

3）发病后未再服用脊髓灰质炎疫苗或未接触疫苗病毒，而恢复期病人血清中和抗体或特异性IgG抗体效价比急性期有4倍升高者或脑脊液中特异性IgG抗体明显升高，血液与脑脊液IgG抗体效价比例失常或倒置［正常在血脑屏障无损伤时，血液：脑脊液为（200～400）：1］。

脊髓灰质炎临床符合病例：疑似病例加临床表现的1）；或疑似病例加临床表现的②或③或④，或疑似病例加实验室检查的

2）或3）。

脊髓灰质炎野病毒确诊病例：疑似病例加实验室检查的1）。

柯萨奇病毒、埃可病毒和新型肠道病毒感染

柯萨奇病毒、埃可病毒、新型肠道病毒均属肠道病毒。肠道病毒血清型别繁多，不同型别病毒可以引起相同的病症，而同样型别的病毒在不同条件下也可引起不同的临床病症，因此确定任何一个型别作为某种病症的病原是困难的。另外目前肠道病毒各型别对人体的侵害范围仍在研究之中，将来可能会发现更多的临床病症与肠道病毒感染有关。

临床特点：

1. 呼吸道感染

埃可病毒及柯萨奇病毒的很多型均可引起，以上呼吸道感染为常见，也可引起婴儿肺炎等下呼吸道感染。肠道病毒68型可引起小儿毛细支气管炎和肺炎。

2. 疱疹性咽峡炎

主要由柯萨奇A群及B群病毒引起，埃可病毒引起较少。本病遍及世界各地，呈散发或流行，但以夏秋季多见。传染性很强。潜伏期4天左右，表现为发热、咽痛、咽部充血、咽部有散在灰白色丘疱疹，直径1～2mm，四周有红晕，疱疹破溃后形成黄色溃疡，多见于扁桃体、软腭和腭垂。一般4～6天后自愈。

3. 出疹性疾病

又称流行性皮疹病（epidemic ixanthemata），柯萨奇病毒及埃可病毒均可引起。多见于婴儿及儿童，成人较少见。潜伏期3～6天。出疹前多有上呼吸道症状如发热、咽痛等。皮疹于发热或热退时出现，呈多形性，有斑丘疹、斑疹、猩红热样皮疹、风疹样皮疹、疱疹及荨麻疹等。不同形态的皮疹可同时存在或分批出现。可伴有全身或颈部及枕后淋巴结肿大。

4. 手足口病

主要由柯萨奇病毒 A5、9、10、16 型引起，尤以 A16 型多见。多发生于 5 岁以下小儿，传染性强，可暴发流行或散发。初起低热、厌食、口痛等。口腔黏膜出现小疱疹，后破溃形成溃疡。多分布于后舌、颊及硬腭，亦可见于牙龈、扁桃体及咽部。多同时在手足皮肤出现斑丘疹，偶见于躯干、股及臀部。斑丘疹很快转为小疱疹，较水痘皮疹为小，2～3 天内吸收，不留痂。预后良好，但可复发。有时可伴发无菌性脑膜炎、心肌炎等。

5. 脑膜炎、脑炎及瘫痪性疾病

柯萨奇病毒 A、B 群和埃可病毒的许多型以及肠道病毒 71 型均可引起此类疾病。

肠道病毒脑膜炎的临床表现与其他病毒引起者差异不大，有发热、头痛、呕吐、腹痛、肌痛等症状，常伴发皮疹，1～2 天内出现脑膜刺激征。脑脊液细胞数增加达 100～200，偶可高达 1000以上，初以中性粒细胞占多数，后则以单核细胞为主。蛋白质略高，糖和氯化物正常。病程一般 5～10 天。

柯萨奇病毒 A2、5、7、9 型及 B2、3、4 型均可引起脑炎，埃可病毒 4、6、9、11、30 型亦可引起脑炎，埃可病毒 9 型多见。临床表现与乙型脑炎相似，但部分病例常伴有皮疹、心肌炎等。柯萨奇 B 群可在新生儿和婴儿中引起病情危重的广泛性脑炎，常伴心肌炎和肝炎。

肠道病毒引起的瘫痪临床表现与脊髓灰质炎相似，但瘫痪程度较轻，一般很快恢复，极少有后遗症。

6. 心脏疾患

主要由柯萨奇 B 群 2～5 型病毒引起，其他肠道病毒亦可引起。多见于新生儿及幼婴，年长儿童及成人也可发生，一般多先有短暂的发热、感冒症状，继而出现心脏症状。临床可分为以下几种类型：①急性心力衰竭：起病突然，阵咳、面色苍白、发绀及呼吸困难，迅速出现心衰。心电图可见严重的心肌损害。急性心包炎可伴随心肌炎发生或单独存在；②猝死：常在夜间发生，多因急性心肌缺血、梗死或坏死性炎症所致；③心律失常可出现期前收缩、心动过速或各类传导阻滞，呈一过性或迁延不愈，甚至反复发作达数年之久；④慢性心肌病：柯萨奇 B 群病毒引起的亚急性或慢性心脏病变，可导致弹力纤维增生症、慢性心肌病、狭窄性心包炎等。胎儿期感染可引起先天性心脏病如先天性钙化性全心炎等。

7. 流行性肌痛或流行性胸痛

大多数由柯萨奇 B 群病毒引起。主要表现为发热和阵发性肌痛，可累及全身肌肉，而以胸腹部多见，尤其膈肌最易受累。肌痛轻重不一，活动时疼痛加剧。病程 1 周左右，多能自愈。

8. 急性胃肠炎

肠道病毒尤其埃可病毒与小儿腹泻的关系最为密切。埃可病毒感染时常伴有腹泻症状，有人调查夏季小儿腹泻的病例，发现有腹泻小儿的粪便中埃可病毒的分离率高出无腹泻小儿 6 ~8 倍之多，尤以埃可病毒 6、7、14、19 型为多，其他尚有 8、10、11、12、18、24 型。柯萨奇 A9、17、20 型及 B2 型亦可引起小儿腹泻。福州及上海曾从婴儿腹泻病例的粪便中分离出埃可病毒，如 7、18 型。国外报道埃可 18 型病毒曾引起新生儿腹泻流行，除粪便中分离出病毒外，尚伴血清中和抗体上升。这些肠道病毒引起的腹泻病情一般都较轻。

9. 急性流行性眼结膜炎

又称急性出血性结膜炎，为肠道病毒 70 型所致。本病传染性强，常发生暴发流行，人群普遍易感。潜伏期 24 小时左右。临床主要表现为急性眼结膜炎，眼睑红肿，结膜充血、流泪、可有脓性分泌物及结膜下出血，但极少累及巩膜和虹膜，大多在 1 ~2周内自愈。

10. 其他

肠道病毒尚可侵犯腮腺、肝脏、胰腺、睾丸等器官，引起相应的临床表现。近年来认为，肠道病毒感染与肾炎、溶血 – 尿毒综合征，Reye综合征及糖尿病等也有一定关系。

诊断要点：

1. 流行病学

接触史及发病季节对诊断有一定参考价值。

2. 临床表现

出现上述临床综合征而无其他原因可以解释应考虑肠道病毒感染的可能。

3. 实验室检查

（1）病毒分离：从病人体液（胸腔积液、心包液、脑脊液、血液、疱疹液等）或活检及尸检组织分离出病毒有诊断价值，但单从咽拭子或粪便中分离到病毒不能确诊。如从有上述临床症状患者的咽拭子或粪便中重复分离到同一型病毒，且从周围患同样疾病者中也检出相同的病毒，且病毒分离率远高于正常人群，则有诊断的参考价值。

（2）血清学检查：早期和恢复期血清中和抗体效价增高4倍以上，有诊断价值。

传染性非典型肺炎

传染性非典型肺炎是由新型冠状病毒感染引起的急性呼吸系统传染病，又称严重急性呼吸综合征（severe acute respiratory syndrome，SARS）。主要通过短距离飞沫、接触患者呼吸道分泌物及密切接触传播。临床上以发热、头痛、肌肉酸痛、乏力、干咳少痰为特征，严重者出现气促或呼吸窘迫。

诊断标准：

1. 流行病学史

（1）与发病者有密切接触史，或属受传染的群体发病者之一，或有明确传染他人的证据。

（2）发病前2周内曾到过或居住于报告有传染性非典型肺炎病人并出现继发感染疫情的区域。

2. 症状与体征

起病急，以发热为首发症状，体温一般 > 38℃，偶有畏寒；可伴有头痛、关节酸痛、肌肉酸痛、乏力、腹泻；常无上呼吸道卡他症状；可有咳嗽，多为干咳、少痰，偶有血丝痰；可有胸闷，严重者出现呼吸加速、气促，或明显呼吸窘迫。肺部体征不明显，部分病人可闻少许湿啰音，或有肺实变体征。

注意：有少数病人不以发热为首发症状，尤其是有近期手术史或有基础疾病的病人。

3. 实验室检查

外周血白细胞计数一般不升高，或降低；常有淋巴细胞计数减少。

4. 胸部X线检查

肺部有不同程度的片状、斑片状浸润性阴影或呈网状改变，部分病人进展迅速，呈大片状阴影；常为多叶或双侧改变，阴影吸收消散较慢；肺部阴影与症状体征可不一致。若检查结果阴性，1～2天后应予复查。

5. 抗生素治疗无明显效果。

疑似诊断标准：符合上述1中的（1） +2 +3条或1中的（2） +2 +4条或2 +3 +4条。

临床诊断标准：符合上述1中的（1） +2 +4条及以上，或1中的（2） +2 +4 +5条，或1中的（2） +2 +3 +4条。

医学观察诊断标准：符合上述1中的（2） +2 +3条。

符合医学观察标准的病人，如条件允许应在指定地点接受隔离观察；也可允许患者在家中隔离观察。在家中隔离观察时应注意通风，避免与家人的密切接触，并由疾病控制部门进行医学观察，每天测体温。观察中的病人病情符合疑似或临床诊断标准时要立即由专门的交通工具转往集中收治传染性非典型肺炎和疑似病人的医院进行隔离治疗。

重症非典型肺炎诊断标准：

符合下列标准中的1条即可诊断为重症“非典型肺炎”：

（1）呼吸困难，呼吸频率>30次/分钟。

（2）低氧血症，在吸氧3~5L/min条件下，动脉血氧分压（PaO_2）<70mmHg，或脉搏容积血氧饱和度（SpO_2）<93%；或已诊为急性肺损伤（ALI）或急性呼吸窘迫综合征（ARDS）。

（3）多叶病变且病变范围超过1/3或X线胸片显示48小时内病灶进展>50%。

（4）休克或多器官功能障碍综合征（MODS）。

（5）具有严重基础性疾病或合并其他感染或年龄>50岁。

人禽流感

人禽流行性感冒（以下称人禽流感）是由禽甲型流感病毒某些亚型中的一些毒株引起的急性呼吸道传染病。早在1981年，美国即有禽流感病毒H_7N_7感染人类引起结膜炎的报道。1997年，我国香港特别行政区发生H_5N_1型人禽流感，导致6人死亡，在世界范围内引起了广泛关注。近年来，人们又先后获得了H_9N_2、H_7N_2、H_7N_3亚型禽流感病毒感染人类的证据，荷兰、越南、泰国、柬埔寨、印尼及我国相继出现了人禽流感病例。尽管目前人禽流感只是在局部地区出现，但是，考虑到人类对禽流感病毒普遍缺乏免疫力、人类感染H_5N_1型禽流感病毒后的高病死率以及可能出现的病毒变异等，世界卫生组织（WHO）认为该疾病可能是对人类存在潜在威胁最大的疾病之一。

诊断要点：

根据流行病学接触史、临床表现及实验室检查结果，可作出人禽流感的诊断。

1. 流行病学接触史

（1）发病前1周内曾到过疫点。

（2）有病死禽接触史。

（3）与被感染的禽或其分泌物、排泄物等有密切接触。

(4) 与禽流感患者有密切接触。

(5) 实验室从事有关禽流感病毒研究。

2. 诊断标准

(1) 医学观察病例：有流行病学接触史，1周内出现流感样临床表现者。对于被诊断为医学观察病例者，医疗机构应当及时报告当地疾病预防控制机构，并对其进行7天医学观察。

(2) 疑似病例：有流行病学接触史和临床表现，呼吸道分泌物或相关组织标本甲型流感病毒M1或NP抗原检测阳性或编码它们的核酸检测阳性者。

(3) 临床诊断病例：被诊断为疑似病例，但无法进一步取得临床检验标本或实验室检查证据，而与其有共同接触史的人被诊断为确诊病例，并能够排除其他诊断者。

(4) 确诊病例：有流行病学接触史和临床表现，从患者呼吸道分泌物标本或相关组织标本中分离出特定病毒，或采用其他方法，禽流感病毒亚型特异抗原或核酸检查阳性，或发病初期和恢复期双份血清禽流感病毒亚型毒株抗体效价4倍或以上升高者。

流行病学史不详的情况下，根据临床表现、辅助检查和实验室检查结果，特别是从患者呼吸道分泌物或相关组织标本中分离出特定病毒，或采用其他方法，禽流感病毒亚型特异抗原或核酸检查阳性，或发病初期和恢复期双份血清禽流感病毒亚型毒株抗体效价4倍或以上升高，可以诊断确诊病例。

第二节 衣原体感染

鹦鹉热

鹦鹉热是一种由鹦鹉热衣原体引起并由某些鸟类传播的传染性非典型性肺炎，人类鹦鹉热（鸟疫）通常是由于吸入染病鸟类的羽毛或粪便的尘埃或被染病鸟类咬伤所致，通过染病患者咳嗽的飞沫传播，性交传播极少。人与人之间的传播可能与毒性很强的毒株有关。

诊断要点：

（1）本病潜伏期1~2周，长者可达4周。发病多隐匿。

（2）症状可似流感，产生严重肺炎始有发冷、发热，体温逐渐升高，可达40℃以上，伴相对缓脉。患者感乏力、肌痛、关节痛。可有鼻出血或斑疹。1周左右出现咳嗽、咳少量黏痰或痰中带血。尚可出现恶心、呕吐、腹痛等消化道症状以及嗜睡、谵妄、木僵、抽搐等精神症状，以儿童为多见，重者可有实变体征。偶出现肝脾肿大。

（3）X线征象示两肺浸润灶，从肺门向外放射，病灶可融合呈叶性分布，下叶较多。常有弥漫性支气管肺炎或间质性肺炎表现，有时可见粟粒样或明显实变阴影或少量胸腔积液。

肺炎衣原体感染

肺炎衣原体感染是由肺炎衣原体引起的呼吸道感染，主要引起肺炎，也可引起咽炎、支气管炎、心内膜炎、脑膜炎及结节性红斑等。肺炎衣原体是呼吸道社区获得性感染常见的病原体，近期研究发现其与冠心病的发生有关。本病呈世界性分布，大部分为亚临床型。

诊断要点：

（1）衣原体主要发生于较大儿童和青年人。

（2）临床症状无病原特异性，一般渐进性起病。病初以咳嗽、乏力为主，之后有发热，体温37.5~39℃，其中呼吸道症状可持续数周至数月。

（3）重症者病情较重，可有高热、剧烈咳嗽、气促、心动过速或支气管哮喘。持续性咳嗽是本病的主要特点。

（4）并发症：少数患者并发心肌炎、心内膜炎、脑膜炎等。

重症者可发生昏迷或肾功能衰竭。

（5）实验室检查：外周血白细胞计数正常，可有中性或嗜酸性粒细胞增多。胸部X线表现多为单侧阶段性片状浸润影。以下叶及周边多见，严重者为双侧广泛性肺实变。肺炎衣原体可通过胚胎蛋培养、免疫荧光直接染色、多聚酶链反应或采用系列血清学试验显示血清转化等方法发现。但这些试验在大多数临床实验室内不能进行。病人有典型表现又没有其他诊断，且对β-内酰胺类抗生素无效时即怀疑本病。

第三节　支原体感染

支原体肺炎

支原体肺炎是由肺炎支原体引起的下呼吸道感染，起病缓慢，发热、咳嗽、少量黏液或脓痰，肺部体征常不明显。本病呈世界性分布，四季发病，夏秋季多见。在集体机构如学校、军营可引起流行。学龄儿童及青壮年中发病率最高。

诊断要点：

（1）病初仅头痛、乏力、2～3天后头痛加重。

（2）发热：体温多低于38℃，可呈弛张热型，持续约2周。可出现寒战、咽痛、流涕、肌痛、刺激性咳嗽、食欲减退、恶心等。持续1～3周或数月。

（3）咳少量黏痰，痰中带血或咯血。极少数有脓痰、胸骨后痛或胸痛。

（4）体格检查：在肺炎病例主要在双肺下叶有干啰音，偶闻及湿啰音。

（5）胸部X线表现以肺间质病变为主，早期两肺纹理增多及网状阴影，晚期为斑片状阴影，近肺门较深，下叶较多。也可为单叶或单肺叶段分布或广泛浸润、实变。可有单侧少量一过性胸腔积液。肺内病灶可于4~6周内完全吸收。

(6) 实验室检查：周围血白细胞一般正常或有轻度增多。冷凝集反应如连续有效价升高4倍者或一次滴定效价≥1:64一般认为是阳性。但只有50%~75%的病人呈阳性，并不绝对可靠。最实用的是采用血清学检测（最常用的标准是IgM单独升高，或效价有4倍升高且在症状出现2~4周之后出现效价高峰≥1:64)。

第四节 立克次体感染

流行性斑疹伤寒

流行性斑疹伤寒（epidemic typhus）又称虱传斑疹伤寒，是普氏立克次体（R. Prowazekii）通过体虱传播的急性传染病。临床特点为急性起病、稽留型高热、剧烈头痛、皮疹与中枢神经系统症状。病程2~3周。

诊断要点：

1. 流行病学

流行地区，好发季节。有无虱寄生或人虱接触史。

2. 临床表现

发热、头痛、发热五日左右出现特征性皮疹，中枢神经系统症状较为明显与脾肿大。

3. 实验室检查

(1) 血象：白细胞计数多正常。嗜酸性粒细胞减少或消失，血小板减少。

(2) 血清学检查

1) 外斐（Weil－Felix）试验：变形杆菌OX_{19}凝集效价1:160以上有诊断价值，双份血清效价递增4倍以上意义更大。第5病日即可出现阳性反应，病程第2~3周达高峰。曾接种过斑疹伤寒疫苗或患复发性斑疹伤寒者，外斐试验常为阴性或低效价。本试验对斑疹伤寒诊断的阳性率达74%～84%，但不能区分斑疹伤寒的型别，也不能排除变形杆菌感染。回归热、布氏杆菌病、钩端螺旋体病等有时亦可发生阳性反应。

2）立克次体凝集反应：以普氏立克次体颗粒抗原与病人血清做凝集反应，特异性强，阳性率高。效价1∶40以上即为阳性。病程第5病日阳性率达85%，第16～20病日可达100%；此方法虽然与莫氏立克次体有一定交叉，但后者效价较低，故仍可与莫氏立克次体相鉴别。

3）补体结合试验：如用普氏立克次体可溶性抗原进行补体结合反应，则不能与地方性斑疹伤寒相鉴别；如用颗粒性抗原，虽与莫氏立克次体有一定的交叉，但后者效价较低，仍可与地方性斑疹伤寒相鉴别。补体结合抗体持续时间长，可用作流行病学调查。

4）间接血凝试验：用斑疹伤寒立克次体可溶性抗原致敏鞣化后的人“O”型红细胞、绵羊或家兔的红细胞，进行微量间接血凝试验。其灵敏度较外斐试验及补体结合试验高，特异性强，与其他立克次体无交叉反应，便于流行病学调查及早期诊断。但不易区分普氏、莫氏立克次体和复发次体型斑疹伤寒。

5）间接免疫荧光试验：用两种斑疹伤寒立克次体作抗原进行间接免疫荧光试验检查抗体，特异性强，灵敏度高，可鉴别流行性斑疹伤寒与地方性斑疹伤寒。检测特异性IgM及IgG抗体，IgM抗体的检出有早期诊断价值。

（3）病原体分离：取发热期（最好5病日以内）病人血液3～5ml接种于雄性豚鼠腹腔，7～10日豚鼠发热，阴囊发红，取其睾丸鞘膜和腹膜刮片或取脑、肾上腺、脾组织涂片染色镜检，可在细胞质内查见大量立克次体。亦可将豚鼠脑、肾上腺、脾等组织制成悬液接种鸡胚卵黄囊分离立克次体。

（4）其他：少数病人脑脊液有轻度变化，如压力稍增高、单核细胞增多、蛋白增高、糖与氯化物正常。部分病人血清 ALT 轻度增高。心电图提示低电压，T 波及 ST 段改变。

地方性斑疹伤寒

地方性斑疹伤寒（endemic typhus）亦称鼠型或蚤型斑疹伤寒。由莫氏立克次体（rickettsia mooseri）以鼠蚤为媒介而引起的急性传染病。其临床特征与流行性斑疹伤寒相似，但症状较轻，病程较短，病死率极低。

诊断要点：

1. 流行病学

本病全年均可发病，但在农村地区，发病高峰多在夏秋季节，且居住环境或工作场所有鼠存在。

2. 临床表现

（1）潜伏期 8～16 天，平均 10 天。常见的前驱期症状是头痛、背痛、关节痛及畏寒。也可在起病前出现恶心及短暂的体温升高。

（2）发热：成人体温一般为 38～40℃，儿童可高达 40.5～41.1℃，热程持续 12 天左右。少数病例可始终表现为低热。

（3）皮疹：见于 60%～80% 的病例。一般出现于第 5 病日。皮疹较稀，多为斑丘疹，极少为出血疹，通常持续 4～8 天。

（4）神经系统症状：以头痛最常见，疼痛部位多位于前额，可持续至病程第 2 周。意识障碍、听力障碍极少见。

（5）其他：刺激性干咳在病初常见。部分病例有轻度畏光、眶后痛及眼结膜充血。

（6）体格检查：除常可见皮疹外，脾肿大见于 25% 病例，肝肿大及黄疸极少见。

3. 实验室检查

（1）外周血白细胞计数正常或轻度减少。

（2）血清学检查：外斐反应中，变形杆菌 CX_{19} 凝集的诊断意义与流行斑疹伤寒相似，即只有群特异性而无型特异性。以莫氏立克次体作抗原与病人血清进行凝集反应、补体结合试验等可与流行性斑疹伤寒相鉴别。

（3）动物接种：将发热期患者血液接种入雄性豚鼠腹腔内，接种后5～7日动物发热，阴囊因睾丸鞘膜炎而肿胀，鞘膜渗出液涂片可见肿胀的细胞质内有大量的病原体。

恙　虫　病

恙虫病（tsutsugamushi disease）又名丛林斑疹伤寒（scrub typhus），是由恙虫病立克次体引起的自然疫源性疾病。临床特征为突然起病、发热、叮咬处有焦痂或溃疡、淋巴结肿大及皮疹。

诊断要点：

1．流行病学

夏秋季节，发病前3周内在流行地区有野外作业史。

2．临床特点

有发热、局部焦痂及溃疡、局部淋巴结肿大，皮疹及肝脾肿大。

3．实验室检查

（1）血象：白细胞总数多减少，最低可达2.0×10^9个/L，亦可正常或增高；分类常有核左移。

（2）外斐反应：病人单份血清对变形杆菌OX_k凝集效价在1∶160以上或早晚期双份血清效价呈4倍增长者有诊断意义。最早第4天出现阳性，3～4周达高峰，5周后下降。补体结合试验应用当地代表株或多价抗原，特异性高，抗体持续时间长，可达5年左右。效价1∶10为阳性。间接免疫荧光试验测定血清抗体，于起病第1周末出现抗体，第2周末达高峰，阳性率高于外斐反应，抗体可持续10年，对流行病学调查意义较大。必要时取发热期患者血液0.5ml，接种小白鼠腹腔，小白鼠于1～3周死亡，剖检取腹膜或脾做涂片，经姬姆萨染色或荧光抗体染色镜检，于单核细胞内可见立克次体。也可做鸡胚接种、组织培养分离病原体。

Q 热

由贝纳柯克斯体引起的急性传染病，特点为突然发热、头痛、乏力和间质性肺炎。1937 年 Derrick 在澳大利亚的昆士兰（Queensland）发现并首先描述，因当时原因不明，故称该病为 Q 热。

诊断要点：

1. 流行病学

本病遍布全世界，国内分布也较广泛。家畜如牛、羊、马、驴等为主要的传染源，病人的血和痰液有传染性。动物间通过蜱传播；人通过呼吸道、接触、消化道途径受染。

2. 临床表现

潜伏期 9 ~ 26 天，平均 17 ~ 20 天。经呼吸道传播时，潜伏期可短至 3 天。

（1）高热，常为弛张热或双峰热型，伴大汗，可持续 2 周。

（2）头痛极显著，多有腰肌和腓肠肌痛、关节痛及胸痛。

（3）约半数有干咳，可有黏痰或少量血痰，偶有胸膜炎或心肌炎表现。

（4）咽充血，肺部有啰音，心率加快。少数有黄疸和脑膜刺激征。

（5）部分病例呈慢性经过，发热可持续数月，易合并心内膜炎、肺炎、肝炎等。

3. 实验室检查

（1）外周血白细胞计数正常，中性粒细胞轻度左移，血沉常轻度增快。

（2）外斐反应阴性。

（3）有实验室条件者，可行贝纳柯克斯体凝集试验、荧光抗体快速检测以及病原体的分离。

（4）胸部X线检查：肺部受累时，常见双肺下叶的阶段性阴影或纹理增多，少数合并有少量胸腔积液，以第2周最多。

第五节　细菌性感染

葡萄球菌感染

葡萄球菌（staphylococcus）感染是临床上常见的细菌性感染，除引起皮肤和软组织感染外，也可导致病情严重、危及生命的败血症、心内膜炎、脑膜炎、肺炎等，此外，尚可引起肠炎、尿路感染、骨髓炎、关节炎等。其临床表现多种多样。葡萄球菌感染也是医院内感染的重要原因之一，而其中耐药株的明显增多给临床治疗带来许多困难。

诊断要点：

1．流行病学

（1）葡萄球菌主要寄生在鼻前庭黏膜、会阴部、新生儿脐残端等，偶也寄居于皮肤、肠道、阴道和口咽部。表葡菌和腐生葡菌则主要寄居于皮肤表面。

（2）金葡菌感染多呈散发，也可呈流行甚至暴发。

（3）病人和金葡菌带菌者为传染源。金葡菌的入侵途径主要有损伤的皮肤（创伤、烧伤、手术创口等）和黏膜（包括口咽部、肠道和阴道黏膜的裂隙等），人也可因摄食含有肠毒素的食物或吸入染菌尘埃而致病，染菌手直接接触易患者的皮肤为传播金葡菌感染的重要途径。

（4）在医院内有创口的外科病人、严重烧伤患者、新生儿、老年人、流感及麻疹伴肺部感染者、免疫缺陷者、粒细胞减少者、恶性肿瘤患者、糖尿病患者等均为易感者。

2. 临床表现

（1）皮肤软组织感染：多为金葡菌引起，少数由表葡菌引起。主要有：①局部化脓性炎症：疖、痈、毛囊炎、脓疱、脓疱疮、天疱疮、外耳炎、伤口感染、乳腺炎、压疮感染、肛周脓肿等；②毒素作用所致的皮疹：猩红热样皮疹、烫伤样皮肤综合征等。

（2）败血症：葡萄球菌是败血症中常见的致病菌。多发生于疖、痈等各种皮肤原发病灶出现 1 周后，少数原发灶为肺炎、骨髓炎、尿路感染等，有高热、头痛、肌肉关节痛，严重毒血症症状、感染性休克等，可见淤点、皮疹。病程中约 2/3 有迁徙性病灶。

（3）肺炎（见呼吸系统发热疾病）。

（4）心内膜炎：多发生于葡萄球菌败血症、人工心脏瓣膜装置术后 2 个月以上，有胸骨创口感染或导尿、拔牙、起搏器装置后、静脉输液或药瘾者。金葡菌引起者多为急性心内膜炎，表葡菌多为亚急性心内膜炎。

（5）脑膜炎与脑脓肿：主要为金葡菌所引起。除脑膜刺激征外，可见淤点、荨麻疹等皮疹，小脓疱疹最具特征性。脓疱性淤点或紫癜，或有皮下脓肿出现，则在诊断中强烈支持该病的可能性。

（6）骨髓炎和关节炎：金葡菌可引起急性化脓性骨髓炎、急性关节炎、化脓性脊柱炎等。

（7）尿路感染。

（8）葡萄球菌胃肠炎：金葡菌污染食物后引起恶心、呕吐、腹痛、腹泻等症状，病程多自限。

（9）中毒休克综合征（toxic shock syndrome，TSS）：有高热、肌痛、低血压、红斑皮疹伴脱屑、黏膜充血等，可发生多脏器损害。

（10）烫伤样皮肤综合征：新生儿和婴幼儿皮肤呈弥漫性红

斑和水疱形成，随后表皮大片脱落。

3. 实验室检查

(1) 从临床标本（如血、脓液、痰液、尿液、粪便、脑脊液及其他分泌排泄物）培养或找到病原菌可确诊。对于败血症和感染性心内膜炎的确诊在于相应的临床表现和阳性血培养，因此应在用抗生素前取血3~4次送血培养，间隔可为1~2小时，血量6~8ml；若已用抗生素也应在患者高热时抽血做培养，宜采用带有吸附抗生素的培养基。

(2) 血清学检查：有条件的实验室做抗α-溶血素抗体和抗杀白细胞素抗体的检测也有助于隐匿金葡菌感染如骨和关节感染、骨髓炎等的诊断。

链球菌感染

A组链球菌即化脓性链球菌，是人类细菌感染中最重要的病原菌之一，主要引起急性咽峡炎、急性扁桃体炎、丹毒、猩红热、肺部感染、皮肤软组织感染以及全身性感染，也是变态反应性疾病风湿热和急性肾小球肾炎的间接病因。近年来，严重的A组链球菌感染又逐渐增多，大多数患者为健康成年人和儿童，感染呈急进性，常发生败血症、深部软组织感染、休克和多脏器功能障碍综合征，病死率高达30%以上。

诊断要点：

1. 流行病学

(1) A组链球菌的各种感染主要通过直接接触、飞沫而传播，病人和带菌者为传染源；也可经皮肤伤口传播。

(2) 本菌可侵袭任何年龄的人，但发病者多为儿童。

2. 临床表现

A组链球菌可引起全身各处的化脓性疾病，最常见的有：

(1) 急性咽峡炎、急性扁桃体炎：近1周左右有与咽峡炎、猩红热、皮肤化脓性感染的患者密切接触史；临床有畏寒、寒战、高热，乏力、肌肉酸痛、头痛，咽痛明显，吞咽时加重；检查可见咽部及扁桃体充血、水肿及脓性渗出物，颈与颌下可及肿大淋巴结。

（2）猩红热：有急性扁桃体炎表现，大多数在第2病日出现皮疹，从耳后、颈底及胸部开始，迅速蔓延至胸、背、上肢、下肢，典型皮疹是在全身皮肤弥漫性充血发红的基础上，广泛散布针尖大小、密集而均匀的点状局部隆起的猩红色皮疹。也可融合成片，按压后充血减退，触之有细纱样感觉。也有隆起突出的“鸡皮样疹”，严重者见出血性皮疹。在皮肤皱褶处如腋窝、肘窝、腹股沟处，皮疹密集并常伴有皮下出血，形成紫红色线条，即帕氏线，也称“线状疹”。有口周苍白圈。皮疹一般在2～4天内逐渐依次消退，皮疹消退1周左右开始脱皮，糠屑样或细屑样。舌在起病时呈“草莓舌”，第3天呈“杨梅舌”。

实验室检查：血象：WBC 增高达（10.0～20.0）$\times 10^9/L$，中性粒细胞大于80%，见中毒颗粒，出疹后嗜酸性粒细胞增多达5%～10%；咽拭子、感染部位脓性分泌物培养见链球菌（详见猩红热节）。

（3）丹毒：（见“外科疾病与发热”）。

（4）链球菌脓皮病：表现为浅表皮肤感染的脓疱疮，在暴露部位尤其下肢多见。

（5）其他感染：链球菌蜂窝织炎、鼻窦炎、阴道炎、肛周蜂窝织炎等。

（6）链球菌中毒性休克综合征（strepococcal toxic shock syndrome，STSS）：入侵门户主要为皮肤和软组织，特别是蜂窝织炎和坏死性筋膜炎，肺部感染亦为重要来源。临床表现为畏寒、高热，伴有某部位剧烈疼痛，如肢体、心脏、胸部、关节等处，均有低血压甚至休克；嗜睡、意识模糊等精神异常；肝肾功能异常或肾功能衰竭，还可出现成人呼吸窘迫综合征（adalt respiratory distress syndrome，ARDS）、DIC 甚至多脏器功能衰竭等。血浆白蛋白、血钙、钠降低等。筋膜炎的病死率可达30%～50%；伴有肌炎的病死率达80%。

3．并发症

主要是由变态反应而引起的疾病。

（1）关节炎：病期2周左右时部分患者可有关节炎，可累及大小关节，呈游走性关节疼痛，局部有红肿，可有关节腔积液，或部分患者有风湿性心肌炎、心内膜炎及心包炎，急性期过后可出现心瓣膜损害成为风湿性心瓣膜病。

（2）肾小球肾炎：多发生在病程第3周左右，多持续1个月左右，大部分患者可痊愈，少数迁延成慢性肾炎。

肺炎球菌感染

肺炎球菌也即肺炎双球菌，系链球菌属。本菌广泛分布于自然界。为革兰阳性的有荚膜的球菌，常成对或短链状排列。可引起肺炎、败血症、脑膜炎、中耳炎、腹膜炎、心内膜炎、鼻窦炎等疾病，是社区获得性肺炎中最常见的致病菌。近20年来世界各地耐青霉素的肺炎链球菌（PRP）、多重耐药肺炎链球菌（MDRP）菌株逐渐增多，可引起医院内暴发流行，尤其对老年人、婴幼儿及免疫力低下者危害严重，病死率高。

诊断要点：

1．肺炎球菌肺炎

见呼吸系统发热疾病“肺炎球菌肺炎”。

2．肺炎球菌败血症

（1）主要见于免疫缺陷者、老年人和婴幼儿及慢性呼吸道和肝肾等疾病者中，80%以上为院外经呼吸道感染。肺炎球菌肺炎患者中有10%～30%可并发肺炎链球菌败血症或菌血症。

（2）常急剧起病，畏寒、寒战、高热反复出现，伴有头痛、全身酸痛、恶心、呕吐、烦躁不安、谵妄甚至昏迷，肝脾大、关节症状、皮疹也较常见。

（3）重者可出现中毒性心肌炎、循环衰竭、感染性休克、DIC、ARDS 等。

（4）病程迁延者，易出现迁徙性病灶、化脓性脑膜炎、化脓性心包炎、心内膜炎、脓胸、腹膜炎等。约 50% 肺炎球菌败血症可并发肺部迁徙性病灶。

（5）外周血 WBC 明显增高达（10.0～30.0）$\times 10^9$/L，中性粒细胞 80% 以上、伴有中毒颗粒和核左移。

（6）血培养阳性率在用抗生素前寒战、畏寒时取血可明显增高。有条件的实验室可用 PCR 检测肺炎球菌的特异 DNA，可提高诊断率。

3. 肺炎球菌脑膜炎

（1）本病多见于婴幼儿及老年人，青年人亦非罕见。

（2）常继发于肺炎兼有败血症的病程中，其次为中耳炎、乳突炎及鼻窦炎等，也可继发于颅脑外伤、骨折之后或脑外科术后。多次发作的复发性脑膜炎的病原菌常为肺炎球菌。

（3）在原发疾病的基础上有高热、头痛、呕吐、嗜睡、抽搐或昏迷等，以及颈项强直、克氏征和布氏征阳性等脑膜炎症状。约有一半患者有颅神经损害，主要累及动眼神经、面神经、滑车神经及外展神经。

（4）并发症主要有硬脑膜下积液或积脓、脑积水、脑脓肿、颅神经损害等，偏瘫、失语、耳聋、共济失调及脑膜炎后遗症等。

（5）外周血 WBC 及中性粒细胞增高。

（6）颅内压增高，脑脊液外观呈脓性或米汤样，白细胞常为（1.0～5.0）$\times 10^9$/L、以中性粒细胞为主，蛋白质增高达lg/L以上，糖降低。

（7）脑脊液涂片或细菌培养常阳性。病程较长者椎管可发生阻塞，出现蛋白和细胞分离现象。有实验室条件时采用 PCR 方法可检测肺炎球菌特异性 DNA。

肠球菌感染

肠球菌属是引起医院内细菌性感染的重要病原菌之一，而且由肠球菌引起的感染的发病率呈上升趋势。其中感染性心内膜炎的病死率和复发率较高，另外对既往敏感的抗菌药物也产生了高水平的获得性耐药性，造成临床上治疗困难。

诊断要点：

1. 流行病学

(1) 病人自身带菌和医院环境可成为感染源。

(2) 易感因素主要为严重基础疾病、长期使用广谱抗生素，尤其是β-内酰胺类抗生素、使用免疫抑制剂、各种导管和异物的植入、手术创伤及心瓣膜手术等。

(3) 感染途径主要为病人内源性细菌的异位感染或在易感人群中引起的交叉感染。感染部位以泌尿生殖系统最高，占14%~70%，其次为胃肠道、胆道、呼吸道及牙科手术。

2. 临床表现

(1) 肠球菌尿路感染：多与器械操作和尿路结构异常有关，尤其和长期留置导尿管有关。其症状和体征与其他病原菌引起的尿路感染相似，但较轻，发热也不明显。

(2) 肠球菌心内膜炎：多以亚急性起病，常见于败血症和心脏术后，约1/3的社区获得性肠球菌败血症合并心内膜炎，而医院内感染肠球菌败血症的病人很少合并心内膜炎。本病主要累及主动脉瓣及二尖瓣，而发热、心脏杂音、贫血、栓塞、皮肤损害、脾肿大等临床特征则与其他感染性心内膜炎相似。

(3) 肠球菌败血症：常见于新生儿，多为医院内感染。其临床特征与其他细菌所致败血症相似。若该菌与金黄色葡萄球菌、大肠杆菌、肺炎球菌等混合感染时，病死率高达30%~50%。

(4) 其他感染：如脑膜炎、腹腔和盆腔感染、肺部感染、胆道感染、皮肤软组织感染等。

3. 实验室检查

病原学培养阳性是诊断该病的最直接的证据，包括感染部位的组织体液培养，多次血培养的阳性率可达 90% 以上。

白 喉

白喉（diphtheria）是由白喉杆菌（corynebacterium diphtheriae）引起的急性传染病，其临床特征是咽、喉、鼻等处假膜形成和全身中毒症状，如发热、乏力、恶心呕吐、头痛等，严重者可并发心肌炎和神经瘫痪。

诊断标准：

1. 疑似病例

发热，咽痛、声嘶，鼻、咽、喉部有不易剥落的灰白色假膜，剥时易出血。

2. 确诊病例

(1) 白喉流行地区，与病人有直接或间接接触史。

(2) 咽拭子直接涂片镜检见革兰阳性棒状杆菌，并有异染颗粒。

(3) 棒状菌属白喉杆菌分离培养阳性，并证明能产生毒素。

临床诊断：疑似病例加确诊病例的 (1)。

实验确诊：疑似病例加确诊病例的 (3)。

炭 疽

炭疽为一种炭疽杆菌引起的动物传染病，牛、羊、猪、犬等家畜极易受染。通过接触受染的动物及污染的畜产品和从外周污染环境吸入而传染人类。经接触、吸入、食入等方式发生皮肤炭疽、肺炭疽和肠炭疽。皮肤炭疽最常见。肺炭疽虽较罕见，但病情严重，病死率很高。特别是恐怖主义者将炭疽杆菌作为一种生化武器袭击人类以来，炭疽已引起世界各国的高度重视。

诊断标准：

1. 疑似病例

（1）皮肤炭疽：不明原因引起的皮肤局部出现红斑水疱，继而呈溃疡和黑痂及周围组织的广泛无痛性非凹陷性水肿。

（2）肺炭疽：不明原因引起的寒战、发热、呼吸困难、气急、发绀、咳嗽、咳血样痰、胸痛、休克。

（3）肠炭疽：不明原因引起的急性胃肠炎，呕吐物及粪便为血性。

2. 确诊病例

（1）病前半月内有与牛、马、羊等牲畜及其分泌物、排泄物频繁接触史，或接触死家畜及其污染物，剥死畜皮，食死畜肉，或从事皮毛加工、屠宰及兽医。

（2）从病人的分泌物、呕吐物、粪、痰、血液及脑脊液涂片检查到革兰阳性两端平齐的大杆菌或分离到炭疽杆菌。

（3）血清特异性抗体阳性（菌苗接种除外）。

临床诊断：疑似病例加确诊病例的（1）。

实验确诊：疑似病例加确诊病例的（2）或（3）。

鼻 疽

鼻疽（glanders）是马鼻疽假单胞菌引起的人畜共患病。马科动物如马、骡、驴为主要传染源，人多因接触病畜而受染。急性型有高热、多发蜂窝织炎或脓肿等；慢性型的病程迁延，不规则低热，伴多发脓肿和瘘管形成。

诊断要点：

1. 流行病学

有接触病畜或实验室接触病菌史。兽医、饲养员、屠宰场工人和农民为易感人群。

2. 临床表现

多样化，因感染途径不同而有不同表现：

（1）急性局部化脓性感染：潜伏期数小时至21天，平均为4天。①细菌从皮损处进入，常在局部形成小结节，伴局部淋巴管炎，亦可伴发热等全身症状。感染部位皮肤呈蜂窝织炎，继之有坏死和溃疡形成，沿淋巴管出现成串脓肿，破溃后有瘘管形成，排出红色或灰白色脓液；②呼吸道为入侵途径者胸部X线片可见大叶性肺炎、支气管肺炎，或局限性密度增高影（提示早期肺脓肿）。

（2）慢性化脓性感染：急性感染后病程迁延。常表现为多发皮下或肌肉脓肿，常累及肢体；全身症状轻，可有不规则低热及四肢关节酸痛；病程迁延数月或数年。有自发愈合倾向，但多易复发。

3. 实验室检查

（1）外周血白细胞总数轻度增高、正常或减少，淋巴细胞数相对增多。

（2）分泌物或穿刺液涂片用美蓝染色后镜下可见革兰阴性小杆菌。或分泌物涂片荧光抗体染色阳性或各种培养物分离出病菌。

（3）血清补体结合试验阳性（效价≥1∶20）有助本病诊断。

流行性脑脊髓膜炎

流行性脑脊髓膜炎（简称流脑）是由脑膜炎奈瑟菌（又称脑膜炎球菌）引起的一种化脓性脑膜炎。本病菌除引起流脑和败血症外，还可引起肺炎、心包炎、泌尿生殖道炎、眼内炎、全眼炎、骨髓炎、关节炎和腹膜炎等，统称脑膜炎球菌病。其主要临床表现是突发高热、剧烈头痛、频繁呕吐、皮肤黏膜瘀点瘀斑及脑膜刺激征，严重者可有败血症休克和脑实质损害，脑脊液呈化脓性改变。部分病人暴发起病，可迅速致死。本病呈全球分布，散发或流行，冬春季节多见，儿童易患。

诊断标准：

1．疑似病例

冬春季节突发高热、头痛、呕吐、颈项强直、烦躁、惊厥、抽搐；血白细胞总数和中性粒细胞增多或脑脊液呈化脓性改变。

2．确诊病例

（1）与流脑患者有密切接触史。

（2）皮肤黏膜有出血点或淤斑，或脑膜刺激征阳性，婴儿前囟隆起，但无其他呼吸道感染病史和化脓病史。

（3）脑脊液、血或皮肤出血点细菌培养脑膜炎奈瑟菌阳性或涂片检到革兰阴性双球菌。

（4）恢复期血清抗流脑菌群特异抗体效价较急性期呈4倍或以上升高。

（5）脑脊液或血液或尿液中流脑特异抗原阳性。

临床诊断：疑似病例加（2），参考（1）。

实验确诊：疑似病例加（3）或（4）或（5）。

其他致病性弧菌感染

弧菌属共有37个种（变种），其中已明确12个种对人类有致病作用。弧菌属的种除了霍乱弧菌和拟态弧菌之外均为海洋性细菌，即有嗜盐性；即使是霍乱弧菌和拟态弧菌也需要较高浓度的NaCl的存在才能良好生长。

在众多的弧菌之中，致病性差距很大。O_1型霍乱弧菌被WHO定为国际检疫菌，而同时有许多种和生物型根本不具致病性。生物分类学上的霍乱弧菌有许多血清型致病性很弱、甚至不具致病性。

一、副溶血弧菌（vibrio parahaemolyticus）感染

副溶血弧菌是一种嗜盐弧菌，是发生在沿海地区的夏季腹泻的主要病原。国外有统计约占夏季感染性腹泻病的20%。病人多有生食或食用半生的海鲜史。临床上以急性起病、呕吐、腹

痛、腹泻及水样便为主要症状。可引起包括中度脱水和痢疾样综合征在内的多种临床症状。

诊断要点：

1. 流行病学

本病临床表现缺乏特异性，但具有明显季节性。流行病学病史可以为诊断提供重要线索。副溶血弧菌只存在于沿海水域中，春季气温回升和浮游生物大量繁殖后，水中各种弧菌的数量也迅速增加，滤食的甲壳类软体动物于是被污染。生食或半生食这些海产品后即可能发病。

2. 临床表现

胃肠炎是最主要的临床表现，也可发生伤口感染和败血症。起病急骤，常有腹痛、腹泻、呕吐、失水、畏寒及发热。

(1) 胃肠道症状表现为突发的水样腹泻，伴有中重度腹痛，多为上腹部、脐周或回盲部的阵发性绞痛。腹泻每日 3~20 余次不等，大便性状多样，多数为黄水样或黄糊便。2%~16%呈典型的血水或洗肉水样便，部分病人粪便可为脓血样或黏液血样，但很少有里急后重。

(2) 由于吐泻，患者常有失水现象，重度失水者可伴声嘶和肌痉挛。

(3) 症状通常发生于食用受污染海鲜后 24 小时，可伴有低热、寒战，发热一般不如菌痢严重，但失水则较菌痢多见。少部分病人可有头痛。少有低血压。副溶血弧菌感染很少有死亡病例，但可发生在幼儿，老人和原有严重疾病的病人。

(4) 根据临床表现，可分为典型、胃肠炎型、菌痢型、中毒性休克型或少见的慢性肠炎型。病程 1~6 天。

3. 实验室检查

粪便呈水样，有时有黏液，镜检无诊断价值。确诊须靠细菌培养及生化检查。

二、创伤弧菌（vibrio vulnificus）感染

创伤弧菌为嗜盐菌之一种，在海产品（如牡蛎）中常有该菌污染。生食牡蛎等可引起胃肠炎、原发性败血症，尤其对免疫低下、慢性病、包括高铁血症患者易感。食入1日内发病，很快继发皮肤病变，末端坏死性溃疡，1～2天后死亡。致残率可达50%以上。伤口露于隐藏该菌的海水中亦可感染而呈局部水肿、蜂窝织炎，死亡率约20%。

创伤弧菌是霍乱弧菌外毒力最强的弧菌，可导致腹泻、严重的软组织感染、败血症等。创伤弧菌所致败血症尤其易发生于肝硬化病人，而不引起任何胃肠道症状。临床表现为突然发作的高热伴寒战，继而发生低血压。约在发病36小时后出现皮肤损害。病变初期为红色，迅速发展为水疱和坏死性溃疡。本病一旦确诊，病死率约50%。90%以上病人在发病前7天有生食牡蛎史。其他危险因素包括：血色沉着病，溶血性贫血，慢性肾功能不全，人类免疫缺陷病毒感染，恶性肿瘤，应用免疫抑制剂等。

病原学诊断较困难，主要依靠病史和临床表现。创伤弧菌可在麦康凯培养基上生长，但由于该菌发酵乳糖，在一般细菌室常规监测中容易被忽略，可根据生化反应鉴定该菌。

三、溶藻弧菌（vibrio alginolyticus）

溶藻弧菌生化特性与创伤弧菌相似，但不发酵乳糖，是浅海海水中的正常菌群之一。在人类，溶藻弧菌通过损伤的皮肤或黏膜感染，引起蜂窝织炎、外耳炎和中耳炎等。患者多为渔民和洗海水浴者，免疫低下患者可造或致命感染。该菌对抗生素治疗反应良好。

弯曲菌感染

弯曲菌病指一组由革兰阴性的弯曲菌属细菌引起的感染。弯曲菌是常见的人类致病菌之一，可导致腹泻和全身性疾病。弯曲菌感染在家畜中也可广泛传播。弯曲菌的命名来源于希腊语

campylos（意为“弯曲的”）和 baktron（意为“杆”）。该命名的目的是将其与形态相似的弧菌科区别开来。

弯曲菌属共分 6 个种及若干亚种，包括胎儿弯曲菌、空肠弯曲菌、结肠弯曲菌、幽门弯曲菌、唾液弯曲菌及海鸥弯曲菌。对人类致病的绝大多数是空肠弯曲菌及胎儿弯曲菌胎儿亚种，其次是结肠弯曲菌。

诊断要点：

1. 流行病学

本病为自然疫源性疾病，呈世界性分布。全年均可发病，夏季高发，是腹泻的常见病因。传播途径：本病通过粪－口途径传染，最常见为进食被污染的食物、牛奶等造成传染，可造成集体腹泻，也是旅行者腹泻的病因之一。感染后潜伏期为 2～5 天，患者在腹泻停止后，仍可排菌 2～12 周，平均 2～3 周。易感人群：人群普遍易感，但儿童和 20～30 岁青年最高发。在幼儿中感染率随年龄下降，可能与获得性免疫力有关。

2. 临床表现

潜伏期 1～10 天，平均 5 天。食物中毒型潜伏期可仅为 20 小时。

（1）初期有头痛、发热、肌肉酸痛等前驱症状，随后出现腹泻、恶心呕吐。骤起者开始即出现发热、腹痛腹泻。

（2）发热占 56.3%～60%，一般为低到中度发热，体温 38℃左右。个别可高热达 40℃，伴有全身不适。儿童高热可伴有惊厥。

（3）腹痛腹泻为最常见症状。表现为整个腹部或右下腹痉挛性绞痛，剧者似急腹症，但罕见反跳痛。腹泻占 91.9%，一般初为水样稀便，继而呈黏液或脓血黏液便，有的为明显血便。腹泻次数多为每天 4～5 次，频者可达 20 余次。病变累及直肠、乙状结肠者，可有里急后重。轻症患者可呈间歇性腹泻，每日 3～4 次，间有血性便。重者可持续高热伴严重血便，或呈中毒性巨结肠炎、或为假膜性结肠炎及下消化道大出血的表现。部分较重者常有恶心呕吐、嗳气，食欲减退。纤维结肠镜检和钡灌肠检查提示全结肠炎。

（4）多数病人1周内自愈。轻者24小时即愈，不易和病毒性胃肠炎区别；20%的患者病情迁延，间歇腹泻持续2～3周，或愈后复发或呈重型。

3. 实验室检查

（1）粪便常规外观为黏液便或稀水便。镜检有较多白细胞，或有较多红细胞。涂片染色可见细小、单个或成串的海鸥翼形、S形、C形或螺旋形两端尖的弯曲菌则意义更大。

（2）细菌学检查：可取患者粪便、肠拭子或发热病人的血液、穿刺液等为检材，在厌氧环境下培养，分离病菌。若具有典型的菌落形态及特殊的生化特性即可确诊。

肠杆菌科细菌感染

肠杆菌科细菌是一大群生物学性状相似的革兰阴性杆菌。该科细菌不仅是临床实验室分离最多的细菌，也是造成院内感染的最主要病原菌。其中埃希菌属、痢疾志贺菌、耶尔森菌、沙门菌等是重要的肠道感染病原体；大肠杆菌、肠杆菌、克雷伯菌是肠道内重要的条件致病菌，在临床医疗及科学研究中都占有重要地位。

一、大肠埃希菌感染

大肠杆菌感染的临床特征依不同菌株的致病性而异。大肠杆菌为革兰阴性杆菌，属肠杆菌科。其中被分类为共栖性菌株的大肠杆菌是肠道内主要正常菌群，仅在宿主防御屏障受损时才会引起肠外组织或血液感染。可以引起大肠杆菌肠炎、泌尿系感染、腹腔感染、肺部感染、败血症、新生儿脑膜炎等。

诊断要点：

1. 肠道感染

能引起腹泻的大肠杆菌按其致病性至少可分为五类菌株，包括：肠产毒素型大肠杆菌（ETEC）、肠致病型大肠杆菌（EPEC）、肠侵袭型大肠杆菌（EIEC）、肠出血型大肠杆菌（EHEC）及肠集聚型大肠杆菌（EAEC）。其中EHEC中主要为O_{157}:H_7血清型，具有类似于志贺毒素的致病作用，可引起出血性结肠炎，少数可并发溶血尿毒综合征（HUS，即溶血性贫血、血小板减少及肾功能衰竭）。

（1）肠产毒素型大肠杆菌肠炎

1）ETEC主要经染菌食物传播，是引起旅游者腹泻中的一种最常见致病菌。

2）潜伏期一般为1~7天，前驱症状多表现为上腹部不适及恶心、呕吐，随后出现腹泻，排便多为水样，亦可呈黏液样稀便；可合并轻度发热。病程一般持续2~6天，通常为自限性。

3）少数重症者可出现脱水及酸中毒。

4）本病为非炎症性腹泻，粪便镜检一般无红细胞和白细胞。

5）有实验室条件时，可采用DNA探针技术、酶联免疫吸附试验及细胞毒素测定法检测。

（2）肠致病型大肠杆菌肠炎

1）EPEC是引起婴幼儿腹泻的重要致病菌之一，传染源主要为大龄儿童和成人。

2）潜伏期1~2天。临床症状主要为发热、腹痛、恶心、呕吐、腹泻等，排便多为水样，偶呈黏液脓血样。本病可持续数周，但多数为自限性过程。

3）少数重症者伴有脱水和酸中毒。

4）本病为非炎症性腹泻，粪便中通常含有黏液，但一般无红细胞。

5）有实验室条件时，可采用DNA探针技术、酶联免疫吸附试验及细胞毒素测定法检测。

（3）肠侵袭型大肠杆菌肠炎

1）EIEC经粪－口途径传播，但临床上腹泻的发生率很低。该菌含有类似于痢疾杆菌菌体O抗原及140MD的侵袭性质粒，主要通过其对结肠黏膜的侵袭致病。

2）临床特征与细菌性痢疾相似。潜伏期1～3天。病程一般为7～10天，通常为自限性。

3）粪便镜检标本中含有黏液、红细胞及白细胞。

4）有实验室条件时，可采用DNA探针技术、酶联免疫吸附试验及细胞毒素测定法检测。

（4）肠出血型大肠杆菌肠炎

1）EHEC中以O_{157}∶H_7血清型常见，具有类似于志贺毒素的致病作用，主要引起出血性结肠炎。

2）主要经染菌的牛肉、牛肉制品、乳制品及蔬菜等传播，罹患者多为儿童、老人及体弱者。

3）临床上一般先有腹部剧痛、排水样便，多数继而出现血水样便。

4）5%～10%感染者在起病1周左右可并发溶血尿毒综合征。

5）肉眼可见血性水样便。粪便镜检可见大量红细胞和白细胞。

6）有实验室条件时，可采用DNA探针技术、酶联免疫吸附试验及细胞毒素测定法检测。对于EHEC疑似病例，在病程后期可采用以EHEC的脂多糖（LPS）和溶血素（Hly）为抗原，用蛋白印迹法检测血清标本中的相应特异性抗体，有助于提高诊断率及进行流行病调查。

（5）肠聚集型大肠杆菌肠炎

1）EAEC可经染菌食物和饮用水传播，是引起婴幼儿腹泻的重要致病菌，也是引起旅游者腹泻的病原菌之一。

2）腹泻症状一般可持续2周以上，可出现血便、发热及呕吐等。

3）本病为非炎症性腹泻，粪便镜检一般无红细胞和白细胞。

4）有实验室条件时，可采用DNA探针技术、酶联免疫吸附试验及细胞毒素测定法检测。

2. 肠道外感染

（1）泌尿系感染

1）女性尿路感染的发生率远较男性多见。长期留置导尿管者和男性有前列腺肥大病史者同样易感。

2）临床以无并发症的尿道炎和膀胱炎常见，典型症状为尿少、尿频、尿痛。

3）高热和腰背痛提示进展为肾盂肾炎；这一并发症在孕妇中并不少见，由此可对妊娠造成不利后果。

4）在使用抗生素治疗中仍有持续发热与外周血白细胞增高应警惕肾内或肾周脓肿、尿路阻塞。严重高位尿路阻塞时，感染可累及肾实质和引起肾功能不全。

5）单纯膀胱炎者，体检有下腹部压痛；若为肾盂肾炎，则有一侧或双侧肾区叩痛。

6）外周血白细胞多数有增高。

7）尿常规检查，镜下白细胞数>5个/HP或为脓尿，红细胞数少量或大量，也可出现蛋白质及白细胞管型。

8）从清洁中段尿培养标本中获得阳性结果有助于确立病原诊断。

9）超声波检查及核素肾扫描可观察肾脏大小、形态、尿路阻塞、膀胱残余尿等。

（2）腹腔感染

1）任何可造成肠黏膜（主要为结肠）屏障损伤的因素如胃或十二指肠穿孔、急性阑尾炎、急性出血坏死性胰腺炎等常可导致急性腹膜炎。致病菌除大肠杆菌外，还往往混合有其他肠道内细菌（多为革兰阴性杆菌）。

2）自发性大肠杆菌腹膜炎常是肝硬化腹腔积液患者的并发症，偶并发于癌性腹腔积液的患者。

3）腹腔感染的临床类型还有腹腔内脓肿、肝脓肿、化脓性胆管炎、胰腺脓肿、感染性胰腺假性囊肿、脾脓肿及与腹膜透析相关的腹膜炎等。

4）典型临床表现有发热、腹（胀）痛、腹部压痛及反跳痛。

5）一般有外周血白细胞增高（脾功能亢进者例外）。

6）超声波检查和腹部CT检查有助于腹腔积液和腹腔内脓肿的定位诊断。在影像学技术定位标记下做腹腔积液穿刺或引导下做脓肿穿刺引流有利于临床诊断与治疗。

7）腹膜炎患者的腹腔积液穿刺标本为渗出液改变。

8）从腹腔积液或脓液的培养标本中获得阳性结果可确立病原诊断。

（3）呼吸道感染

1）主要为医院内感染所致，如手术后感染、重症监护病房中的病例。社区获得性肺炎则少见。

2）感染途径可为吸入性或经血源播散所致。病死率可高达20%～60%。

3）典型临床表现有发热、咳嗽、咳黄脓痰，可伴有胸痛。

4）肺部听诊有不同程度相应部位的干、湿啰音。

5）外周血白细胞数增高。

6）胸部X线、肺部CT检查有助于炎症范围与特征的诊断。

7）反复从深部痰标本中培养分离出大肠杆菌有助于本病的病原诊断。

（4）败血症

1）以医院获得性感染常见，多继发于肾盂肾炎和长期留置导尿管的患者中，也可继发于腹腔内感染、软组织感染、骨感染及肺炎。

2）化疗后、中性粒细胞减少者及新生儿均同样易感。

3）典型临床表现有畏寒、发热、肌痛，少数有肝脾肿大。

4）外周血白细胞数明显增高（中性粒细胞减少者例外）。

5）从反复血培养标本中获得阳性结果可确立本病病原诊断。

6）基础疾病与感染途径的临床诊断需结合相应临床症状、体征、实验室检验及影像学检查结果综合分析。

（5）其他临床类型：如脑膜炎（新生儿多见）、软组织感染、骨髓炎、外科切口感染及心内膜炎等。

二、克雷伯杆菌感染

克雷伯菌属感染的临床特征依不同菌种而异。克雷伯菌属为革兰阴性杆菌，属肠杆菌科。在克雷伯菌属中，肺炎克雷伯杆菌主要定植于结肠及口咽部，是引起社区获得性感染，尤其是医院内感染的重要致病菌，如可引起肺炎、泌尿系感染、腹腔感染、外科切口感染及败血症等；产酸克雷伯杆菌主要引起医院内感染；鼻硬节克雷伯杆菌和臭鼻克雷伯杆菌分别是引起热带地区人群中的鼻硬结症、慢性萎缩性鼻炎的致病菌。

诊断要点：

1．肺炎

见呼吸系统发热疾病“肺炎”。

2．泌尿系感染

（1）由肺炎克雷伯杆菌引起的泌尿系感染在正常成人中较低（1%～2%），而在长期留置导尿管的患者中其发生率增高达5%～17%。

（2）典型临床表现有发热、尿频、尿痛。在留置导尿管的病人中多以发热和尿液混浊为主要特征。

（3）外周血白细胞数增高。

（4）尿常规检查，镜下白细胞数>5 个/HP 或为脓尿，可见有红细胞。

（5）从清洁中段尿培养标本中获得阳性结果有助于确立病原诊断。

（6）超声波检查及核素肾扫描可观察肾脏大小、形态、尿路阻塞、膀胱残余尿等。

3．腹腔感染

临床类型与诊断方法类似于大肠杆菌感染，不同之处是这些感染部位的致病菌检出率要明显低于大肠杆菌。

4．败血症

（1）15% ~30%继发于泌尿系感染、呼吸道感染及腹腔感染；5% ~15%继发于血管内导管相关的感染；其他入侵途径包括外科切口感染等。

（2）克雷伯菌属也是引起新生儿败血症、中性粒细胞减少的致病菌之一。

（3）典型临床表现有畏寒、发热、肌痛，少数有肝脾肿大。

（4）外周血白细胞数明显增高（中性粒细胞减少者例外）。

（5）从反复血培养标本中获得阳性结果可确立本病病原诊断。

（6）基础疾病与感染途径的临床诊断需结合相应临床症状、体征、实验室检验及影像学检查结果综合分析。

5．其他临床类型

如软组织感染、外科切口感染、骨髓炎及医院获得性鼻窦炎等。

三、肠杆菌属感染

肠杆菌属感染主要系院内感染，其中65% ~75 %是由阴沟肠杆菌和产气肠杆菌引起，少数是由聚团肠杆菌、坂崎肠杆菌及阴沟肠杆菌等引起。肠杆菌属为革兰阴性杆菌，属肠杆菌科。耐药率高是肠杆菌属的突出特点，临床表现类似于肠杆菌科中的其他革兰阴性杆菌感染，以肠外感染为特征。

诊断要点：

（1）可诱发肠杆菌属感染的危险因素主要有：重症监护病房的住院病人，原有基础疾病如糖尿病、中性粒细胞减少、创伤或癌症，有创操作术与血管内导管插入及近期使用抗菌药物治疗史。

（2）肠外感染的临床表现以肺炎、泌尿系感染（与留置导尿管相关）、血管内导管相关的感染、外科切口感染及腹腔感染（外科术后或经腹腔内引流导管等）常见；医院获得性鼻窦炎，神经系统手术相关的脑膜炎、骨髓炎及眼科术后眼内炎也有发生。这些部位的感染均可引发败血症。新生儿脑膜炎常可伴发脑脓肿。

（3）体格检查时，不同感染病变/部位通常可发现相应体征，一般有高热。

（4）外周血白细胞数明显增高（中性粒细胞减少者例外）。

（5）感染部位、感染途径及基础疾病的临床诊断需结合相应临床症状、体征、实验室检验及影像学检查（包括超声波、CT、MRI等）结果综合分析。

（6）反复从痰或尿、体腔液、脓液、血液等临床标本中培养分离出肠杆菌属可确立本病的病原诊断。

四、沙雷菌属感染

沙雷菌属感染多数为医院内感染，主要致病菌为黏质沙雷菌，偶为液化沙雷菌等。沙雷菌属为革兰阴性杆菌，属肠杆菌科；其在新生儿中以胃肠道为定植部位，而在住院的成人病人中则主要定植于呼吸道和泌尿道；通常也存在于医院内和外界环境中。沙雷菌属感染的临床表现类似于肠杆菌科中其他革兰阴性杆菌感染，以肠外感染为特征。

（1）宿主防御屏障受损和免疫功能缺陷者易感，感染途径主要是呼吸道或与导管相关的感染，偶可经交叉感染而引发传播。

（2）临床类型以呼吸道（多为下呼吸道）感染、泌尿生殖道感染、血管内导管相关的感染、外科手术切口/部位感染常见，并可由此继发败血症。其他少见临床类型主要有软组织感染、骨髓炎、腹腔与胆系感染、神经系统术后脑膜炎及新生儿脑膜炎等。

（3）体格检查时，不同感染病变部位通常可发现相应体征，一般有高热。

（4）外周血白细胞数明显增高（中性粒细胞减少者例外）。

（5）感染部位、感染途径及基础疾病的临床诊断需结合相应临床症状、体征、实验室检验及影像学检查（包括超声波、CT、MRI 等）结果综合分析。

（6）疑为导管相关的感染时，应反复从导管的体液或引流液中留取培养标本，依病情需要拔除或更换导管，同时留取导管尖端培养标本。

（7）反复从痰或尿、体腔液、脓液、血液等临床标本中培养分离出沙雷菌属可确立本病的病原诊断。

五、枸橼酸杆菌属感染

枸橼酸杆菌属感染在临床上并非常见，其中多数系院内感染，主要致病菌为弗劳地枸橼酸杆菌和异型枸橼酸杆菌。枸橼酸杆菌属为革兰阴性杆菌，属肠杆菌科；通常存在于土壤、水及动物肠道中；也存在于医院环境内及作为正常菌群栖居于部分健康人的肠道内。枸橼酸杆菌属感染的临床表现类似于肠杆菌科中的其他革兰阴性杆菌感染，以肠外感染为特征。

诊断要点：

（1）在免疫功能低下者或罹患多种疾病者中发生感染的危险性高。

（2）临床类型以泌尿系感染多见，占 40% ~50%。其他的有胆道感染（主要并发于胆石症与胆管阻塞）、呼吸道感染、外科切口感染、软组织感染、腹膜炎、血管内导管相关的感染、骨髓炎、肌炎及新生儿脑膜炎等。其中新生儿脑膜炎的主要致病菌为异型枸橼酸杆菌，多数病例可合并脑脓肿。败血症主要继发于泌尿系感染或胆道感染、腹腔感染、血管内导管相关的感染。

（3）体格检查时，不同感染病变部位通常可发现相应体征，一般有高热。

（4）外周血白细胞数明显增高（中性粒细胞减少者例外）。

（5）感染部位、感染途径及基础疾病的临床诊断需结合相应临床症状、体征、实验室检查及影像学检查（包括超声波、CT、MRI 等）结果的综合分析。

（6）疑为导管相关的感染时，应反复从导管的体液或引流液中留取培养标本，依病情需要拔除或更换导管，同时留取导管尖端培养标本。

（7）反复从痰或尿、体腔液、脓液、血液等临床标本中分离出枸橼酸杆菌即可确立本病的病原诊断。在混合感染时，其阳性培养率为 35% ~50%。

六、变形杆菌属感染

变形杆菌属感染可为社区获得性感染或医院内感染，致病菌中奇异变形杆菌约占 90%，其他的为普通变形杆菌和彭氏变形杆菌，后两种细菌主要引起医院内感染。变形杆菌为革兰阴性杆菌，属肠杆菌科，是人类也是鸟类、鱼类及爬行动物肠道正常菌群中的一部分。临床表现以泌尿系感染多见，严重者可并发败血症；食用染菌变质的鲭鱼科的鱼可引起鱼类组胺中毒。

诊断要点：

1. 泌尿系感染

（1）典型症状为发热伴尿频、尿痛。在引起健康女性泌尿系感染的致病菌中，奇异变形杆菌占 1% ~2%；但在医院内感染尤其是长期留置导尿管的患者中，由变形杆菌属引起的泌尿系感染率明显升高（20% ~45%）。

（2）单纯膀胱炎者，体检有下腹部压痛；若为肾盂肾炎，则有一侧或双侧肾区叩痛。

(3) 尿常规检查，镜下白细胞数 >5 个/HP 或为脓尿，红细胞数少量或大量，也可出现蛋白质及白细胞管型。

(4) 超声波检查及核素肾扫描可观察肾脏大小、形态、尿路阻塞、膀胱残余尿等。

(5) 从清洁中段尿培养标本中获得阳性结果有助于确立病原诊断。

2. 少见感染

包括肺炎、鼻窦炎、腹腔脓肿、胆道感染、手术部位感染、软组织感染及新生儿脑膜炎等。败血症主要继发于泌尿系感染。

(1) 外周血白细胞多数有增高。

(2) 感染部位及途径的临床判断需结合相应临床症状、体征、实验室检验及影像学检查（包括超声波、CT、MRI 等）结果综合分析。

(3) 反复从痰或体腔液、脓液、血液等临床标本中培养分离出肠杆菌可确立病原诊断。

3. 鱼类组胺中毒

临床表现主要为皮肤潮红、荨麻疹等过敏症状，可伴有恶心、呕吐。

绿脓杆菌感染

绿脓杆菌在自然界广泛分布，对人类而言，属条件致病菌。长期应用激素、免疫抑制剂、肿瘤化疗、放射治疗等导致患者免疫功能低下，以及手术后或某些治疗操作后（气管切开、保留导尿管等）的患者易罹患本菌感染，故亦为医院内感染的重要病原菌之一。

诊断要点：

1. 流行特征

正常人皮肤，尤其潮湿部位如腋下、会阴部及耳道内，呼吸道和肠道均有该菌存在，但分离率较低。

绿脓杆菌感染常在医院内发生，医院内多种设备及器械上均曾分离到本菌，通过各种途径传播给病人，病人与病人的接触也为传播途径之一。除院内感染外，绿脓杆菌还可引起与医院环境无关的感染，近年来对此已有更多的认识，它已成为穿刺感染、心内膜炎、滥用药物所致的骨髓炎、眼部感染、新生儿感染性外耳炎、游泳池等引起的皮肤病等的主要病原菌。

2. 临床表现

（1）败血症：绿脓杆菌败血症多继发于大面积烧伤、白血病、淋巴瘤、恶性肿瘤、气管切开、静脉导管、心瓣膜置换术及各种严重慢性疾病等过程中。本菌引起的败血症占革兰阴性杆菌败血症的第3、4位，病死率则居首位。其临床过程与其他革兰阴性杆菌败血症相似，除早产儿及幼儿可不发热外，患者可有弛张或稽留热，常伴休克、成人呼吸窘迫综合征（ARDS）或弥散性血管内凝血（DIC）等。皮肤出现坏疽性深脓疱为其特征性表现，周围环形红斑，皮疹出现后48～72小时，中心呈灰黑色坏疽或有溃疡，小血管内有菌栓，将渗液涂片革兰染色或培养易找到细菌。皮疹可发生于躯体任何部位，但多发于会阴、臀部或腋下，偶见于口腔黏膜，疾病晚期可出现肢端迁徙脓肿。

（2）呼吸道感染：原发性绿脓杆菌肺炎少见，常继发于宿主免疫功能受损后，尤其易发于原有肺部慢性病变基础上，如慢性支气管炎、支气管扩张、气管切开、应用人工呼吸机后，X线表现为两侧散在支气管肺炎伴结节状渗出阴影，极少发生脓胸。

（3）心内膜炎：常发生于原有心脏病基础上，心脏手术、瓣膜置换术后，细菌常接种于伤口缝线上或补缀物上，也可发生在烧伤或有药物依赖病人的正常心脏瓣膜上。炎症可发生在各个瓣膜，但以三尖瓣为多见。如抗生素延迟应用，有赘生物生长，左心瓣膜病变，则预后较严重，药物治愈率低，最好的治疗是及早进行手术切除赘生物和异物。

（4）尿路感染：绿脓杆菌是医院内泌尿道交叉感染的常见菌，占院内感染尿路分离菌的第2位，留置导尿管是截瘫患者获得感染的诱因。其他如神经源膀胱、尿路梗阻，慢性尿路感染长期应用抗生素治疗亦易罹患绿脓杆菌感染。40%的绿脓杆菌败血症的原发病为尿路感染。

（5）中枢神经系统感染：绿脓杆菌脑膜炎或脑脓肿常继发于颅脑外伤、头和颈部肿瘤手术后，或耳、乳突、鼻窦感染扩散蔓延，腰穿术或脑室引流后。粒细胞缺乏、严重烧伤则为绿脓杆菌败血症过程中迁徙至脑部的危险因子。临床表现与其他细菌性中枢感染相同，但预后较差，病死率在60%以上。

（6）骨关节感染：主要由于败血症的血行迁徙或来源于邻近组织感染病灶，老年人复杂性尿路感染及泌尿生殖系手术或器械操作，可致多发性椎体骨髓炎。近年来报道，有海洛因注射者常致颈椎骨髓炎。

（7）眼科：本菌是角膜溃疡或角膜炎的常见病原菌之一，常继发于眼外伤或农村稻谷脱粒时角膜擦伤后。绿脓杆菌污染了隐形眼镜或镜片液是本菌感染眼睛的另一种重要方式。感染发展迅速，48小时内可波及全眼，应予紧急处理，否则易造成失明。

（8）耳、乳突及鼻窦感染：游泳后外耳道的pH因水进入而偏碱性，有利于绿脓杆菌生长，造成外耳道炎。糖尿病伴血管病变者，偶可发生绿脓杆菌所致慢性无痛恶性外耳道炎，如不及时治疗，预后较差。本菌所致的中耳炎及乳突炎常继发于恶性外耳道炎或急性中耳炎，有糖尿病或其他疾病时，绿脓杆菌可通过血管鞘而引起颅内感染。

（9）皮肤软组织感染：败血症患者可继发红斑坏疽性皮疹、皮下结节、深部脓肿、蜂窝织炎等皮损。烧伤创面、压疮、外伤创口及静脉曲张溃疡面上，经常可培养出绿脓杆菌。

（10）消化道感染：绿脓杆菌可在消化道任何部位产生病变，常见于婴幼儿以及肿瘤化疗致粒细胞低下的免疫缺损者，可引起婴幼儿腹泻及成人盲肠炎或直肠脓肿。消化道绿脓杆菌感染亦是败血症的重要入侵门户之一。

3. 实验检查

取感染部位标本，如脓液、痰液、血、尿、皮疹、穿刺物或渗出液等进行细菌培养，根据微生物特性进行鉴定，可确立诊断。

不动杆菌属感染

不动杆菌属感染多数为医院内感染。不动杆菌属为革兰阴性杆菌，存在于土壤和水中及定植于健康人皮肤上，也见于医院环境内包括定植在医患人员的皮肤上、咽部或胃肠道。主要致病菌为鲍曼不动杆菌及醋酸钙不动杆菌，可在易感者中引起呼吸道感染、导管相关的感染及败血症等。

诊断要点：

(1) 可诱发社区获得性感染的主要危险因素为：长期嗜酒或吸烟、肺部慢性疾病、慢性肾功能衰竭、糖尿病等。

(2) 可诱发医院内感染的主要危险因素为：长期住院的病人、外科手术、创伤、肠道内不动杆菌定植、使用广谱抗生素治疗、胃肠外营养、各种导管置入及机械通气等。

(3) 临床类型以呼吸道感染主要是肺炎多见，病死率在社区获得性感染者中为40%~60%，在医院内感染者中高于70%。其他少见临床类型有导尿管相关的感染、术后感染、烧伤部位感染、骨髓炎及腹膜透析导管相关的感染。败血症主要继发于呼吸道感染和血管内导管相关的感染。

(4) 体格检查时，不同感染病变部位通常可发现相应体征，一般有高热。

(5) 外周血白细胞数明显增高（中性粒细胞减少者例外）。

(6) 感染部位、感染途径及基础疾病的临床诊断需结合相应临床症状、体征、实验室检验及影像学检查（包括超声波、

CT 检查、MRI 等）结果综合分析。

（7）疑为导管相关的感染时，应反复从导管的体液或引流液中留取培养标本，依病情需要拔除或更换导管，同时留取导管尖端培养标本。

（8）反复从痰或尿、体腔液、脓液、血液等临床标本中培养分离出不动杆菌可确立本病的病原诊断。

沙门菌感染

沙门菌属细菌在自然界广泛存在，它存在于各种哺乳动物、鸟类和昆虫的胃肠道内，感染后大部分同人体或动物呈共生状态，某些沙门菌，如伤寒、副伤寒沙门菌和仙台沙门菌只对人体致病，没有其他自然宿主。鼠伤寒沙门菌可感染多种宿主，有些沙门菌如牛沙门菌和亚利桑那沙门菌只是感染动物，极少感染人类。沙门菌属的名称来自于病理学家沙门，他首先从猪的肠道中分离出霍乱沙门菌。

1. 伤寒与副伤寒

伤寒是伤寒杆菌引起的。主要的病理特征是全身网状内皮系统的增生反应，以回肠下段淋巴组织的病变最为显著。副伤寒，分别由副伤寒甲、乙、丙杆菌引起。它的临床表现、诊断、治疗和预防与伤寒相同。

临床特点：

（1）持续高热，呈稽留热，少数为弛张热或不规则热。

（2）相对缓脉或重脉。

（3）食欲不振，出现腹胀、便秘、腹泻、右下腹压痛。

（4）精神恍惚、表情淡漠、反应迟钝、听力减退。重症者有谵妄，昏迷或急性脑膜炎。

（5）肝脾肿大、压痛。少数黄疸、肝功能异常。

（6）皮疹（玫瑰疹）见于胸、腹、背部和四肢皮肤出现淡红色小斑丘疹，见于病程 7 ~ 13 天，数目少，分批出现。

（7）伤寒并发肠出血或肠穿孔时，会引起相应的症状和体征。

（8）实验室检查

1）血象：白细胞减少，嗜酸性粒细胞减少或消失。

2）血、骨髓、尿、粪便、皮疹刮取液培养，分离到伤寒或副伤寒杆菌。

3）肥达反应（伤寒血清凝集反应）：O抗体1∶80以上，或H抗体1∶160以上，或恢复期血清抗体4倍增高。

诊断标准：

（1）疑似病例：在伤寒流行地区有持续性发热1周以上者。

（2）确诊病例

1）不能排除其他原因引起的持续性高热（热型为稽留热或弛张热）、畏寒、精神萎靡、头痛、食欲不振、腹胀、皮肤可出现玫瑰疹、脾大、相对缓脉。

2）末梢血白细胞和嗜酸性粒细胞减少。

3）血、骨髓、尿、粪便培养分离到伤寒杆菌或副伤寒杆菌。

4）血清特异性抗体阳性。O抗体凝集效价在1∶80以上，H、A、B、C抗体凝集效价在1∶160以上。急性期和恢复期血清抗体4倍升高。

临床诊断：疑似病例加确诊病例的1）、2）项。

实验确诊：疑似病例加确诊病例的3）或4）项。

2. 非伤寒沙门菌感染

非伤寒沙门菌感染是指伤寒、副伤寒以外的各种沙门菌所引起的急性传染病。其临床表现复杂，可分为胃肠炎型、类伤寒型、败血症型、局部化脓感染型，亦可表现为无症状感染。

沙门菌属于肠杆菌科沙门菌族。菌型繁多，迄今世界已发现2 000个以上的血清型。引起人类疾病的沙门菌主要属于A、B、C、D、E 5组，其中除伤寒和副伤寒沙门菌外，以B组的鼠伤寒沙门菌、C组的猪霍乱沙门菌、D组的肠炎沙门菌及E组的鸭沙门菌等10多个型最为常见。

临床特点：

（1）流行病学

1）沙门菌主要以动物为其寄存宿主，家禽如鸡、鸭、鹅，家畜如猪、牛、羊、马等，野生动物如鼠类、兽类均可带菌。感染动物的肉、血、内脏可含有大量沙门菌。也存在于蛋类中。因此，本病的主要传染源是家畜、家禽及鼠类。病人及无症状带菌者亦可作为传染源。

2）食物传播为引起人类沙门菌感染的主要途径。水源传播沙门菌通过动物和人的粪便污染水源，饮用此种污水可发生感染。沙门菌可因与病人直接接触或通过染菌用具传播，此种传播方式可见于医院中，以婴儿室、儿科病房较为常见。

3）人群易感性：人群对沙门菌普遍易感，感染后结果与菌种毒力及宿主免疫状态有关。一般幼儿和老年以及慢性疾病患者感染严重，尤其1岁以内婴幼儿由于免疫功能尚未成熟易于感染。而老年人和慢性疾病患者如系统性红斑狼疮、白血病、淋巴瘤、肝硬化等，发病率高，症状严重。

4）流行特征：本病呈全球性分布，近年来发病率明显上升，加之该菌特别是鼠伤寒杆菌，可通过质粒介导而对多种抗生素耐药，已成为流行病学中一个值得重视的问题。本病全年均可发病，但多发生于夏秋季。

（2）临床表现：潜伏期因临床类型而异，胃肠炎型者短至数小时，而类伤寒型或败血症型可长达1～2周。

1）胃肠炎型：是最常见的临床类型，约占75%，多由鼠伤寒、猪霍乱及肠炎沙门菌引起。多数起病急骤，畏寒发热，体温一般38～39℃，伴有恶心呕吐，腹痛腹泻，排便每日3～5次至数十次不等，粪便常为水样，量多，可有少量黏液，有恶臭、偶可呈黏液脓血便。其起病缓急及病情轻重差异很大，重者可呈暴发型引起严重脱水、电解质紊乱以至循环衰竭，偶有类似“中毒性菌痢”样表现者。病程一般2~4天，偶长达1~2周。

2）类伤寒型：多由猪霍乱及鼠伤寒沙门菌所引起。潜伏期平均3~10天，临床症状与伤寒相似，但病情和经过均较伤寒为轻。热型呈弛张热或稽留热，相对缓脉，但皮疹少见，腹泻较多，很少发生肠出血和肠穿孔。病程一般1~3周。

3）败血症型：常见的致病菌为猪霍乱或鼠伤寒沙门菌。多见于婴幼儿、儿童及兼有慢性疾病的成人。起病多急骤，有畏寒、发热、出汗及轻重不等的胃肠道症状。发热可持续1~3周。虽血培养可查到病原菌。但粪便培养多为阴性。

4）局部化脓感染型：多见于C组沙门菌感染。一般多见于发热阶段或热退后出现一处或几处局部化脓病灶。以支气管肺炎、肺脓肿、胸膜炎、心内膜炎为多见，亦可发生脑膜炎、脾脓肿及胆囊炎等化脓性病灶。

以上几种临床类型不易明确划分，常互相重叠，如胃肠炎可伴发败血症，败血症可并发局部化脓灶，局部化脓灶亦可继发败血症。

诊断要点：

（1）流行病学：有与传染源（家庭或病房）接触史或进食可疑污染食物史。

（2）临床表现：进食可疑食物后1~2天内突然发生急性胃肠炎症状。此外亦可表现为类似伤寒、败血症或局部化脓性感染的征象。

（3）实验室检查

1）血常规白细胞数多在正常范围内，但败血症型及局部化脓感染型，白细胞总数升高，中性粒细胞也增多。

2）病原学检查具有确诊价值。取患者呕吐物、粪便、血液或局部病灶的脓液进行培养，可发现病原菌。在应用抗生素前或病程早期培养，其阳性率高。

3）血清学检查：患者血清对病原菌或密切相关菌种的菌体抗原（O 抗原）的凝集效价增高，如大于或等于 1∶160，或双份血清效价增高达 4 倍以上者有诊断意义。但由于临床实验室沙门菌抗原种类有限，故实用价值受限。

痢疾杆菌感染

细菌性痢疾是由痢疾杆菌引起的急性炎性肠道传染病。痢疾杆菌为革兰阴性杆菌，根据菌体 O 抗原的不同分为 4 个菌型或 4 群，即志贺痢疾杆菌（A 群）、福氏痢疾杆菌（B 群）、鲍氏痢疾杆菌（C 群）及宋氏痢疾杆菌（D 群）。国内以福氏和宋氏痢疾杆菌血清型多见。本病主要经粪－口途径传播，其在肠道的病变部位主要在乙状结肠和直肠。临床上以发热、腹痛、腹泻伴里急后重及排脓血便为主要特征，也有少数患者可迅速出现严重的毒血症状及微循环障碍，导致感染性休克、脑水肿等中毒性菌痢的临床表现，而肠道症状较轻或缺如。

诊断标准：

1. 疑似病例

腹泻，有脓血便或黏液便或水样便或稀便，或伴有里急后重症状，难以除外其他原因腹泻。

2. 确诊病例

（1）急性菌痢

1）急性发作的腹泻（除外其他原因腹泻），伴发热、腹痛、里急后重、脓血便或黏液便、左下腹有压痛。

2）粪便镜检白细胞每高倍（400 倍）视野 15 个以上，可以看到少量红细胞。

3）粪便细菌培养痢疾杆菌阳性。

临床诊断具备 1）、2）项。

实验确诊具备 1）、3）项。

（2）急性中毒性菌痢

1）发病急、高热、呈全身中毒为主的症状。

2）中枢神经系统症状：如惊厥、烦躁不安、嗜睡或昏迷；或有周围循环衰竭症状，如面色苍白、四肢厥冷、脉细速、血压下降或有呼吸衰竭症状。

3）起病时胃肠道症状不明显，但灌肠或肛门拭子采便检查可发现白细胞。

4）粪便细菌培养志贺菌属阳性。

临床诊断：具备1）、2）、3）项。

实验确诊具备1）、2）、4）项。

（3）慢性菌痢

1）过去有菌痢病史，多次典型或不典型腹泻2个月以上者。

2）粪便有黏液脓性或间歇发生。

3）粪便细菌培养志贺菌阳性。

临床诊断：疑似病例加1）或2）。

实验确诊：疑似病例加1）或2）加3）项。

嗜血杆菌感染

嗜血杆菌属因其在需氧条件下培养必须提供X因子和（或）V因子方可生长，故在人工培养基中必须加入新鲜血液，因而命名为嗜血杆菌。本属包括16种，大部分菌种都属于人类上呼吸道正常菌群，其中已知对人类致病的有8个种，即流感嗜血杆菌、副流感嗜血杆菌、溶血嗜血杆菌、副溶血嗜血杆菌、嗜沫嗜血杆菌、副嗜沫嗜血杆菌、杜克嗜血杆菌及埃及嗜血杆菌。

一、流感嗜血杆菌和副流感嗜血杆菌

流感嗜血杆菌也称流感杆菌。常寄居于正常人的呼吸道。该菌1892年由Pfeiffer首先报道，故又称Pfeiffer′Bacillus，并曾被误认为是流感的病原，实际上流感嗜血杆菌的致病性是多方面的，可引起多种感染，如鼻窦炎、支气管炎、支气管肺炎、中耳

炎、脑脓肿、脑膜炎、急性化脓性结膜炎、亚急性心内膜炎和菌血症等。其中 b 型流感嗜血杆菌是引起 5 岁以下婴幼儿严重侵袭性感染的重要致病菌，死亡率很高。副流感嗜血杆菌的生物学性状和致病性与流杆嗜血杆菌相似，但致病力较弱。在培养基上也能产生“卫星现象”，生长中只需要Ⅴ因子。本菌常寄居于咽喉部，老人、免疫功能低下者可引起急性咽喉炎，偶可引起脑脓肿和亚急性细菌性心内膜炎。

诊断要点：

1. 流行病学

寄居于上呼吸道的流感嗜血杆菌在正常情况下并不致病，但在易感者（婴幼儿、霍奇金淋巴瘤、长期应用免疫抑制剂者）中可以成为发病的感染源或主要经呼吸道途径传播给易感者。本病全年均可发生，但以秋季和春季为发病高峰期。

2. 临床表现

（1）脑膜炎：占 50% 以上，多发生在 3 个月至 5 岁的婴幼儿，病死率约为 50%。病初常有上呼吸道感染的症状，可发展为脑膜炎。其症状与其他细菌性脑膜炎相似。

（2）会厌炎：占 5% ~17%，多发生在 2 ~4 岁幼儿中。通常起病突然，典型症状为发热、咽痛、吞咽困难伴流涎。

（3）肺炎：占 12% ~15%，多发生在 4 个月至 4 岁的婴幼儿。临床症状与其他病因的肺炎相似。

（4）蜂窝织炎：占 6% ~15%，多发生在 2 岁以下婴儿中。好发部位在面颊部和眼眶周围，病变部位的皮肤呈紫蓝色或红黑色。通常起病突然，数小时内即进展为蜂窝织炎，约 3/4 患儿伴有菌血症。

（5）败血症：占 2% ~11%，多发生在 2 岁以下婴儿中，多无局灶性病变。在患有再生障碍性贫血、恶性贫血、免疫缺陷的大龄儿童和成年人中同样有高的发生率。

3. 体格检查

在罹患脑膜炎患者中，一般有颈抵抗，但在年龄小于15个月的患儿中脑膜刺激征不明显。其他感染部位的体征与其他常见致病菌感染相似。

4. 实验室检查

(1) 革兰染色镜检：从脑脊液（CSF）或其他无菌体腔液标本的涂片染色查见革兰阴性球杆菌可强烈提示为b型流感嗜血杆菌感染。

(2) 细菌学培养：从血液、无菌的体腔液及感染组织标本中培养、分离出流感嗜血杆菌有利于确立诊断。

(3) 免疫学检验：检测体液内的PRP（b型菌株荚膜中的聚核糖磷酸盐）抗原，可早于细菌学培养结果而获得病原学诊断依据，且不受抗菌药物的治疗影响。其检测技术主要有免疫电泳、乳胶微粒凝集试验及ELISA法。

(4) 腰椎穿刺：临床疑诊为脑膜炎者为其适应证，CSF变化符合化脓性脑膜炎特征。

(5) 影像学检查：有助于肺部感染及发生在其他器官的炎性病变的诊断。

二、杜克雷嗜血杆菌

杜克雷嗜血杆菌（haemophilus ducreyi）为革兰阴性球杆菌，是性传播疾病——软下疳的致病菌。软下疳的典型临床特征为生殖器溃疡和腹股沟淋巴结炎，本病由于存在生殖器溃疡，故又可随性传播途径发生HIV的感染或传播。

诊断要点：

1. 流行病学

本病为性传播疾病，以非洲和东南亚国家多见。易感人群主要为异性恋者，男性患病率显著高于女性，为（3~25）∶1。妓女在传播中起重要作用；男性软下疳的后续性伴侣中，约半数可发生典型临床感染。

2. 临床表现

潜伏期1天至数周，平均5~7天。

（1）病变通常位于外生殖器和/或肛周，在男性多为单个，而在女性常为多个。外生殖器上的初始病变为一个丘疹，其四周绕以红斑；在2~3天内迅速发展为脓疱并自行溃破而形成溃疡，即软下疳。

（2）软下疳的典型特征为：溃疡质地软，通常有痛感和易于出血，直径大小不一（1~20mm），其边缘界限清楚，周围皮肤一般无炎性变化。

（3）约半数病例合并有痛性腹股沟淋巴结炎，通常有波动感并自发性破溃，少数向深部发展而形成瘘道。

3．体格检查

病变部位在男性一般位于包皮、冠状沟及阴茎体，在女性多位于阴唇、阴唇系带、前庭、阴蒂及肛周。在腹股沟处未破溃的肿大淋巴结表层皮肤成红斑样颜色。

4．实验室检查

革兰染色镜检和细菌学培养有利于确立本病的诊断。

三、埃及嗜血杆菌感染

埃及嗜血杆菌也称流感嗜血杆菌埃及生物型，可引起化脓性结膜炎、巴西紫癜热等。

临床特点：

（1）急性结膜炎的临床表现与其他细菌引起的化脓性结膜炎无区别。

（2）巴西紫癜热患儿70%以上7~16天前有化脓性结膜炎史。全身症状为突然出现的高热、呕吐、腹痛或腹泻。发热24~48小时后，皮肤黏膜出现淤斑和紫癜，迅速扩散。肢体远端、耳、鼻尖等处可出现缺血性坏死。患儿迅速出现神志变化、昏迷，1~2天内死亡，病死率70%左右。

布鲁菌病

布鲁菌病（也叫波状热、马耳他热、地中海热或直布罗陀热），是一种由布氏菌引起的疾病，其特征为急性发热期极少或毫无局部体征，而慢性期可有反复发热、乏力、出汗和全身酸痛及疼痛。

诊断标准：

1. 疑似病例

具备以下 3 项者：

（1）发病前 2～4 周病人与家畜或畜产品，如皮毛工业等（包括羚羊、野鹿等野生动物）、有布鲁菌培养物密切接触史或生活在疫区的居民或与布氏菌疫苗的生产、使用密切接触。

（2）表现持续数日乃至数周发热、多汗、肌肉关节酸痛、肝、脾、睾丸肿大等可疑症状及体征。

（3）布氏菌玻片或虎红平板凝集反应阳性或可疑，或皮内反应 24 小时后红肿浸润超过 2.5cm×2.5cm。

2. 确诊病例

（1）病原分离、血液、体液培养出布鲁菌。

（2）试管凝集反应：效价 1∶100 以上（目前国内定 1∶100，但国际定 1∶160）。对半年内有菌苗接触史者，虽达 1∶100～1∶160，过 2～4 周应再次检查，效价升高 1 倍以上方能确定，最好用补体结合试验检查。

（3）补体结合试验 1∶10 以上。

（4）抗人血球蛋白试验 1∶400 以上。

实验确诊：疑似病例加确诊病例的（1）、（2）、（3）、（4）之一。

兔 热 病

兔热病又称土拉菌病或鹿蝇热，是一种人兽共患的自然疫源性传染病。临床表现主要有发热、淋巴结肿大、皮肤溃疡、眼结膜充血、呼吸道和消化道炎症及毒血症等。本病于1907年由Mortin在美国发现，1921年Francis命名为土拉菌病。我国青海、新疆、西藏、黑龙江等省区曾有病例报道。

诊断要点：

1. 流行病学

传染源：在自然界百余种野生动物均曾分离出土拉菌，但主要传染源是野兔、田鼠。人传染人未见报道。传播途径主要为直接接触，昆虫叮咬以及消化道摄入传染。亦可由气溶胶经呼吸道或眼结膜进入人体。本菌传染力强，能透过没有损伤的黏膜或皮肤，所以人类在狩猎、农业劳动、野外活动及处理病畜时要特别注意。不同年龄、性别和职业的人群均易感，农牧民因接触机会较多，感染及发病率较高。本病隐性感染较多，病后可有持久免疫力，再感染者偶见。四季均可流行，较多发生在夏季。

2. 临床表现

潜伏期1~10天，平均3~5天。大多急剧起病，突然出现寒战、高热，体温达39~40℃，伴肌肉疼痛和盗汗。热程可持续1~2周，甚至迁延数月。肝脾肿大、有压痛。由于本菌的侵入途径较多，临床表现多样化，可分为下列类型：

（1）溃疡腺型：最多见，占75%~80%，主要特点是皮肤溃疡和痛性淋巴结肿大。兔传播的患者皮损多在手指和手掌，蜱媒传播的患者皮损多在下肢与会阴。病原菌入侵1~2天后，在侵入部位发生肿胀与疼痛，继而出现丘疹、水疱和脓疱，脓疱破溃后形成溃疡，呈圆形或椭圆形，边缘隆起有硬结感，伴淋巴结肿大。

（2）腺型：仅表现为局部淋巴结肿大而无皮损，占5%~10%。腺肿以腋下或腹股沟多见，可大如鸡卵，疼痛明显。多在1~2个月内消肿，也有化脓而破溃，排出乳白色脓液数日不愈。

（3）胃肠型：主要表现为腹部阵发性钝痛，伴恶心、呕吐、咽及肠系膜淋巴结肿大。

（4）肺型：咳嗽、咳痰、气促及胸骨后钝痛，重者伴有严重毒血症状。肺部阳性体征少，胸部X线示支气管肺炎。偶见肺脓肿、肺坏疽和肺空洞。肺门淋巴结常有肿大。

（5）伤寒型：占5%～15%，起病急，剧烈头痛，寒战高热，热程1～2周。

（6）眼腺型：少见，表现为眼结膜炎症状，严重的角膜溃疡及全身中毒症状。

（7）咽腺型：病原菌经口侵入，可致扁桃体及周围组织水肿发炎，可致颈、颌下淋巴结肿大和压痛。

3. 实验室检查

（1）血象：白细胞多数在正常范围，少数病例可高达(12.0～15.0)×10^9/L，血沉增快。

（2）细菌培养：以痰、脓液、血、支气管洗出液等标本接种于含有半胱氨酸、卵黄等特殊培养基上，可分离出致病菌。但血培养的阳性率一般较低。

（3）动物接种：将上述标本接种于小白鼠或豚鼠皮下或腹腔，动物一般于1周内死亡，解剖可发现肝、脾中有肉芽肿病变，从脾中可分离出病原菌。

（4）血清学试验：凝集试验应用普遍，凝集抗体一般于病后10～14天内出现，可持续多年，效价≥1∶160提示近期感染，急性期和恢复期双份血清的抗体效价升高4倍有诊断意义；反向间接血细胞凝集试验，具有早期快速诊断特点；免疫荧光抗体法特异性及灵敏度较好，亦可用于早期快速诊断。

（5）皮肤试验：用稀释的死菌悬液或经提纯抗原制备的土拉菌素0.1ml接种于前臂皮内，观察12～24小时，呈现红肿即为阳性反应。主要用于流行病学调查，亦可作临床诊断的参考。

鼠　疫

鼠疫是由鼠疫杆菌（耶尔森鼠疫杆菌）所致的烈性传染病，病死率30%～100%，《中华人民共和国传染病防治法》列为甲类传染病。历史上记载过3次鼠疫的世界性大流行，第1次发生在公元6世纪，几乎遍及全世界。第2次发生于14世纪，当时称为“黑死病”，波及整个欧洲、亚洲和非洲北部。第3次发生于1894年，于1900年流传到32个国家。自1940年后，较小范围的流行仍在世界上不断发生。临床以急性毒血症、出血倾向、淋巴和血管系统损害为特征，通常可分为腺鼠疫、肺鼠疫、败血型鼠疫等类型。

诊断标准：

1. 疑似病例

起病前10天内，曾到过鼠疫流行区或有接触鼠疫疫源动物及其制品、鼠疫病人或鼠疫菌培养物的历史。突然发病，病情迅速恶化的高热病人，具有下列综合征之一者，应考虑为疑似病例。

（1）急性淋巴结肿胀，剧烈疼痛、出现强迫性体位。

（2）呼吸困难，咳血性痰。

（3）具有毒血症状、迅速虚脱。

（4）伴有重度中毒症状的其他综合征。

（5）在没有接种过鼠疫菌苗的病人血清中，被动血凝试验1∶20以上效价的抗鼠疫杆菌抗体，或用其他经国家级单位认可（确定）的试验方法检测达到诊断标准的，亦应作出疑似病例的追溯诊断。

2. 确诊病例

（1）在疑似病人或尸体材料中检出具有毒力的鼠疫杆菌，是确诊首例鼠疫病人的唯一依据。

（2）当一起人间鼠疫确诊后，在病人或尸体材料中检出鼠疫杆菌的抗原或血清抗体升高 4 倍以上，亦可对续发病例作出确诊。

实验确诊：疑似病例加确诊病例的（1）或（2）。

鼠 咬 热

鼠咬热是一种典型的由老鼠或其他啮齿目动物咬伤以后传播的少见的系统性发热性疾病。本病呈全球分布，其病原体有两种：一为小螺菌，另为念珠状链杆菌。在亚洲则主要是小螺菌引起的感染。美国是在 1839 年最早记录了鼠咬热的特征性症状。在 1925 年，从一位患有发热、皮疹以及关节炎的实验室工人的血培养中分离出了新的病原菌，由于它在形态学上与念珠状项链相似，因此命名为 streptobacillus moniliformis（链杆菌属，念球棘球属）。两种鼠咬热在临床表现上颇为相似，治疗方法亦基本相同。

临床特点：

1. 小螺菌鼠咬热

潜伏期为 2 周左右。

（1）起病急骤，首先是原已愈合或接近愈合的咬伤处出现红肿疼痛、水疱。继而畏寒、高热、头痛、肌痛，局部淋巴结肿胀、压痛，咬伤处皮肤坏死形成下疳样溃疡，上覆黑痂。约半数病例出现不对称的各种皮疹，边界清楚，可互相融合成手掌大小，遍及全身和手掌。

（2）发热持续 3～5 天，弛张热型；体温正常 2～3 天后再次复升，症状和皮疹重新出现，如此呈回归型发作，病程可长达数周至数月。

（3）可有肺炎、肾炎、便血和中枢神经系统合并症。

2. 链杆菌鼠咬热

潜伏期 1～10 天。

（1）起病急、头痛、全身痛、关节痛，第 3 天出现麻疹样皮疹，点状皮疹下出血。

（2）发热持续2～3天后缓解，但又迅速上升，如此间断性发热持续数周或数月。

（3）发热期间关节红肿疼痛较著，累及多个大关节，非游走性。

（4）可发生心内膜炎、肺炎等合并症。

3．实验室检查

白细胞计数正常或增高，中性粒细胞左移。血沉一般均增快，半数病人华氏及康氏反应呈阳性。在培养基上进行血液、关节液、脓液的涂片，直接观察到病原菌可以提供诊断线索。然而，实验室的诊断最终要依靠丰富的培养基来进行链杆菌和小螺菌的培养。发热期血液或淋巴结穿刺液接种鼠的腹腔，7～15天可获得阳性结果。近来，用酶联免疫吸附试验来检测链杆菌和小螺菌的特异性抗体。

军团菌感染

军团菌感染主要包括庞提克热（Ponticc fever）和军团菌肺炎，少见的还有肺外军团菌病。军团菌为革兰阴性球杆菌，致病菌主要为军团菌属中的嗜肺军团菌，其中又以血清型1、4、6菌株常见。庞提克热一般为自限性过程。军团菌肺炎的临床表现主要有高热、咳嗽、胸痛及全身中毒症状；重症者可进展为多脏器功能衰竭。

诊断要点：

1．流行病学

军团菌在自然界水源（如河流、湖泊）中普遍存在，并可从冷却塔（底部水层）、工业用水系统及自来水系统分离出。庞提克热的发病主要与吸入染菌的气溶胶相关，后者可源自冷却塔、空调机等。军团菌肺炎偶可在局部人群中包括医院内发生暴发流行。军团菌感染的易感人群有：老年人，吸烟、肺部慢性疾病、免疫功能低下者。

2. 临床表现

（1）庞提克热：潜伏期24～48小时。临床症状类似于流感，常有发热、畏寒、乏力、肌痛、关节痛、咽痛及腹泻等，但无肺炎。一般在数天内完全康复而无需抗生素治疗。

（2）军团菌肺炎：潜伏期2～10天。典型症状包括：①高热，体温可超过40～40.5℃；②咳嗽少痰，偶带血丝；③胸痛常见；④可有神经系统异常的症状，如意识不清、嗜睡等；⑤重症病例中常有低血钠；⑥胃肠道症状中以腹泻多见。

（3）肺外军团菌病：多为医院内感染，主要见于免疫功能低下的患者。在临床可引发鼻窦炎、腹膜炎、肾盂肾炎、心肌炎、心包炎、人工瓣膜心内膜炎等。

3. 体格检查

与其他细菌性感染相似，感染部位的体征无特异性。

4. 胸部X线检查

可为局灶性的斑片状影或多个肺叶浸润。约1/3病例显示有少量至中等度胸腔积液。结节状肺脓肿影或有空洞形成见于免疫功能低下的患者。

5. 实验室检查

（1）外周血白细胞数大多正常或轻度增多。尿中可出现蛋白质及红细胞。

（2）取急性期和恢复期双份血清检测间接免疫荧光抗体，在4～12周内抗体效价呈4倍以上增高有辅助诊断意义。若单份血清的抗体效价达到1∶128，也提示为军团菌感染的可能性。有实验室条件时，还可采用直接免疫荧光法、间接血凝试验、微量凝集试验、ELISA法及聚合酶联反应（PCR）等。

（3）从痰、胸腔积液、血液或骨髓液等临床标本中培养、分离出军团菌，有助于确立军团菌感染的诊断。

李斯忒菌感染

李斯忒菌病（Listeriosis）是由产单核细胞李斯忒菌所致的急性感染性疾病。李斯忒菌为革兰阳性短杆菌，在自然界中广泛存在，多种家畜及哺乳动物均可携带此菌。人类主要是经口途径感染，还可经吸入途径或直接接触病畜而感染。临床可以表现为化脓性脑膜炎、原发性败血症、心内膜炎及其他局灶性感染。并发症主要有共济失调、呼吸衰竭、流产等。

诊断要点：

1. 易感人群

新生儿、孕妇及老年人，以及各种原因所致细胞免疫功能受损，如患恶性肿瘤、自身免疫病、肝硬化、糖尿病、肾移植后及长期使用激素和细胞毒药物者。

2. 临床表现

李斯忒菌感染后大多为暂时带菌状态，显性感染的临床表现因感染时期、累及部位不同而异。

（1）孕妇感染可有畏寒、发热、腰背酸痛等，可导致流产、早产或死胎。孕期胎儿感染常表现为新生儿败血症性肉芽肿病，患儿可有肝、脾、肺、肾及脑等组织的播散性脓肿，可出现呼吸或循环衰竭，病死率高达33%～100%。

（2）中枢神经系统感染可分为脑膜脑炎或脑干脑炎。前者临床表现和其他化脓性脑膜炎类似，但脑脊液中可以单核细胞为主，60%病人血培养阳性。脑干脑炎均为成人发病，临床表现严重，可出现非对称性偏瘫、共济失调、意识障碍。40%患者出现呼吸衰竭，病死率高达50%以上。

（3）败血症可以发生在成人或新生儿，主要表现为高热及中毒症状，可出现感染性休克。

（4）李斯忒菌尚可引起肺炎、肝脓肿、肝炎、化脓性腹膜炎、心内膜炎及局灶性感染。

3．体格检查

因感染累及部位不同而异。出现脑膜刺激征提示中枢神经系统受累，出现意识障碍、偏瘫等则提示脑实质受累。

4．实验室检查

（1）外周血白细胞总数及中性粒细胞计数增高。

（2）脑脊液特征和其他细菌性脑膜炎相似，细胞分类少数以多核细胞为主，多以单核细胞为主。取脓性分泌物、穿刺液或脑脊液等涂片或培养可以检出该菌，有诊断意义。在有条件的实验室尚可行 PCR、血清抗体检测及动物接种等辅助诊断方法。

猫 抓 病

猫抓病指已感染了汉赛巴通体（bartonella henselae）的猫在抓、咬人体后而引起的感染性疾病。其病原体汉赛巴通体目前分类为革兰阴性杆菌。本病临床表现多样，但以局部皮损及引流区淋巴结肿大为主要特征。有严重并发症如脑炎、脑膜炎者，偶可致残或致死。

诊断要点：

1．流行病学

全球呈散发，温带地区秋、冬季发病者较多。传染源主要为猫，尤其是幼猫，其他尚有狗、猴等，尚无人传染人的报道。携带病原体的猫并不发病。90% 以上的患者与猫或狗有接触史，75% 的病例有被猫或狗抓、咬伤的病史。学龄前儿童及青少年易感。

2．临床表现

呈多样化，轻症病例明显占较大比例。

（1）原发皮损：在被猫抓、咬后的 3～10 天，局部出现一至数个红斑性丘疹，少数丘疹转为水疱或脓疱，偶可破溃。经 1～3 周结痂而愈。皮损多见于手、前臂、足、小腿、颜面、眼部等处，可因症状轻微而被忽视。

（2）局部淋巴结肿大：抓伤感染后1～2周，90%以上病例的引流区淋巴结肿大，以头颈部、腋窝、腹股沟多见。初之较坚硬，有轻触痛，大小不等。25%患者的淋巴结化脓，偶可穿破形成窦道。肿大淋巴结一般在2～4个月内自行消退。

（3）全身症状：大多轻微，32%～60%有发热（>38.3℃）、疲乏（29%）、厌食、恶心、呕吐、腹痛等胃肠道反应。头痛、脾肿大、咽喉痛和结膜炎各占13%、12%、9%和5%。结膜炎伴耳前淋巴结肿大（Parinaud综合征）系猫抓病的重要特征之一，有助于诊断。

（4）少见临床表现及并发症（根据1250病例分析）：脑膜炎（2%）、肝内肉芽肿（2%）、关节炎（<1%）、结节性红斑（<1%）等。其他尚有短暂性红斑丘疹、多形红斑、血小板减少性紫癜、腮腺肿大、多发性血管瘤和内脏紫癜（多见于HIV感染者）等，均属偶见。

3. 实验室检查

（1）外周血白细胞数大多正常，少数有嗜酸性粒细胞比例增高。病初数周内血沉增快。

（2）特异性抗原皮内实验：皮试液系从患者的淋巴结液中，经适当处理而制成。以0.1ml注入皮内，48～72小时出现≥5mm硬结者为阳性，阳性率达95%。受染后阳性反应可持续10年以上，故皮试阳性尚不能反应为现症感染。

（3）血清免疫学检查方法检测血清中的特异性IgG抗体，灵敏度较高。还可行病原体分离及病原体抗原或DNA检测。

诺卡菌感染

诺卡菌病（nocardiosis）系由诺卡菌（nocardia sp.）引起的急性或慢性化脓性肉芽肿性疾病。引起人类感染的诺卡菌有三种：即星形诺卡菌、巴西诺卡菌和豚鼠诺卡菌。其中以星形诺卡菌最常见。病菌为需氧菌，存在于土壤中，人类主要通过呼吸道吸入或皮肤外伤接种而感染本病。原发部位多在肺部，亦可在外伤皮肤破损处，在机体免疫功能低下时可经血液循环传播引起播散性感染，其中以脑脓肿最为多见。

诊断要点：

1. 流行病学

本病为外源性感染，不存在人与人之间传播。分布无地区差异，各年龄均可发病。易感高危人群为患白血病、淋巴瘤、肝硬化、器官移植、肿瘤放化疗、长期使用肾上腺皮质激素等影响机体免疫功能的基础疾病者。

2. 临床表现

（1）肺诺卡菌病：急性、亚急性或慢性起病。临床表现无特异性，病人可有类似大叶性肺炎、肺脓疡或肺结核的症状，少数可穿透胸壁形成瘘管或皮下脓肿。

（2）播散性诺卡菌病：多数由肺部感染播散而来。常常存在各种原因导致的免疫功能低下，如肿瘤、肝硬化、慢性肺病、免疫抑制剂或肾上腺皮质激素长期使用等。累及多个系统和脏器，其中脑部最常受累。症状和体征因累及部位不同而异。

（3）皮肤诺卡菌病：多于外伤后病菌直接进入破损的皮肤，继发的皮肤诺卡菌病可由肺部感染蔓延而来，亦可继发于血行播散性感染。表现为结节、脓肿、瘘管形成、水疱性丘疹或疣状及坏疽性损害。

3. 体格检查

体征因累及的组织及器官不同而异。

4. 实验室检查

（1）获取痰、脑脊液、脓液或皮损分泌物、刮取物标本，涂片后革兰染色，在油镜下直接检查见散在的革兰染色阳性呈纤细分支的菌丝。

（2）临床标本可接种于不含抗生素的沙氏琼脂培养皿上，室温或37℃有氧培养3～4周后，形成橘黄色或红色菌落，有泥土气味。据生化特征可鉴别菌种。

（3）组织病理检查：本病虽可累及多个组织及器官，但其病理改变相同，均为多发性脓肿，其中央伴有坏死，有大量中性粒细胞、淋巴细胞及浆细胞浸润，其中可见革兰阳性纤细的菌丝、分支，外周无或极少纤维化。

厌氧菌感染

厌氧菌指只能在低氧分压条件下生长而不能在空气和/或10%二氧化碳浓度下的固体培养基表面上生长的细菌。厌氧菌是正常菌群的主要组成部分，常定植于人体的口腔、鼻咽、消化道、会阴部及皮肤表面，对于保持局部微生态环境起重要作用。但在皮肤、黏膜屏障功能减退及正常菌群定植位置发生改变时则可引起人体各组织和器官的感染。故厌氧菌感染为内源性。

常见的致病性厌氧菌有：①革兰阴性杆菌：主要有类杆菌属、梭形杆菌属、产黑色素普氏菌等；②革兰阳性球菌：主要有消化球菌属、消化链球菌属等；③革兰阴性球菌；④革兰阳性产芽胞杆菌：主要有梭状芽胞产气杆菌；⑤革兰阳性非产芽胞杆菌：主要有放线菌属、丙酸杆菌属、真杆菌属、乳酸杆菌属、双歧杆菌属等。

诊断要点：

1．病史

常有广谱抗生素长期使用史或存在可引起机体免疫功能受损的基础疾患等。常见诱因有局部感染、缺血、肿瘤化疗、拔牙、外伤、误吸、心肺复苏等。

2．临床表现

厌氧菌感染可累及人体各个脏器及组织，但多数集中在胸腔、腹部及盆腔，其临床表现依其累及的部位而异。

（1）神经系统感染：多表现为脑脓肿、脑膜炎，此外还可表现为硬膜下积脓、硬膜外积脓、中枢神经系统血栓性静脉炎等；常由耳源、鼻源、血源性感染或外伤引起。

（2）呼吸系统感染：可表现为上呼吸道感染、胸膜感染、吸入性肺炎、肺脓疡、脓胸等。其中吸入性肺炎多位于上叶的后段、下叶的背段和基底段以及两肺的下叶底部。

（3）腹腔内感染：多数来源于肠道，诱因可有外伤、腹腔肿瘤浸润、胆道肠道感染穿孔、肠梗阻等。可引起腹膜炎、胆道感染、肠道感染、肝脓肿、腹腔脓肿等，在有脓肿形成时脓腔中可有气体，脓液有臭味。

（4）厌氧菌尚可引起女性生殖道和盆腔感染、泌尿道感染、骨关节感染、败血症和心内膜炎及皮肤软组织感染等。

3．体格检查

依据感染侵犯的部位不同可以发现相应的感染体征。

4．实验室检查

包括厌氧菌的分离及鉴定。临床留取标本应尽量从病变部位直接穿刺获得、严格无菌操作技术、采集及运送过程中尽可能不接触空气。除常规鉴定外，尚可采用气相色谱分析、免疫学检查等方法进行厌氧菌鉴定。

败 血 症

败血症（septicemia）是致病菌或条件致病菌侵入血循环中生长繁殖，产生毒素和其他代谢产物所引起的急性全身性感染，临床上以寒战、高热、皮疹、关节痛及肝脾肿大为特征，部分可有感染性休克和迁徙性病灶。

20 世纪 50 年代以前，败血症的致病菌主要为肺炎球菌和溶血性链球菌，其次为金黄色葡萄球菌（金葡菌）。自抗菌药物问世并广泛应用以来，对抗生素尤其是青霉素敏感的肺炎球菌、溶血性链球菌感染已大为减少，而金葡萄及某些革兰阴性杆菌如大肠杆菌、绿脓杆菌、肺炎杆菌及肠杆菌等因易产生耐药性，故已成为败血症的主要病原菌。70 年代以后，真菌及厌氧菌感染也逐渐增多。

常见的病原菌有以下四类：

（1）革兰阳性球菌：以金葡菌最为常见，在院内感染者表皮葡萄球菌（表葡菌）也不少见，其他还有肺炎球菌及溶血性链球菌，后者常引起新生儿败血症。

（2）革兰阴性杆菌：以大肠杆菌最为常见，其次为肺炎杆菌、肠杆菌（产气杆菌、凝团杆菌等）、绿脓杆菌、变形杆菌、枸橼酸杆菌及沙雷菌等。

（3）厌氧菌：主要为脆弱杆菌、消化球菌与消化链球菌、产气荚膜杆菌等。目前报道厌氧菌败血症占败血症总数的10%左右，但由于厌氧菌培养技术较为复杂，故实际发生率可能更高。

（4）真菌：主要为白色念珠菌，其次为曲菌与毛霉菌。

多数菌（复数菌）败血症是指两种或两种以上细菌同时或先后感染，多见于严重烧伤或免疫功能严重低下者。

临床特点：

败血症无特异的临床表现。大多无明确的潜伏期。

（1）各种病原菌所引起的原发炎症与其在人体的分布部位有关。如金葡萄多引起皮肤的化脓性炎症、咽峡炎及肺炎，而大肠杆菌等革兰阴性杆菌易造成胆道、肠道和泌尿系炎症。

（2）毒血症症状：起病多急骤。常有寒战、高热，发热多为弛张热及或间歇热，亦可呈稽留热、不规则热及双峰热，后者多系革兰阴性杆菌败血症所致。发热同时伴有不同程度的毒血症症状，如头痛、恶心、呕吐、腹胀、腹痛、周身不适、肌肉及关节疼痛等。严重者可出现中毒性脑病、心肌炎、肺炎、肠麻痹、感染休克及DIC等。

（3）皮疹：见于部分患者，以淤点最为多见，多分布于躯干、四肢、眼结膜、口腔黏膜等处，为数不多。金葡菌败血症可有荨麻疹、猩红热皮疹、脓疱疹等。绿脓杆菌败血症可出现坏死性皮疹。

（4）关节症状：可出现大关节红、肿、热、痛和活动受限，甚至并发关节腔积液、积脓，多见于革兰阳性球菌、脑膜炎球菌、产碱杆菌等败血症的病程中。

（5）感染性休克：见于1/5～1/3败血症患者，表现为烦躁不安，脉搏细速，四肢厥冷，皮肤花斑，尿量减少及血压下降等，且可发生DIC，系严重毒血症所致。

（6）肝脾肿大：一般仅轻度肿大。当发生中毒性肝炎、肝脓肿时肝大明显，并可出现黄疸。

（7）迁徙性病灶：随病原菌而不同。多表现为皮下脓肿、肺炎、肺脓肿、化脓性关节炎、骨髓炎、脑膜炎、感染性心内膜炎等。

1. 各种败血症的特点

（1）金葡菌败血症：原发病灶多为皮肤黏膜的化脓性炎症。如疖、痈或呼吸道感染，起病急，常在原发病灶出现后1周内发生；皮疹形态多样化，以淤点最为常见，脓疱疹虽少见，但其存在有利于诊断；少数患者（<20%）发生感染性休克。

（2）革兰阴性杆菌败血症：女性和老年患者常见；多继发于慢性疾病基础上，病前健康状况差；原发炎症主要为胆道、泌尿道和肠道感染，其次为女性生殖道与呼吸道感染；热型以间歇热或弛张热多见，伴寒战、大汗，双峰热亦较为常见；约1/3患者于病情早期出现感染性休克。

（3）厌氧菌败血症：占败血症总数7%～10%，常因厌氧培养不普及而漏诊；致病菌主要为脆弱类杆菌（80%～90%），常与需氧菌掺杂一起，引起复数菌败血症；患者多为新生儿及慢性病病人；原发炎症主要为腹腔内感染，其次为女性生殖道、压疮及呼吸道感染；临床表现与需氧菌败血症基本相似，也易发生感染性休克与DIC。

（4）真菌败血症：多见于老年及小儿；一般发生在严重原

发疾病（如糖尿病、肝硬化等）的病程后期；诱因多为长期应用抗生素、肾上腺皮质激素、免疫抑制剂及留置导管等；绝大多数为院内感染，病情发展缓慢，临床表现无特异，全身中毒症状一般较轻，常被原发病的表现所掩盖；病理解剖发现全身各脏器、组织有多发性小脓肿。

2. 特殊类型败血症

（1）新生儿败血症：常见的致病菌为大肠杆菌、金葡菌、B族溶血性链球菌及肺炎杆菌等，多由未愈合的脐带、皮肤黏膜感染处侵入；由于免疫系统发育不完善，临床表现可非常隐匿，仅半数患者出现发热。

（2）老年人败血症：常发生在肺心病、胆石症、糖尿病、血液病、前列腺肥大等疾病基础上；致病菌以革兰阴性杆菌及葡萄球菌多见；临床症状多不典型；易发生休克及多脏器功能损害，预后严重。

（3）烧伤后败血症：由于皮肤大面积创面，血浆外渗，随后又出现重吸收，细菌极易入侵至血循环发生败血症，发生败血症的几率和程度与烧伤创面大小及严重程度呈正比；致病菌以金葡菌、绿脓杆菌最为常见，易发生复数菌混合感染；临床表现常很严重，毒血症症状明显，常出现高热或体温不升、感染性休克、中毒性心肌炎、中毒性肝炎及中毒性肠麻痹等。

（4）医院内感染败血症：近年来发病率明显增加，可达败血症总数的30%～50%，其中绝大多数患有严重的基础疾病，部分为医源性感染。常见致病菌是大肠杆菌、肺炎杆菌、金葡菌和绿脓杆菌等。

实验室检查

（1）血象：白细胞总数大多显著增高，达（10.0～30.0）×10^9/L，中性粒细胞百分比增高，多在80%以上，可出现明显的核左移及细胞内中毒颗粒。

（2）中性粒细胞四唑氮蓝（NBT）试验：此试验仅在细菌

感染时呈阳性，可高达20%以上（正常在8%以下），有助于病毒性感染和非感染性疾病与细菌感染的鉴别。

（3）病原学检查：①细菌培养：血培养及骨髓培养阳性是确诊的主要依据，后者阳性率更高；②细菌涂片：脓液、脑脊液、胸腹腔积液、淤点等直接涂片检查，也可检出病原菌，对败血症的快速诊断有一定的参考价值。

（4）其他检查：鲎试验（limulus lysate test，LLT）是利用鲎细胞溶解物中的可凝性蛋白在有内毒素存在时可形成凝胶的原理，测定各体液中的内毒素，阳性时有助于革兰阴性杆菌败血症的诊断。气相色谱法可用于厌氧菌的鉴定与诊断。

临床表现凡有不明原因的急性高热、寒战、白细胞总数和中性粒细胞显著增高而无局限于单一系统的症状与体征时，应考虑败血症的可能。凡新近有皮肤局部炎症，或挤压疖疮史，或有尿路、胆道、呼吸道等处感染，治疗后仍不能控制体温者应高度怀疑败血症的可能。若病程中出现淤点、肝脾肿大、迁徙性脓肿、感染性休克等，则败血症诊断基本确立。仔细询问病史、认真查体既有助于确立诊断，又可发现原发病灶，并由原发病灶的部位及性质推测出病原菌的种类，利于治疗。

第六节 螺旋体感染

钩端螺旋体

钩端螺旋体病是由致病性钩端螺旋体引起的自然疫源性急性传染病。我国除少数干旱少雨地区外，大多数省份均发现有本病存在，尤其是长江流域及其以南地区。人类本病的临床表现复杂，轻型似流感，重型表现为肺出血型、黄疸出血型及脑膜脑炎型等。肺弥漫性出血、心肌炎、溶血性贫血及肝肾功能衰竭为常见致死原因。

诊断标准：

1．疑似病例

（1）起病前3周内或在流行地区有疫水接触史，或有接触猪尿、鼠尿史或饮食品被鼠尿污染史。

（2）起病急骤、畏寒、发热、头痛、腰痛、腓肠肌痛、乏力、结膜明显充血但不痛、全身淋巴结肿大者。

2．确诊病例

（1）临床诊断：疑似病例具有下列任何一组或一组以上症状者。

1）肺出血。

2）黄疸及皮肤、黏膜、内脏出血。

3）脑膜脑炎症状。

4）肾炎症状：腰痛、蛋白尿。

5）胃肠道症状及休克。

3．实验确诊

具有以下任一项者：

（1）采早期血液或脑脊液标本检到病原体，或培养或接种动物，病原体阳性。

（2）采第2周后尿液培养或接种动物，病原体阳性。

（3）早期及恢复期双份血清显微镜凝集试验抗体效价4倍以上升高。

（4）血清特异性IgM抗体阳性。

回 归 热

回归热（relapsing fever）是由回归热螺旋体经虫媒传播引起的急性传染病，临床特点为周期性高热伴全身疼痛、肝脾肿大和出血倾向，重症可有黄疸。根据传播媒介不同，可分为虱传回归热（流行性回归热）和蜱传回归热（地方性回归热）两种类型。

诊断要点：

1. 流行病学

有体虱寄生或啤叮咬史。

2. 临床表现

根据典型的临床症状如周期性高热伴全身疼痛、肝脾肿大及出血倾向。结合流行病学即可作出初步诊断。确诊有赖于病原学或血清学检查。

3. 实验室检查

多数患者白细胞总数增高，可达（15.0~20.0）$\times 10^9$/L，中性粒细胞增加。蜱传型白细胞可在正常范围。多次发作后可有贫血，血小板及出凝血时间大多正常。血清丙氨酸转氨酶常升高，血清胆红素可增高。尿中可有少量蛋白、管型及红、白细胞。发热期取血或骨髓涂片染色镜检或暗视野检查可发现螺旋体。厚血片或离心浓缩后检查，可提高检出率。必要时可行小白鼠腹腔接种。有条件时可用血凝抑制试验等方法检测血清特异性抗体。此外，少数病人血清康氏及华氏反应可短暂阳性，虱传型病人血清可有 OX 凝集反应阳性，但效价不高。

第七节 真菌感染

深部真菌可累及皮肤、皮下组织，甚至全身的组织和器官。近年来，深部真菌病的发病率明显上升，成为严重危及患者生命的并发症，尤其是在艾滋病中。致病菌主要有念珠菌感染、曲霉菌感染、毛霉菌病、着色真菌病、隐球菌病、芽生菌病、荚膜组织胞质菌病、球孢子菌病、巴西芽生菌病等。

诊断要点：

(1) 许多真菌是条件致病菌，通常不致病，只有在宿主抵抗力下降时才致病，如长期用皮质类固醇、免疫抑制剂治疗期间的患者特别容易引起机会致病菌感染，艾滋病、糖尿病、支气管扩张、肺气肿、结核病、霍奇金淋巴瘤或其他淋巴瘤、白血病或烧伤患者也易发生这种感染。

(2) 原发性的真菌病有典型的地理分布，芽生菌病限于北美和非洲，副球菌病仅见于南美洲。但是应注意旅游者受感染后从这些地方性流行地区回去后经一定时间才发病。

(3) 当真菌从肺部的原发病灶播散时，可出现特征性临床症状，例如隐球菌病通常表现为脑膜炎，进行性播散性组织胞质病通常表现为肝病，芽生菌病通常表现为皮肤病变。

(4) 确诊通常依靠从痰、骨髓、尿、血、脑脊液中或从淋巴结、肝脏、肺脏活检中分离出病原真菌。

(5) 与病毒性和细菌性疾病相比，真菌感染适用病理组织学方法作出诊断，具有高度可靠性。

第八节　寄生虫感染

阿米巴痢疾

阿米巴痢疾，又称肠阿米巴病，是由致病性溶组织阿米巴原虫侵入结肠壁后所致的以痢疾症状为主的消化道传染病。本病遍及全球，多见于热带与亚热带。我国多见于北方。发病率农村高于城市，男性高于女性，成人多于儿童，大多为散发。

诊断要点：

1. 临床表现

(1) 急性阿米巴痢疾（普通型）：起病稍缓、腹痛、腹泻、排便量中等，带血和黏液，色暗红如果酱样，有腥臭味，右下腹部可有压痛。

(2) 暴发型阿米巴痢疾：起病急，中毒症状明显、高热、腹痛、腹泻，每日排便数十次，甚至失禁，粪便为水样或血水样便，奇臭，可有脱水、电解质紊乱、休克。

(3) 慢性阿米巴痢疾：常为急性型的延续，病程超过数月，症状持续存在或反复发作。

（4）无症状排包囊型（亦称原虫携带状态）：无症状，粪便检查可见溶组织阿米巴包囊。

2. 粪便检查

急性及暴发型粪便涂片检查可见大量红细胞、少量白细胞和溶组织阿米巴滋养体。慢性型可查到滋养体和包囊，排包囊者可查到阿米巴包囊。

3. 病例分类

（1）疑似病例：起病稍缓，腹泻，粪便暗红色，带血或黏液，或呈稀糊状便，有腥臭，难以确定其他原因的腹泻者。

（2）临床诊断病例：具备1中任何一条。

（3）确诊病例：具备1中任何一条和2。

阿米巴肝脓肿

阿米巴肝脓肿是阿米巴痢疾的常见并发症，是肠腔内溶组织阿米巴滋养体通过门静脉到达肝脏，引起肝细胞溶解坏死形成脓肿。病情常隐匿，表现复杂，除肝脏肿痛、消瘦、贫血、恶寒、发热外，并可由肝脓肿穿破致肺脓肿、心包积液、肾脓肿及脑脓肿等多个内脏受累症状。

诊断要点：

1. 流行病学

有肠阿米巴病的既往史或现症病史，或外出旅行中有不洁饮食史。

2. 临床表现

多数病例起病缓慢。

（1）发热，以弛张热和不规则热为主，多低于39℃，热程达数周，伴有畏寒、盗汗，可食欲不振、腹胀、恶心、呕吐或腹泻甚至痢疾。

（2）持续性或间歇性右上腹疼痛，可向右肩背部放射，深呼吸及体位变换时疼痛加剧，肝脏肿大，有肝区疼痛、叩击痛和局限性挤压痛。

(3) 脓肿表浅时，可向周围组织器官穿破，形成脓胸，肝、肺、支气管胸膜瘘，心包炎、腹膜炎，肝结肠瘘。临床上表现相应的症状。

(4) 病程长者常伴有消瘦、贫血、衰竭，失营养性水肿，而发热不明显。部分晚期病人肝脏肿大、质地坚硬、局部隆起，易误诊为肝癌。

3. 实验室检查

(1) 外周血白细胞在急性期增高，在 $15\times10^9/L$ 左右，中性粒细胞在 80% 左右，有贫血；慢性病期 WBC 可降至正常。

(2) 粪便检查：阿米巴原虫阳性率约 30%，以包囊为主。

(3) 肝功能检查：碱性磷酸酶增高，胆固醇和白蛋白大多降低，可有 ALT 增高。

(4) 用阿米巴单克隆抗体检测血清、脓液、肝组织内的阿米巴抗原，或用阿米巴纯抗原检测抗体。

4. 影像学检查

超声波检查（B 超）可发现脓肿所在部位、大小，并可做穿刺或手术引流定位，CT、肝动脉造影、放射性核素肝扫描、核磁共振均可显示肝内占位性病变。

5. X 线检查

可见右侧膈肌抬高，活动受限，胸膜反应或积液，肺底有云雾状阴影。若在平片上见肝区不规则透光液 - 气影，颇具特征性。

6. 肝脓肿穿刺液检查

典型脓液为巧克力色，黏稠有腥臭味，脓肿壁上附着阿米巴滋养体，负压吸引有脓肿壁上组织时可检出阿米巴滋养体。当有厌氧菌及需氧菌混合感染时脓液呈灰黄/白色，脓液伴恶臭。

疟 疾

疟疾是由疟原虫引起、经按蚊传播的传染病。临床特点为间歇性、规律性、发作性寒战、高热和大汗，伴有贫血和肝脾大。导致人类疟原虫感染的只有间日疟、恶性疟、三日疟及卵形疟四种，后者比较罕见。恶性疟易侵犯内脏，可引起凶险发作，且发热不规则。1% ~2.5%的病人表现为中枢神经系统功能失常，呈现凶险发作。

诊断标准：

1. 疑似病例

在疟疾流行季节疫区居住或旅游，近年有疟疾发作史或近期接受过输血。出现间歇发作寒战、高热和大汗，继以症状明显缓解，可伴有脾肿大和贫血；或不明原因的高热、寒战、昏迷、抽搐等症状。

2. 确诊病例

（1）用抗疟药治疗，3 天内症状得到控制者。

（2）血液检查发现疟原虫。

临床诊断：疑似病例加（1）。

实验确诊：疑似病例加（2）。

黑 热 病

黑热病又称内脏利什曼病，是由杜氏利什曼原虫引起，经白蛉传播的慢性地方性寄生虫病。其临床特征为长期不规则发热、脾脏与肝脏肿大、全血减少、消瘦等。在 1958 年我国已基本消灭本病，但自 20 世纪 70 年代以来，部分边远地区又不断有新感染的黑热病人出现。

诊断标准：

1. 疑似病例

有流行区内生活史，具备以下表现：

（1）黑热病：长期不规则发热、肝脾进行性肿大、贫血及营养不良，怀疑为血液病而久治不愈者。

（2）皮肤黑热病：无论有无黑热病史，出现丘疹、结节、褐色斑或红斑等皮肤损害，不能以其他病解释。

（3）淋巴结型黑热病：腹股沟、腋下、肘部、颌下或颈等部位淋巴结肿大，不能以其他病解释。

2. 确诊病例

（1）骨髓或脾或淋巴结穿刺液，或皮肤组织涂片镜检或培养查见利什曼原虫。

（2）病原学检查虽阴性，但血清免疫反应，例如荧光抗体试验、酶联免疫吸附试验、间接血凝试验、对流免疫电泳试验呈阳性反应，可结合流行病学史及临床综合判定，或用锑剂获得治愈者。

实验确诊：疑似病例加（1）或（2）。

卡氏肺孢子虫肺炎

肺孢子虫病（pneumocystosis）是由卡氏肺孢子虫（也称卡氏肺囊虫）引起的呼吸系统机会感染，是一种原虫病。虫体通常寄生在肺泡内，成簇粘附于肺泡上皮上，在健康宿主体内并不引起症状，对于那些免疫缺陷的患者、虚弱的早产儿或营养不良等免疫功能低下者则可引起间质性肺炎，即卡氏肺孢子虫肺炎（PCP）。20 世纪 80 年代以来发现 PCP 是艾滋病患者最重要的机会性感染之一，50% 左右的 AIDS 病人会出现 PCP，也是艾滋病病人重要的死因。虽然由于强效抗反转录病毒治疗（HAART）的应用，PCP 在艾滋病病人中发病率在下降，但是，近年由于器官移植和免疫抑制药物的广泛应用，使本病的发病率又有所上升。其临床特点为发热、干咳、呼吸困难、鼻翼扇动和发绀等，症状进行性加重，单纯吸氧不能缓解，经特效治疗后可迅速恢复。

诊断要点：

1. 临床表现

潜伏期多数1～2个月，根据宿主的情况，临床分为两种类型。

(1) 流行型：又称经典型、婴幼儿型。多发生在早产儿，营养不良、体质虚弱或先天免疫缺陷的婴幼儿。起病较隐袭，渐加重，早期有厌食、消瘦、低热、腹泻，数周后出现呼吸增快、干咳、进行性呼吸困难，常伴有心动过速、鼻翼扇动、发绀等症状。患儿症状虽重，但肺部体征相对轻微。整个病程2周至3个月，患儿多死于呼吸衰竭。

(2) 散发型：又称现代型、儿童－成人型、免疫抑制型，多见于有免疫缺陷（先天或后天获得）的儿童或成人。近年来，最常见于艾滋病并发卡氏肺孢子虫肺炎患者。潜伏期视原有的基础疾病而异，常不能确定。起病急，有发热、干咳、气促、心动过速、鼻翼扇动、发绀，可有胸痛，最终导致呼吸衰竭，数日内死亡。病人体温可正常或低热，少数在38.5～39℃。体格检查肺部阳性体征少，或可闻及少量散在的干湿啰音，体征与疾病症状的严重程度往往不成正比，此为该病的典型临床特点。X线检查往往在起病1周以后出现双侧间质弥漫性网格状、条索状或斑点颗粒状阴影，自肺门向外扩散，以后可融合成结节或云雾状，或有空洞形成。外周血白细胞计数与原发病有关，正常或稍高，嗜酸性粒细胞计数增高。血气分析有明显的低氧血症，动脉血氧分压常在60mmHg以下，动脉血 CO_2 分压正常或稍低，肺泡－动脉氧分压差增大，可有呼吸性碱中毒，晚期出现呼吸性酸中毒。肺总容量、肺活量均减少，肺弥散功能减退。AIDS者肺功能损害更明显。未经治疗100%死于呼吸衰竭或其他感染性并发症如CMV感染、结核病、真菌感染或弓形虫病等。

对于AIDS、恶性肿瘤患者，接受器官移植、免疫抑制剂治疗者、未成熟儿、营养不良和衰弱婴儿等在病程中出现无明显原因的发热、干咳、呼吸急促等症状时应考虑本病的可能，尤其病人呼吸困难症状明显而体征甚少时应高度警惕本病。

肺孢子虫可经血液、淋巴液播散至淋巴结、肝、脾、骨髓、视网膜、皮肤等，但发生率较低，约3%。

2. 实验室检查

（1）血象和血气：白细胞计数多在正常范围或稍增高，(15.0~20.0) $\times 10^9/L$ 之间。白细胞分类可正常或核左移，嗜酸性细胞轻度增加。血气分析示血 pH 正常或升高，动脉氧分压及二氧化碳分压降低；肺总容量、肺活量均减少，肺泡-动脉氧分压差增大，可有呼吸性碱中毒，晚期出现呼吸性酸中毒。

（2）病原体检查：由于 PCP 临床症状没有特异性，目前主要依靠病原学检查来确诊。通常以肺组织或下呼吸道分泌物标本发现卡氏肺孢子虫的包囊和滋养体为金标准。

（3）血清学检查

1）抗体检测：常用的方法有酶联免疫吸附试验、间接荧光抗体试验和免疫印迹试验（Western blotting，WB）检测血清特异性抗体，阳性率多为50%~90%，由于卡氏肺孢子虫的广泛存在，人群中阳性率很高，在健康人群中用免疫荧光法检测，效价≥1∶40者占90%，除非检测抗体效价有4倍以上增加才有诊断意义，否则诊断价值不大。抗体出现于卡氏肺孢子虫肺炎的早期，发热期达高峰，因此，抗体的检测对卡氏肺孢子虫肺炎的早期诊断无应用价值，可用于流行病学调查。

2）抗原检测：用荧光素标记单克隆抗体进行直接免疫荧光法或酶标记单克隆抗体进行免疫组织化学染色法检测痰液、支气管肺泡灌洗液（BALF）、肺活检组织中的卡氏肺孢子虫滋养体或包囊，阳性率高，特异性强。

3）有实验室条件者可进行 PCR 检查。

3. 肺部 X 线检查

可见双肺从肺门开始的弥漫性网状结节样间质浸润，有时呈毛玻璃状阴影，一般不累及肺尖、肺底和肺外带；有时可见肺部局限性结节阴影、大叶实变、空洞、肺门淋巴结肿大、胸腔积液等，但多数患者合并细菌或真菌感染，X线检查多不典型。

凡免疫功能低下或缺陷的病人以及长期接受免疫抑制药物治疗的病人，如病程中出现原发疾病无法解释的发热、干咳、进行性呼吸困难而肺部X线检查符合间质性肺炎改变时，应高度怀疑本病。确诊依靠病原学检查，如痰液或BALF/肺组织活检等发现卡氏肺孢子虫的包囊或滋养体。对于临床高度怀疑本病而未找到病原学证据时可以进行试验性治疗。

隐孢子虫病

隐孢子虫病是由隐孢子虫，一种肠道的寄生虫导致的腹泻病。轻重各异，是目前世界上腹泻病常见原因，艾滋病患者更为常见。寄生于人体的是微小隐孢子虫，该虫是机会致病原虫。本病在国外的研究报道日趋增多，国内近几年也逐渐引起人们的注意。

诊断要点：

1. 流行病学

(1) 传染源：隐孢子虫病病人的粪便和呕吐物中含大量卵囊，症状消退后仍有卵囊排出，可持续几天至5周，这是主要的传染源，而健康带虫者和恢复期带虫者也是重要的传染源。

(2) 传播途径：人际的相互接触是重要的传播途径。水源污染，易引起暴发流行。

(3) 易感人群：人类对隐孢子虫普遍易感。婴幼儿、艾滋病患者、接受免疫抑制剂治疗的病人，以及先天或后天的免疫功能低下者更易感染隐孢子虫。

2. 临床表现

(1) 免疫功能正常的人感染后，主要表现为急性水样腹泻，一般无脓血，日排便2~20余次，严重感染的幼儿可出现喷射性水样泻，排便量多。病程长短不一，20 天至 2 个月占多数，由急性转为慢性而反复发作者并不少见。

（2）免疫功能受损者感染后，通常症状明显且病情重，持续性霍乱样水泻最为常见，一日数次至数十次。有人统计 57 例艾滋病病人感染者，42 例死于本病，为艾滋病患者主要致死病因之一。故国外艾滋病病人检查隐孢子虫已被列为常规项目。

3. 实验室检查

早期对隐孢子虫病的诊断须进行肠黏膜活组织检查，近年则主要从粪便中查出卵囊确诊。检查方法多用粪便直接涂片染色法。

（1）金胺－酚染色法：染色后在荧光显微镜下可见卵囊为圆形，发出乳白色略带绿色的荧光，中央淡染，似环状。

（2）改良抗酸染色法：染色后背景为蓝绿色，卵囊呈玫瑰红色，内部结构清晰。

（3）金胺酚－改良抗酸染色法：本法先用金胺－酚染色后，再用改良抗酸染色法复染，染后用光学显微镜检查，其卵囊同抗酸染色，而非特异性颗粒呈蓝黑色，颜色与卵囊不同有利于卵囊的检查，并提高了检出率和准确性。

免疫诊断，国外已有几种方法，其中单克隆荧光抗体法较敏感特异。

丝　虫　病

丝虫病是由班氏丝虫和马来丝虫寄生在人体淋巴系统引起的疾病。微丝蚴血症患者是本病的传染源，蚊子是丝虫的中间宿主，蚊虫叮咬是本病的传播途径，发病多集中在夏秋季节。本病在急性期表现为淋巴管炎和淋巴结炎，慢性期表现为淋巴管阻塞的症状。潜伏期 10～12 个月，多数病人无症状，少数患者有荨麻疹，轻度腹股沟淋巴结肿大等。急性期主要表现为急性淋巴结炎和淋巴管炎。常有发热、头痛、背痛、食欲减退、恶心等全身症状。5~7天后症状缓解，如此反复发作。慢性期患者主要表现为淋巴系统阻塞的症状和体征，如淋巴结肿大、淋巴管曲张、睾丸鞘膜积液、乳糜尿、象皮肿等。

诊断标准：

1. 疑似病例

有在流行季节流行区居住史，发生反复发作的淋巴结炎与逆行淋巴管炎、象皮肿、鞘膜积液、乳糜尿，且ELISA或IFA检测抗体试验阳性者。

2. 确诊病例

实验确诊：从夜间采集的病人血中（或有时在尿及抽出液内）查到微丝蚴，或在淋巴结、淋巴管内找到成虫。

第二章　结　核　病

结核病是一种由结核分枝杆菌感染引起的慢性传染病，我国属世界高流行国家之一。结核病主要通过呼吸道传染，发展成肺结核，亦可经淋巴与血液循环播散引起结核性胸膜炎及其他肺外结核病。结核病可分以下类型：

（1）原发性肺结核：为原发结核感染所致的临床病症，包括原发综合征及胸内淋巴结结核。

（2）血行播散型肺结核：包括急性血行播散型肺结核（急性粟粒型肺结核）及亚急性、慢性血行播散型肺结核。

（3）继发性肺结核：继发性肺结核是肺结核中的一个主要类型，包括浸润性纤维空洞及干酪性肺炎等。

（4）结核性胸膜炎：包括结核性干性胸膜炎，结核性渗出性胸膜炎，结核性脓胸。

（5）肺外结核。

第一节　肺　结　核

肺结核病是一种慢性消耗性肺部疾患，早期结核病可无自觉症状，多在健康检查时发现。患结核病后，除肺部症状外，结核杆菌毒素与坏死组织被吸收，还会引起神经系统、消化系统、循环系统等功能失调及全身物质代谢失调，而出现一系列全身症状。

诊断要点：

1. 呼吸道症状

（1）咳嗽：咳嗽是肺结核的重要早期症状，持续 2 周治疗不愈的咳嗽，应做痰结核杆菌检查及胸部 X 线检查。如咳嗽伴有血痰、低热、盗汗与易疲倦则高度提示肺结核病的可能。

（2）咳痰：早期肺结核病人常常无痰，当结核病进展出现干酪坏死空洞形成或合并感染时痰量才逐渐增多。痰是检查结核杆菌的有利条件。但当病人化学药物治疗后，咳痰减少、甚至可能无痰。

（3）血痰或咯血：咯血是肺结核病人常见的症状，发生率为20%～90%。肺结核病变进展、空洞壁、支气管内膜结核溃及血管时，可出现血痰或小量咯血。病变损伤较大血管或空洞壁较大动脉瘤，可出现大量咯血，严重时可危及生命。

（4）呼吸困难：一般肺结核病人无呼吸困难。若出现呼吸困难，说明病情很严重，多由病变破坏肺组织过多，或出现胸膜粘连增厚、肺气肿、肺萎缩等，肺脏代偿功能已无法满足生理需要。

（5）胸痛：有时疼痛游走不定，可受呼吸和咳嗽的影响，通常是由神经反射引起的。若胸痛部位固定，呈针刺样痛或隐痛，随呼吸和咳嗽加重，说明病灶蔓延至胸膜壁层所致。

2．全身症状

（1）结核病的早期可出现周身不适、疲倦、乏力与盗汗。盗汗发生夜间睡熟后，可见全身大汗，是由于交感神经受结核杆菌毒素的作用过度兴奋所致。

（2）发热是早期活动性结核病的主要症状之一，热型不定，程度不一，轻症病人多为低热，当病情恶化、合并感染或重症病人可伴有寒战、高热。结核病人发热特点是长期午后低热，次日晨前退热，这是由于结核杆菌毒素被吸收所致。经治疗后，50%～60%的病人2周内退热，20%～30%于10周内退热，尚有10%～20%持续到3个月左右。

（3）食欲不振、恶心、腹胀、便秘或腹泻、体重下降。患者多有不同程度的消瘦，这与食欲不振、消化不良、长期发热而导致机体慢性消耗有关。

（4）月经失调、闭经及面部潮红等自主神经紊乱症状。

（5）由结核变态反应引起的过敏症状，如结核性风湿症、口－眼－生殖器三联征，眼疱疹性结膜炎、皮肤结节性红斑及瘰疬面容等。

3．肺结核的X线诊断

肺结核X线胸片表现有：

（1）纤维硬结灶：斑点、条索、结节状，边缘清晰，密度较高。

（2）浸润病灶：云雾状、斑片状，密度较低，边缘模糊。

（3）干酪性病灶：斑块、结节或球形，密度较高，不均匀，边缘模糊或清晰，中心可呈溶解或虫蚀状透光区或空洞。

（4）空洞：呈周围有环形边界的透光区，可分薄壁、张力、干酪厚壁、纤维厚壁、虫蚀状多种形态。

（5）播散：空洞或溶解的干酪灶可在其同侧或对侧下方或斜对上方见小点片影。

（6）球形灶：边缘清晰，球形或椭圆形，通常小于3cm，可有中心钙化或环形钙化，一般无毛刺和切迹，可有卫星灶，单发或多发。

4．肺结核的CT诊断

（1）急性血行播散型肺结核主要表现

1）肺内弥漫分布的粟粒状结节影像：结节的大小基本一致，多数为1～3mm，少数结节可达5mm。有的结节可增长较大，或融合。结节具有间质性、边缘清楚的特点，在肺内结节呈弥漫分布。

2）毛玻璃样密度：此为较常见表现形态，为斑片状，其内可见血管影像。病变分布不均匀。

3）合并小叶间隔增厚和小叶内间质增厚。

（2）支气管播散型肺结核主要表现

1）结核病灶沿支气管分支分布，病变分布不均，在支气管分支周围较多，或局限于病变支气管所分布的肺叶、肺段的某一个区域内。

2）小叶中心的结节及分枝状影，病灶为结节状、短条状及分枝状，2～4mm 大小，与支气管分支相连，形似树枝发芽，主要位于小叶中心，距胸膜及小叶间隔有一定间距。

3）小叶及细叶影像：小叶实变表现为 1～2cm 的斑片状影。细叶病变为 5～8mm 的结节状影。病变进展可形成较大的小叶融合影及空洞，病变分布范围也明显广泛。

（3）气管支气管结核主要的 CT 表现

1）支气管狭窄，发生率高，多数为不规则狭窄，表现为管壁边缘不整，管腔不规则变细。有的为外压性狭窄，表现为支气管周围淋巴结肿大并包绕支气管，或围在病变支气管处、有软组织结节突入管腔。

2）肺内改变，多数病例有肺叶、肺段肺不张，近肺门部多无肿块密度影。肺不张内可见散在钙化。肺内还可见支气管播散病灶、空洞、斑片状浸润病灶和支气管扩张。

3）淋巴结肿大，包括肺门及纵隔淋巴结肿大，可见钙化。

第二节 肺外结核病

肺外结核病小儿常见，在小儿结核中占有重要地位，其中尤以结核性脑膜炎、腹部结核病及周围淋巴结结核为多见。肺外结核的发生率在成人亦引起人们的关注，现摘要叙述几种。

1. 胸壁结核

胸壁结核是一种比较常见的胸壁疾病。常表现为冷脓疡或慢性窦道，它往往继发于肺、胸膜或纵隔的结核病变。

胸壁结核的全身症状表现不明显，可有一般性结核感染的消瘦、乏力、盗汗和低热等症状。局部体征按病变情况呈现不同的临床表现和体征。发病初期表现为无痛性冷脓肿，当脓肿日益增大时，脓肿表面皮肤变薄，张力增大。如化脓性细菌侵入脓肿导致继发性化脓性感染，此时脓肿表面皮肤出现发红、发热、肿胀和压痛，甚至可伴有全身急性炎症反应，伴有发热，最后脓肿自行溃破或经切开引流排脓。脓液呈乳白色豆渣样。脓肿邻近肋骨或胸骨因受脓肿压迫或侵袭，使骨质破坏呈不规则缺损。

前胸壁或脊柱旁呈现无痛性冷脓肿或者经久不愈的慢性窦道，应首先考虑胸壁结核的可能性，尤其当肺内存在结核病灶或存在慢性脓胸时，可以确诊。脓腔穿刺可获得乳白色脓液，细菌涂片，培养或动物接种可以进一步明确诊断。X线摄片检查可见胸内病灶或局部肋骨、胸骨的破坏性改变，可提供十分有诊断和治疗意义的参考价值。

2. 结核性脑膜炎

见神经系统发热疾病“结核性脑膜炎”。

3. 结核性心包炎

结核性心包炎的发生，是由胸腔内淋巴结结核、胸膜或腹膜结核，经过淋巴逆流播散或直接蔓延而来。结核性心包炎可分为渗出性及缩窄性两型，渗出性心包炎多发生在初染后，缩窄性心包炎病例大都自渗出性心包炎演变而来。

(1) 渗出性结核性心包炎：起病可急可缓，多数有发热、食欲差、乏力等全身中毒症状。心包渗液大量时可导致心脏压迫症状，表现为呼吸困难、下肢水肿等。体征方面常见心脏中等度以上增大，心尖搏动减弱，心音遥远、奔马律，肝脏增大、腹腔积液、下肢水肿、颈静脉怒张、奇脉、脉压变小，颈静脉吸气时扩张，肝-颈静脉回流征阳性。但在起病较缓、渗液较少或虽大量而积聚甚慢时，可无明显心脏填塞症状。初期可听到心包摩擦音。检查静脉压明显升高。

(2) 缩窄性心包炎：起病缓，可为急性渗出性持续所致，但多数病例因急性阶段隐匿，就诊时已成缩窄性。形成缩窄性心包炎的时间可自数月至数年。临床上除一般症状外，主要为呼吸困难及一系列心脏填塞症状及体征。

根据典型的心脏填塞症状及体征全面考虑，缩窄性心包炎的诊断并不困难。X 线检查和心脏超声对诊断有帮助。胸透和 X 线摄片可见心脏搏动减弱，心缘曲线较为强直，上腔静脉扩张，肺纹理增深，心包可有钙化阴影。超声心动图检查可见左室后壁在心包区域有相距 1~3cm 平行运动的强烈回波，室间隔活动异常。鉴别诊断方面需与肝硬化、心肌病、充血性心力衰竭、渗出性心包炎及多发性浆膜炎、营养不良性水肿相区别。

4. 腹腔结核病

腹腔结核病包括胃、肝、脾、肠、腹膜及肠系膜淋巴结结核。其中以肠、腹膜及肠系膜淋巴结结核为多见。三者之间有密切联系，多同时存在，但临床上亦可表现为以某一脏器为主，成为单独的病型。至于肝脾结核，大多数是全身粟粒结核病的一部分。

腹腔结核病的传播途径：①消化道传播：饮用带结核杆菌的牛奶，取食和舔食被结核杆菌污染过的食具或物品，以及吞咽带菌痰液可使结核杆菌侵入肠道；②血行播散：腹部病变为全身粟粒结核病的一部分；③淋巴播散：胸腔内淋巴结结核经淋巴管逆流可侵犯腹腔内淋巴结。

（1）肠结核：肠结核为结核病发生在肠壁组织的慢性特异性感染，好发于回盲部，依次为升结肠、空肠、横结肠、降结肠、阑尾、十二指肠及乙状结肠等处，偶有位于直肠者。胃结核亦有报导，但极少见。

主要诊断依据有：①临床表现有长期发热、盗汗、腹痛、腹泻（或便秘）的青壮年患者；②肺结核或其他肠外结核患者原病灶已好转，但消化道症状和结核毒血症状反见加重者；③右下腹肿块伴压痛，或出现原因不明的不完全性肠梗阻表现者；④胃肠 X 线检查回盲部有激惹、钡剂充盈缺损或狭窄征象者。

对于疑有肠结核的患者，在初步排除相关的疾病后，仍难确诊时，可给予抗结核药物，治疗 2 周，观察疗效，以帮助诊断。

（2）结核性腹膜炎：结核病可从受累的腹部淋巴结或从结核性输卵管卵巢炎传到腹膜，患有肝硬化的酗酒者最容易发生结核性腹膜炎。症状轻的表现为乏力，腹痛和腹部触痛，重的可类似于急性细菌性腹膜炎。最可靠的诊断手段是腹腔穿刺和针刺腹膜活检。腹腔积液检查或腹膜活检组织学检查和 PCR 鉴定结核分枝杆菌是最有帮助的。活检组织中发现肉芽肿再加上阳性皮肤试验所作出的诊断几乎与培养发现结核分枝杆菌一样正确。但若腹腔积液较多，则结核菌素皮肤试验可能阴性。

（3）肝结核：患有晚期肺结核病、粟粒性结核病或弥散性结核病的病人，其肝脏可出现结核。临床上似乎少见，主要因为本病缺乏特征性临床表现而导致漏诊或误诊。

本病的临床表现视结核病变的性质、侵及范围和程度以及有无并发症等而异。大多起病缓慢。以青壮年居多，女性略多于男性，多数有肝外结核，肝结核的全身症状：发热呈低热或弛张型高热，少有寒战；乏力与食欲减退；盗汗与消瘦；贫血多为轻度或中度。肝结核的局部表现：肝肿大，边缘钝、中等硬度，有轻度或中度压痛；黄疸，与肝实质损害、肝脏急剧肿大及肉芽肿或肝内胆管阻塞有关。

肝结核的临床表现缺乏特异性，且常为肝外结核的症状所掩盖，临床诊断十分困难，多数病例通过肝穿刺活组织检查，诊断性腹腔镜或剖腹探查。临床上凡遇有原因不明的长期发热，伴进行性肝脏肿大，持续性肝区疼痛及压痛者要警惕肝结核的可能性；必要时应及时进行肝穿刺活组织检查。如系肝脓肿抽出液为稀薄类巧克力色液体，内有白色坏死物者，应行涂片进行抗酸染色，查找抗酸菌，同时送脓液行结核杆菌培养。

5．肾结核病

肾脏是肺外转移性生殖泌尿道结核中最常见的部位，感染常常播散到膀胱和男性的前列腺、精囊和附睾，形成肿大的阴囊肿块。感染也可播散至肾周间隙，使感染向尾部发展到达腰大肌形成股前侧的脓肿。尿培养，特别是前列腺按摩后所取得的标本进行培养可作出诊断。肾盂造影的典型表现为肾脏空洞和肾结构变形。

肾结核早期可全无症状，少数病例在肾粟粒结核病灶变成溃疡侵蚀血管可出现血尿，成为首发症状。病变侵及输尿管和膀胱后出现尿频、尿急、尿痛等典型膀胱炎症状，是肾结核的最常见症状。输尿管被脓块、血块或干酪块阻塞时可发生类似肾结石的肾绞痛。在肾盂积脓或肾周围脓肿时，可出现一侧腰部肿物和腰痛，并伴有高热及严重中毒症状。双侧肾结核或一侧肾结核合并对侧肾盂积水至晚期可发生肾功能衰竭。

早期诊断较难，结核菌素试验、既往结核病史和尿的改变均可作为诊断的参考。待出现典型膀胱炎症状时即容易诊断。确诊靠尿沉渣及尿培养检出结核杆菌，必要时可做动物接种。静脉肾盂造影对诊断有帮助。

6. 女性生殖器结核

女性生殖器结核是盆腔炎中并非罕见的一种类型，值得加以研讨。患者大多为20~40岁生育年龄的妇女。患肺结核的女性儿童，在1年之内其输卵管即可受到感染，故此症的初发年龄，可能远远早于20岁。

除不育外，生殖器官结核患者可能无任何其他临床表现，即使有症状，亦由于症状无特异性，而不被注意，故易被漏诊或误诊。常见的妇科结核有输卵管结核、子宫结核、卵巢结核、宫颈结核。

7. 乳腺结核

乳腺结核大都是继发于肺或肠系膜淋巴结结核的血源性播散的结果，或是由于邻近的结核病灶（肋骨、胸骨、胸膜或腋淋巴结结核）经淋巴管逆行播散或直接蔓延而引起。常见于20~

40 岁的妇女，病程缓慢。初期时乳房内有一个或数个结节，无疼痛或触痛，与周围组织分界不清，常有皮肤粘连，同侧腋窝淋巴结可以肿大。临床无发热。肿块软化后形成冷脓疡，与乳腺癌不易鉴别。早期乳腺结核的诊断较困难，常需活检。在形成溃疡、窦道后，即易诊断。镜检有坏死组织，有时可找到结核杆菌。

8．骨与关节结核

人体任何部位的骨骼都可以患结核病，骨、关节结核的好发部位首先为脊椎，其次为髋关节及膝关节、短骨及长骨骨干。外伤可使隐性骨结核病灶变成活动性骨结核，负重大或运动多的肢体或关节发生率较高，以负荷最重的胸腰段最易发生结核病。下肢结核比上肢结核多见。病理变化以松质骨或海绵质骨最易发生，可能与该处血管网丰富有关。病变亦可开始于滑膜，称单纯滑膜结核，亦较少见。单纯滑膜结核中以膝关节较多，其次为踝和髋。单纯骨结核或单纯滑膜结核如不及时治疗多于数月或数年内发展为全关节结核。

（1）脊柱结核：脊柱结核临床上最为多见，占全身骨与关节结核的第 1 位。99% 为椎体结核，椎体结核中的腰椎最多见，胸椎次之，其次为胸腰段脊椎、腰骶段脊椎、颈椎，骶尾骨最少见。

1）全身症状：早期无明显症状，活动期则出现食欲不振、消瘦、午后潮热、盗汗等中毒症状。

2）局部症状和体征：疼痛以局部疼痛为主，活动、咳嗽时加重。患处可有压痛、叩击痛及放射痛；脊柱畸形：由于椎体破坏塌陷后，形成角状后突畸形，为脊柱结核所特有；肌肉痉挛、姿势异常和运动受限。颈椎结核病人可有斜颈畸形或头前屈，活动时明显受限。胸、腰椎结核病人不能弯腰，故拾物姿势很特殊，不是弯腰去拾，而是屈髋、屈膝、挺腰下蹲，一手撑股，另一手去拾地上的东西；寒性脓肿：应仔细检查，如怀疑可做穿刺。

（2）骶髂关节结核：骶髂关节结核，以往书本上很少提及，因为其发病率低。近年来，临床上常有发现，故应引起注意。该病常是单侧受累，疼痛可仅局限于患侧臀部，也可沿坐骨神经向下放射。临床上对一些臀部酸痛，经治疗后无效的病人，不能轻易诊断为臀筋膜劳损或骶髂关节炎，需密切观察，定期拍摄双侧X线片，有时需采用CT检查，只要引起重视，对这类病人的诊断能及时作出。

（3）膝关节结核：多见于学龄前儿童。可有一般结核中毒症状，病变大多起自股骨或胫骨的骨骺端。最早症状为轻微的跛行及疼痛，开始为轻度间歇性，运动或外伤后可加重，休息后消失。待病变蔓延至关节发生关节炎时，疼痛及跛行呈持续性加重。关节肿胀，常迅速呈梭形肿大。关节腔内有积液时触诊有波动感或浮髌现象，关节腔内可有渗出液，有时关节囊内充满结核性肉芽组织。起初关节伸直受限制，后骨骺破坏，患肢变短，关节呈畸形。严重病例畸形逐渐加重，腿部终于屈曲成为直角，能并发脓肿及瘘管。

X线片早期可见局限性骨质疏松，以后骨小梁网模糊，呈无构造样，可见骨质破坏病灶，呈圆或椭圆形，有空洞形成，其内可见死骨；与健侧比较，可见弥漫的骨质疏松，关节腔变窄，关节软组织肿胀；可见寒性脓肿形成。

能协助诊断的重要症状包括缓慢的发病，早期出现的关节肿胀和运动障碍。结核菌素试验与X线检查可协助诊断。必要时行关节腔穿刺找结核杆菌或滑膜活组织检查以助确诊。

9．结核性淋巴结炎

原发性结核杆菌感染时，感染可从肺部的感染部位扩展到肺门淋巴结，上纵隔部的其他淋巴结可能受累。如果细菌到达胸导管，则可发生全身性扩散。大多数感染的淋巴结可愈合，但结核杆菌可处于静息状态存活数年甚至数十年，并可再繁殖而产生活动性结核病。

临床表现轻者可无症状，较重病例可伴低热及慢性中毒症状。淋巴结增大，较硬，无痛，互不粘连，可以移动。淋巴结可彼此粘连成团块，或与皮下组织相粘连，极易发生干酪样变。干酪坏死液化后形成冷脓肿，触诊时表面有波动感。冷脓肿破溃干酪液化物质排出后可形成瘘道，愈合慢，最后形成形状不规则的瘢痕。当瘘道长期不愈时，经常有少许脓性分泌物排出，日久可引起附近皮肤并发瘰疬性皮肤结核。

第三章 风湿性疾病

发热是风湿免疫性疾病的常见症状，尤其是以发热为主要临床表现而病因不明时应考虑有无风湿性疾病的可能。尤其在排除感染性疾病及肿瘤性疾病后，患者同时伴有多系统受累，以及一些辅助检查如血常规、血沉、C－反应蛋白、RF、抗核抗体（ANA）以及免疫球蛋白、补体等有部分异常结果时，更应考虑风湿性疾病。

大多数风湿性疾病是多系统、多器官累及，表现为长期发热或以发热为主要症状的自身免疫性疾病。以低热起病多见，如系统性红斑狼疮、类风湿关节炎、各种血管炎等，也有高热发病的如成人 Still 病。尽管近年来检验和影像学发展迅猛，但风湿性疾病的诊断仍依赖于临床医师对风湿性疾病基础知识的掌握，从而引发正确的思维、分析和鉴别。

急性发热：类风湿关节炎（RA）、成人 Still 病、系统性红斑狼疮（SLE）、干燥综合征（SS）、反应性关节炎、系统性血管炎等。

急性发热伴皮疹：成人 Still 病、SLE、SS、皮肌炎、系统性血管炎、脂膜炎等。

急性发热伴肺部病变：RA、SS、SLE、系统性硬化症（SSc）、多发性肌炎/皮肌炎（PM/DM）、结节病等。

长期发热：成人 Still 病、SLE、SS、系统性血管炎、反应性关节炎、脂膜炎、SSc、PM/DM 等。

第一节　发热伴皮肤黏膜损害

系统性红斑狼疮

系统性红斑狼疮（systemic lupus erythematosus，SLE）是由于遗传、性激素和环境等多种因素相互作用引起机体免疫调节紊乱所致的一种慢性炎症性全身性疾病。患者体内存在多种特异性自身抗体，是典型的自身免疫性疾病。以青年女性多见，5 年生存率为 98%，10 年为 84%。迄今病因不明，与遗传性激素环境因素有关，同时红斑狼疮是一种 B 细胞病，但是是在 T 细胞病基础上或诱导下产生的。基本病理改变为结缔组织黏液样水肿、纤维蛋白样变性和坏死性血管炎。

临床特点：

1. 临床表现

（1）全身情况：SLE 的临床表现无固定模式，病程迁延，反复发作，间有长短不等的缓解期。多数患者有乏力、发热、体重下降等全身症状。

95% 的 SLE 患者可有发热，其中 66% 为首发症状，部分病人因高热而急症就诊。也可呈低热，有间歇热、弛张热、稽留热或长期低热，多无畏寒，一旦伴寒战要警惕合并感染。

（2）皮肤与黏膜：80% 患者有皮肤损害，如蝶形红斑、盘状红斑、网状青斑、冻疮样皮损、脂膜炎样结节、甲周红斑等，都是血管炎的表现。活动期患者可有脱发、光过敏。黏膜病变通常与 SLE 病情活动相关。

（3）关节与肌肉：80% SLE 有关节受累，多数为关节痛，但明显关节炎患者只占少数，约占 10%。70% 的 SLE 患者出现肌痛、肌无力和肌压痛等肌炎的临床表现，但仅有 5% ~10% 的患者伴发炎症性肌病。

（4）肾脏：狼疮病人起病后约半数患者有临床狼疮性肾炎，表现为蛋白尿、血尿、管型尿，发病率逐年增加。经免疫病理或电子显微镜检查，几乎所有 SLE 患者的肾组织都可发现异常。

（5）心脏

1）心包炎：是 SLE 心脏受累中最常见的，少见中至大量心包积液甚至心包填塞。超声心动图是诊断心包炎直接且最敏感的辅助检查。

2）心肌梗死：心梗是 SLE 较为罕见的心脏并发症，是 SLE 主要死因之一。狼疮病人出现心梗的原因可能有冠状动脉粥样硬化、冠状动脉炎、抗磷脂抗体致冠状动脉血栓形成等。

（6）肺

1）胸膜炎：40% ~60% 者出现胸膜炎，胸腔积液量不多、可为双侧渗出液。

2）急性狼疮肺炎：1% ~4% 的 SLE 病人可发生急性狼疮肺炎，出现咯血、呼吸困难、咳嗽（有或无痰）、胸痛、发热、低氧血症等。胸部 X 线典型表现有：斑片状浸润影（常见于下叶，可为双侧或单侧）、胸膜渗出等。这些情况与其他引起肺部浸润的疾病如感染、肺出血或肺栓塞难以区别。

3）肺动脉高压：能引起急性循环衰竭、重度青紫，是 SLE 的死亡因素之一。伴有肺动脉高压的 SLE 患者，雷诺现象的发生率比非 SLE 患者明显增高。最常见的临床表现为活动时气短、呼吸困难、胸痛及慢性干咳。

（7）消化道：SLE 病人由于胃肠道血管炎、抗磷脂抗体阳性及药物作用等，常有恶心、腹痛、腹泻等症状。

狼疮性肠系膜血管炎：为最常见的狼疮急腹症，发病率低，但可危及生命。常发生于 SLE 的活动期，可并发缺血性肠坏死。大、小系膜血管均可受累，但以小动脉受损最为多见。主要临床症状为腹痛，多为绞痛，持续性，可伴有恶心、呕吐及发热。病情较重时可有血便和腹膜炎征象。

（8）神经系统：约20%患者有神经系统受累。

1）精神障碍：表现为思维障碍（如产生幻觉、妄想、被控制感等）、器质性脑综合征（指意识障碍，定向力障碍）、情感障碍和神经症反应（包括躁狂、抑郁、癔症、强迫症、焦虑症、疑病症等）。

2）神经系统损害：以癫痫最为多见（大发作、小发作、局灶性发作），少见的有脑血管病、脑神经麻痹、周围神经炎等。

（9）血液系统

1）贫血：70%狼疮患者有轻至中度慢性贫血。6%～15%可有自身免疫性溶血性贫血。

2）血小板减少：是SLE病情活动的指标之一。临床上有一少见类型表现为原因不明性血小板减少性紫癜，可为首发症状，直至数年后才有更多狼疮表现，始获诊断。

3）白细胞减少：约半数患者的血白细胞数在（2.0～4.5）×10^9/L。也是SLE病情活动的指标之一。

2．辅助检查

（1）抗核抗体谱：这是针对细胞核中不同成分的一组抗体，共有十余种。

1）抗核抗体（ANA）：是SLE的标准筛选试验。SLE患者约95%阳性，抗体效价与病情活动进展不一定平行。由于意义相同，此试验已代替方法繁琐而阳性率低的狼疮（LE）细胞检查。

2）抗双链DNA抗体：特异性高，阳性率约60%，抗体效价随病情缓解而下降。

3）抗Sm抗体：特异性高，是SLE的标记性抗体，阳性率是20%～30%。本抗体与SLE活动性无关。

4）其他：抗RNP抗体、抗SSA（Ro）抗体、抗SSB（La）抗体、抗组蛋白抗体等均可出现在SLE。

（2）其他自身抗体：抗磷脂抗体包括抗心脂抗体、狼疮抗凝物、生物学假阳性反应物（即梅毒试验假阳性），均针对基本上相同的磷脂抗原。针对红细胞膜抗原的抗体可引起抗人球蛋白试验阳性。大约1/3患者类风湿因子阳性。

（3）补体：血总补体（CH50）、C3含量降低可间接反映循环免疫复合物含量增加，与病情活动有关，补体分解物C3a、C5a增加也代表病情活动。

诊断标准

1987年美国风湿病学会修订的系统性红斑狼疮分类标准：

（1）颧部红斑。

（2）盘状红斑。

（3）光敏感。

（4）口腔溃疡。

（5）关节炎：非侵蚀性关节炎。

（6）浆膜炎：①胸膜炎；②心包炎。

（7）肾脏病变。

（8）神经系统异常。

（9）血液学异常：①溶血性贫血；②白细胞减少；③淋巴细胞减少；④血小板减少。

（10）免疫学异常：①狼疮细胞阳性；②抗双链DNA抗体阳性；③抗Sm抗体阳性；④梅毒血清试验假阳性。

（11）抗核抗体：免疫荧光抗核抗体效价异常或相当于该法的其他试验效价异常，排除药物性狼疮。

在11项标准中，符合4项或4项以上者即可诊断为SLE。该标准的敏感性95.5%和特异性96.7%。

干燥综合征

干燥综合征（Sjögren’s syndrome，SS）是以侵犯外分泌腺体尤以唾液腺和泪腺为主的慢性自身免疫性疾病。以受累腺体上皮细胞组成的管道周围有大量淋巴细胞、浆细胞浸润性病变及循环中出现多种自身抗体为其特征。SS病因尚不明了，可能与遗传因素和病毒感染有关。

临床上依据其是否继发于其他自身免疫性疾病又有继发性干燥综合征和原发性干燥综合征之分。SS主要累及中老年女性，发病年龄大部分在40岁以上。男女之比为1∶19，国内近年的流行病学调查显示其患病率为0.29%～0.77%。本病的预后良好。

临床特点

1．临床表现

多数患者伴有全身乏力、低热、肌痛及关节疼痛等早期症状，易被忽视。

（1）腺体症状：80%的患者因唾液分泌减少而出现口干燥症状。部分患者出现猖獗性龋齿，与唾液分泌减少有关。双侧腮腺或颌下腺反复交替肿大，伴疼痛及压痛。

由于泪腺分泌减少可导致干燥性角膜结膜炎，表现为眼干涩、泪少和异物感。

（2）皮肤黏膜表现：1/3患者可出现紫癜样皮疹，多与高球蛋白血症伴发，呈米粒大小边界清楚的红疹，可自行消退。雷诺现象可见于13%～20%的患者。

（3）肾脏表现

1）Ⅰ型肾小管酸中毒：损伤的部位主要为远端肾小管，占肾损害种类的90%。这造成了H^+不能由远端肾小管排出，临床表现为有症状或无症状的Ⅰ型肾小管酸中毒，有全身不适、恶心、食欲减退、尿pH增高（>6）、血pH<7.35。如不及时纠正则进一步发展为K^+大量由肾小管排出而出现周期性低血钾性麻痹。静脉补钾后可使症状迅速缓解。

2）亚临床型肾小管酸中毒：占SS患者的12%～44%，临床无症状，但氯化铵负荷试验尿pH不能下降到6以下。

（4）呼吸系统表现：轻者为干咳、少痰，重者因纤维性肺泡炎而出现咳嗽、呼吸困难、缺氧甚至发热。X线则多表现为肺间质病变。

（5）淋巴组织增生：SS患者的淋巴细胞增生及浸润呈现从良性到恶性转变的过程，可分为三个阶段：首先为局限于外分泌腺体的淋巴细胞浸润，表现为口、眼等器官的干燥表现，称作自身免疫性外分泌腺病（autoimmune exocrinopathy）；其次为淋巴细胞浸润出现在腺体处脏器，称为假性淋巴瘤（pseudolymphoma）；第三阶段为淋巴增生并恶变而成为恶性淋巴瘤。但国内并发淋巴瘤的报道少见。

2．辅助检查

（1）抗核抗体：血清学检查SS患者体内可测得多种抗体，包括抗核抗体（ANA）、抗SSA抗体、抗SSB抗体、抗RNP抗体、抗线粒体抗体、抗平滑肌抗体及类风湿因子等。其中以抗SSA抗体敏感性较高，而抗SSB抗体特异性强，故此两抗体被定为诊断本病的重要指标之一。SS或者还常伴有高效价的类风湿因子阳性，应与RA相鉴别。

（2）高球蛋白血症：90%的SS患者有高球蛋白血症。球蛋白的增高呈多克隆性，其中IgG的增高最为常见而明显。如多克隆性转化为单克隆性，继之出现IgM降低，且IgM类风湿因子由高效价转为低效价或阴性，多预示发生恶性淋巴瘤可能。

（3）口眼干燥征的物理检查：①唾液流量检查；②腮腺造影；③唇腺活检；④腮腺核素扫描；⑤泪液流量测定试验（Schirmer's test）；⑥泪膜破碎时间；⑦角膜染色等。

诊断标准：

2002年制定干燥综合征的国际分类（诊断）标准（表2－3－1、表2－3－2）

表 2-3-1　干燥综合征分类标准项目

Ⅰ、口腔症状：3 项中有 1 项或 1 项以上
　1. 每日感口干持续 3 个月以上
　2. 成年后腮腺反复或持续肿大
　3. 吞咽干性食物时需用水帮助
Ⅱ、眼部症状：3 项中有 1 项或 1 项以上
　1. 每日感到不能忍受的眼干持续 3 个月以上
　2. 有反复的砂子进眼或砂磨感觉
　3. 每日需用人工泪液 3 次或 3 次以上
Ⅲ、眼部体征：下述检查任 1 项或 1 项以上阳性
　1. Schirmer 试验阳性（≤5mm/5min）
　2. 角膜染色阳性
Ⅳ、组织学检查：下唇腺病理示淋巴细胞灶≥1（指 $4mm^2$ 组织内至少有 50 个淋巴细胞聚集于唇腺间质者为一灶）
Ⅴ、唾液腺受损：下述检查任 1 项或 1 项以上阳性
　1. 唾液流率阳性（≤1.5ml/15min）
　2. 腮腺造影阳性
　3. 唾液腺放射性核素检查阳性
Ⅵ、自身抗体：抗 SSA 或抗 SSB 抗体阳性（双扩散法）

表 2-3-2　干燥综合征诊断的具体分类

1. 原发性干燥综合征：无任何潜在疾病的情况下，有下述 A 或 B
　A：符合上表中 4 条或 4 条以上，但必须含有Ⅳ（组织学检查）和/或Ⅵ（自身抗体）
　B：条目Ⅲ、Ⅳ、Ⅴ、Ⅵ任 3 条阳性
2. 继发性干燥综合征：患者有潜在的疾病（如任一结缔组织病），而符合上表的条目Ⅰ或Ⅱ任 1 条，同时符合条目Ⅲ、Ⅳ、Ⅴ中任 2 条
3. 必须除外：颈头面部放疗史、丙肝、AIDS、淋巴瘤、结节病、移植物抗宿主病、抗胆碱药的应用（如阿托品、莨菪碱、溴丙胺太林、颠茄等）

上述诊断标准经我国初步验证，特异性98%，敏感性87%。在临床工作中SS的诊断要结合患者的具体情况，既不应受限与本标准，以免漏诊早期不典型患者，但又要具备标准中有力的依据，如重视本标准中血清学和唇腺病理结果，以免造成漏诊。

多发性肌炎/皮肌炎

多发性肌炎（polymyositis，PM）和皮肌炎（dermatomyositis，DM）是一组以横纹肌组织慢性、非化脓性炎性疾病为主，伴有特征性皮肤改变的自身免疫疾病。PM皮肤无损害，如肌炎伴皮疹则称DM。DM临床主要表现为四肢近端及颈部肌群无力，特征性皮疹，血清肌酶升高，肌电图表现肌源性损害。DM可伴发恶性肿瘤及其他结缔组织疾病。

临床特点：

1. 临床表现

皮肌炎发病急缓不一，原因不明，呈慢性进行性加重。患者可出现低热、疲劳、面部四肢水肿、关节炎、脱发、雷诺现象。

（1）特征性皮疹：皮疹可先、后或同时与肌肉症状出现，皮损程度与肌肉病变程度不相平行。特征性皮疹有两类：

1）向阳性皮疹：见于60%～80%的DM患者。即颧部、眶周、颈前“V”形区和双眉、上背部暗紫红色斑疹，有光过敏及肿胀。

2）戈特龙征（Gottron征）：皮疹位于关节伸侧，多见于掌指关节、指（趾）关节伸侧，也可出现于肘、膝关节伸侧及内踝等处，皮疹为红色或紫红色、米粒至绿豆大小，多角形、扁平或尖顶丘疹，可融合成斑块。边缘清楚，可覆盖银屑，局部皮下水肿，中心可有萎缩。皮疹大多为暂时性的，可反复发作。不伴疼痛或瘙痒。

（3）骨骼肌：肌炎的基本特征是对称性肩和骨盆带肌的无力，同时伴有中度肌痛和肌压痛。随后可出现腿和臂的近端肌、颈部屈肌、呼吸肌及咽部肌的无力。查体主要为肢体近端对称性肌力减退，可伴有压痛和肌萎缩。

（4）肺部：表现为咳嗽、咳痰、呼吸困难等症状。若有抗Jo－1抗体阳性和肺间质病变被视为抗合成酶综合征（anti－synthetase syndrome）的主要表现，其他表现还包括有发热、技工手、多关节炎、雷诺现象。

（5）合并恶性肿瘤的皮肌炎：皮肌炎并发肿瘤的概率为6%～60%，存在以下情况者提示并发肿瘤可能性增高：老年人；伴有贫血、血沉明显增快；肌酸磷酸激酶（CPK）水平正常，但有肌炎其他各方面特征；存在有恶性红斑。肿瘤好发部位包括肺、卵巢、乳房、子宫、结肠、胃、鼻咽部等。

2．辅助检查

（1）肌酶谱测定：急性期有肌酶升高，包括ALT、AST、乳酸脱氢酶（LDH）、CPK和醛缩酶均可升高。活性的高低与病情活动相平行（除包涵体肌炎外）。CPK可预示病情变化，反映治疗情况最敏感，但特异性不高。

（2）肌电图检查：70%～90%的患者有肌电图异常，且多数为肌源性改变。

（3）自身抗体测定：非特异性抗体包括抗肌肉成分抗体（抗肌红蛋白、肌球蛋白、肌钙蛋白等抗体）、ANA、抗SSA抗体、抗SSB抗体、抗RNP抗体等，特异性抗体包括抗Jo－1抗体、抗PL－7抗体、抗PL－12抗体、抗OJ抗体、抗EJ抗体等。这些特异性抗体主要针对tRNA和蛋白质合成相关的胞质抗原，对PM/DM诊断有高度特异性，但与疾病的活动性无关。抗Jo－1抗体、抗PL－7抗体、抗PL－12抗体与肺间质病变相关。

（4）肌肉活检：有助确诊，选择中度无力、无严重的肌萎缩、新近未受过损伤的肌肉进行活检，常选择股四头肌、肱二头肌及三角肌。

诊断标准：

目前 PM/DM 的诊断普遍采用 1982 年 Maddin 等提出的标准：

（1）肢带肌（肩胛带、骨盆带及四肢近端肌肉）和颈前屈肌呈对称性软弱无力。有时尚伴吞咽困难或呼吸肌无力。

（2）肌肉活检提示肌肉慢性炎症的改变，包括肌肉间质和血管周围有单核细胞、淋巴细胞浸润、肌纤维变性、坏死和增生改变。

（3）血清肌酶谱（如 CPK、ALT、AST、LDH 等）增高。

（4）肌电图示肌源性损害。

（5）特征性皮疹：包括上眼睑紫红色斑和以眶周为中心的水肿性紫红斑，掌指关节和指关节伸面的 Gottron 丘疹，甲根皱襞毛细血管扩张性红斑；肘膝关节伸面、上胸部"V"形区鳞屑性红斑皮疹和面部皮肤异色病样改变。

（6）判定标准

1）确诊皮肌炎：符合上述前 3～4 项标准及第 5 项标准。

2）确诊多发性肌炎：符合前 4 项，无第 5 项。

3）可能为皮肌炎：符合前 4 项中的 2 项标准及第 5 项标准。

4）可能的多发性肌炎：符合前 4 项中的 3 项，无第 5 项。

系统性硬化症

系统性硬化症（systemic sclerosis，SSc）是一种临床上以局限性或弥漫性皮肤增厚和纤维化为特征的结缔组织病。不仅在皮肤真皮层内增生造成皮肤肿胀，继以增厚变硬，最终萎缩，而且影响内脏包括心、肺、肾和消化道等脏器而表现出受损症状。本病女性多于男性。发病年龄以 35～45 岁为高峰（占 40%）。SSc 分为弥漫型皮肤 SSc 和局限型皮肤 SSc 两种亚型。弥漫性硬皮病预后很差。

临床特点：

1. 临床表现

可有不规则发热、食欲差，体重减轻。70%患者首发症状为雷诺现象，33%有明显关节痛，50%有手、面部肿胀。

（1）皮肤病变：硬化的皮肤黏膜表现可分为三个阶段：水肿期、硬化期、萎缩期。有雷诺现象，舌、齿龈、软腭、咽喉、阴道黏膜均可硬化萎缩。

（2）关节表现：关节痛和晨僵可以是系统性硬皮病的常见表现。由于皮肤增厚硬化及萎缩与基底下关节紧贴，造成关节挛缩和功能受限，可发生指端吸收或肢端骨溶解，指骨变短变细。

（3）消化系统：口腔黏膜可发生硬化性萎缩。牙龈边缘退缩，牙齿脱落。食管受累最常见，食管下段括约肌功能受损表现为贲门关闭不全，引起反流性食管炎。

（4）肺部病变：间质性肺炎呈进行性加重，表现为进行性活动后气短，肺通气功能障碍。合并严重肺部感染或严重的肺动脉高压患者可出现严重的呼吸困难、低氧血症。肺间质纤维化是SSc引起死亡的主要原因。

（5）肾脏病变：也是SSc死亡的常见原因。高血压、肌酐清除率的下降、氮质血症等如不迅速控制，可很快发生肾功能不全。

硬皮病性肾危象（renal crisis）：见于15%～22%的SSc患者，指肾血管急性进行性损害，出现无预兆的恶性高血压、高肾素血症、高血压脑病、微血管病性溶血性贫血，有严重的头痛、恶心呕吐、视力下降、抽搐和（或）短期内出现急性肾功能不全、尿毒症。

2. 辅助检查

抗核抗体谱中以抗Scl－70抗体和抗着丝点抗体（ACA）的特异性最强，对SSc的早期诊断起着关键性作用。抗Scl－70抗体出现在40%～60%的弥漫型患者而ACA见于50%局限皮肤型，尤其是CREST综合征，在弥漫型少见。抗Scl－70抗体（＋）者的肺脏损害多见，指骨末端吸收亦多。

诊断标准：

美国风湿病学会推荐（1988年）的系统性硬皮病诊断标准：

1．弥漫性皮肤硬化症（DSSc）

（1）雷诺现象发生在1~2年内出现皮肤改变。

（2）除肢体远端与近端、面部皮肤受累外，躯干皮肤也受累。

（3）早期即出现明显的肺间质病变、肾功能衰竭、弥漫性胃肠病变和心肌受累、腱鞘摩擦音。

（4）抗Scl-70抗体阳性。

（5）甲皱毛细血管环扩张和缺失。

2．局限性皮肤系统硬化症（LSSc）

包括CREST综合征。

（1）雷诺现象发生数年后出现皮肤改变。

（2）皮肤改变局限于双手、双足、肘、膝关节远端肢体、面颈部。

（3）后期发生肺动脉高压、伴或不伴肺间质纤维化、皮肤钙化、毛细血管扩张、三叉神经痛。

（4）抗着丝点抗体（ACA）阳性。

（5）甲皱毛细血管环扩张，常无毛细血管环的缺失。

3．无皮肤表现的系统硬化

具有特征性内脏器官受累表现以及特征性血管、血清学异常，但无明显临床皮肤变化。

4．重叠综合征或混合性结缔组织病

重叠综合征是指系统性硬化症同时伴有符合诊断标准的系统性红斑狼疮、多发性肌炎或皮肌炎、类风湿关节炎等1~3种疾病。混合性结缔组织病是指同时具有系统性硬化症、系统性红斑狼疮和炎性肌病的部分临床特征，但又不能单独诊断为上述某一种疾病，同时血清中有高效价抗U_1RNP抗体。

5．未分化结缔组织病

雷诺现象患者具有系统性硬化症的部分临床或（和）血清学特点（如指端溃疡、手指水肿、甲皱毛细血管异常、ACA 阳性），但无皮肤硬化，亦无特征性的内脏器官受累。

此分类标准根据皮肤硬化程度、范围、内脏受累情况、甲皱毛细血管病变、血清学特点，阐明了系统性硬化的亚型和预后。

嗜酸性筋膜炎

嗜酸性筋膜炎（eosinophilic fasciitis，EF）是一种临床少见的炎性肌病，是以局限性皮肤受累尤其皮下筋膜增厚伴嗜酸性粒细胞增高为特征的疾病。病因及发病机制不清。在任何年龄均可发病，男性多于女性，激素治疗效果好。

本病类似局限性硬皮病的皮下型，并首先累及筋膜。有学者认为嗜酸性筋膜炎可能是一种特殊类型的硬皮病，认为称之“硬化性筋膜炎”更反映其病变特征。然而嗜酸性筋膜炎与其他类型的硬皮病虽有共同的病理基础，但又有各自不同的临床表现。

诊断要点：

1．临床表现

一般情况好，可有发热及乏力，无雷诺现象，系统受累少。

（1）皮肤损害：病损广泛，遍及面、颈、躯干、四肢、手足。均有深部硬化，而皮肤浅部硬化轻或不出现。伸展活动时肢体皮肤表面呈橘皮样外观，表面凹凸不平，伸展或上举时沿静脉走行出现沟状下陷。皮肤色泽无改变，皮纹正常，毳毛存在。

（2）关节肌肉：受累关节活动受限及活动时疼痛感，以指腕关节为著，多伴有腕管综合征，严重者导致关节屈曲挛缩畸形。主要是由于皮肤及其下筋膜硬化所致的关节活动受限，一般无关节炎。也可有肌炎的表现。

2．辅助检查

（1）外周血嗜酸性粒细胞增高，血沉增快，免疫球蛋白可增高，以IgG升高最常见。糖皮质激素治疗后，嗜酸性粒细胞计数随之下降。

（2）抗核抗体谱：ANA（-），抗ENA抗体（-），抗Scl-70抗体（-）。少部分患者RF、ANA可有低效价阳性。

（3）肌电图可呈肌源性损害。

（4）嗜酸性筋膜炎病理：筋膜非特异性炎性细胞浸润与胶原纤维增生、硬化、均质化改变。

本病是以局限性皮肤受累尤其皮下筋膜增厚伴嗜酸性粒细胞增高为特征的疾病。诊断主要依靠病理活检。

混合性结缔组织病

混合性结缔组织病（mixed connective tissue disease，MCTD）是一种血清中有极高效价的斑点型抗核抗体（ANA）和抗U_1RNP抗体、临床上有SLE、SSc、PM/DM及RA等疾病特征的临床综合征。该病病因及发病机理尚不明确，MCTD是一种免疫功能紊乱的疾病，发病年龄在20~40岁，女性多见，约占80%。

临床特点：

1. 临床表现

可表现出组成本疾病中的各个结缔组织病（SLE，SSc，PM/DM或RA）的任何临床症状。但并非同时出现，可相继出现，不同的患者表现亦不尽相同。

（1）发热：1/3患者有发热，全身淋巴结肿大，肝脾肿大。不明原因的发热可以很突出，往往是MCTD的最初表现，发热常同时伴有肌炎、浆膜炎和无菌性脑膜炎。

（2）关节肌肉病变：几乎所有患者都有关节疼痛和发僵。60%的患者有症状明显的关节炎，其临床特点与RA相似，少数出现关节畸形。肌痛是MCTD常见的症状，但大多数患者没有明确的肌无力、肌电图异常或肌酶的改变。

（3）皮肤黏膜：雷诺现象伴手指肿胀、变粗，全手水肿是

MCTD 最常见和最早的表现。有些可表现为颧部红斑和盘状红斑、脱发、指趾硬化、色素减退、光过敏、面部和甲皱毛细血管扩张。面部皮肤可有硬皮样改变，少数患者有典型的皮肌炎皮肤改变，如眶周向阳疹和 Gottron 皮疹。

（4）肺脏：85% 的 MCTD 患者有肺部受累。症状有呼吸困难、胸痛及咳嗽，胸部 X 线或 CT 检查有间质性改变、胸膜渗出、肺浸润和胸膜增厚等。

（5）心脏：心脏受累最常见的是心包炎，早期检测有无肺动脉高压有利于早期治疗。肺动脉高压是 MCTD 死亡的主要原因。

（6）肾脏：25% 患者有肾脏损害，常为膜性肾小球肾炎，有时也可引起肾病综合征，高效价的抗 U_1RNP 抗体对弥漫性肾小球肾炎的进展有相对保护作用。

（7）胃肠道：胃肠道受累是有 SSc 表现的 MCTD 患者的主要特征。多数患者有食管功能障碍。

2．辅助检查

有高效价斑点型 ANA 和高效价抗 U_1RNP 抗体阳性，而抗 Sm 抗体阴性者，要考虑 MCTD 的可能。

诊断标准：

1986 年在日本东京举行的 MCTD 会议上，Sharp、Kasukama 和 Alarcon－Segoria 宣布了各自的诊断标准，1991 年 Kahn 提出了新的标准。

1．Alarcon－Segovia 诊断标准

（1）血清学标准：抗 U_1RNP≥1∶1600（血凝法）。

（2）临床标准：①手肿胀；②滑膜炎；③生物学或组织学证实的肌炎；④雷诺现象；⑤肢端硬化。

确诊标准：血清学标准及至少 3 条临床标准，必须包括滑膜炎或肌炎。

2．Kahn 标准

（1）血清学标准：存在高效价抗 RNP 抗体，相应斑点型 ANA 效价≥1∶2000。

（2）临床标准：①雷诺现象；②滑膜炎；③肌炎；④手指肿胀。

确诊标准：血清学标准阳性，雷诺现象和以下 3 项中至少 2 项：滑膜炎、肌炎、手指肿胀。

Sweet 综合征

Sweet 综合征以发热、白细胞升高、疼痛性红色丘疹、结节和斑块，以及弥漫分布于真皮上层的成熟中性粒细胞浸润为特征。又名急性发热性嗜中性皮病，是一种反应性皮肤病。本病发病机制不明，可能与感染、炎性肠病和妊娠有关，亦可与恶性肿瘤及药物［粒细胞集落刺激因子（G－CSF）］有关，是对细菌、病毒或肿瘤抗原的一种超敏反应。好发于 30～50 岁妇女。

临床特点：

1．临床表现

（1）发热：患者在出现皮损的同时常出现发热和白细胞增高。发热可先于皮损数天至数周，或同时发生，多为高热。

（2）皮损：①非脓疱性皮损：具有触痛的红色或紫红色丘疹或结节，常对称分布，好发于上肢，面颈部有透明水泡样外观（假性水疱），但触之为实质性的，缓解或治疗后无瘢痕；②脓疱性皮损：局限于手背，但无坏死性血管炎。

（3）临床亚型：①经典型（特发型）：多与上呼吸道感染、炎症性肠病和妊娠有关，多见于女性；②合并肿瘤型（副肿瘤型）：通常与血液系统恶性肿瘤相关，实体瘤见于泌尿生殖系统、乳腺、胃肠道恶性肿瘤；③药源型：多见于女性，最常见的诱发药物为 G－CSF、全反式维甲酸。

2．辅助检查

（1）实验室检查：不具有特异性，主要为血沉快，白细胞增多，中性粒细胞增多。

（2）皮肤组织活检：主要累及真皮，有真皮水肿、成熟的中性粒细胞浸润、小血管扩张、内皮细胞肿胀。

诊断标准：

（1）突发疼痛性红色斑块或结节。

（2）组织病理学见真皮有致密的中性粒细胞浸润，可见白细胞破碎性血管炎的改变。

（3）体温38℃以上。

（4）合并有血液系统增殖性疾病、炎性疾病或实质性肿瘤，妊娠或在发病前有上呼吸道感染、胃肠道感染。

（5）服糖皮质激素或碘化钾有效。

（6）有以下三项试验室异常：血沉增快，C－反应蛋白阳性，白细胞总数 $>8.0\times10^{9}/L$、中性粒细胞 $>70\%$。

前2项为主要标准，后4项为次要标准。符合2项主要标准及4项次要标准中的两项者，诊断即成立。

药源性Sweet综合征的诊断标准需要符合以下5项：

（1）突发疼痛性红色斑块或结节。

（2）组织病理学见真皮有致密的中性粒细胞浸润，可见白细胞破碎性血管炎的改变。

（3）体温38℃以上。

（4）药物应用与本病的临床表现在时间上相关，或药物再应用后与病情复发在时间上相关。

（5）停药与皮损消退在时间上相关，或应用皮质类固醇后皮损很快消失。

川 崎 病

川崎病（Kawasaki disease，KD）又名皮肤黏膜淋巴结综合征，1967年由日本川崎辅作医师首次报道而得名，其主要病理改变为全身非特异性血管炎，多侵犯冠状动脉，部分患儿形成冠状动脉瘤，少部分患儿可发生狭窄或血栓，导致缺血性心脏病、心肌梗死和猝死。目前在医疗条件较好的国家，川崎病已取代风湿热成为儿童获得性心血管病的首要病因。

临床特点：

典型的临床表现经过3个可辨认的阶段。

1. 急性期

发病1~11天，高热、易激惹、中毒表现。

（1）发热：起病即出现，持续性发热达5天以上，热型不定，可为弛张热，体温常高达40℃，对抗生素治疗无效，未经治疗的病人，发热可持续1~2周，也可达3~4周。

（2）口腔、咽部改变：口腔变化通常会接着发生，也可持续1~2周。口唇鲜红、皲裂或出血，口腔黏膜潮红，颊咽部黏膜充血，舌质红，通常是非渗出性的。

（3）眼结膜充血：双眼结膜明显充血，呈一过性，非渗出性，热退后消失。

（4）手足硬性水肿：初期手足末端呈硬性水肿、可有疼痛，行走受限，掌指红，在发病10天后出现特征性指（趾）端膜状脱皮，先于甲床皮肤交界处出现皮肤皲裂继而脱皮，疾病发作后2个月，可见有穿过指甲的横向沟（博氏线）。

（5）皮疹：多于发热后出现，好发于会阴区，呈多形性，可以是丘疹、斑疹或猩红热样皮疹，可融合成片，也可呈点状，分布于躯干、四肢或腹股沟处，1周左右热退后消失，不留色素沉着。

（6）淋巴结病变：急性非化脓性颈部淋巴结肿大常于发病同时或起病3天后出现，以单侧多见，直径>1.6cm，坚硬有触痛，数天后自愈或热退后消失，以学龄儿童多见。

2. 亚急性期

起病后11~21天，从发病开始到症状逐渐改善，体温减退，有会阴区、手掌、足底和/或指（趾）甲周围区的皮肤脱屑，在此阶段的早期，经常出现冠状动脉瘤、血栓形成等，死因多为心肌梗死、动脉瘤破裂、心肌炎等；可有持续性关节炎或关节痛。

3. 恢复期

病后21～60天，残留症状消失，实验室检查恢复正常，动脉瘤可消退或病人可有持续性动脉瘤、持续性心功能不全，甚至心肌梗死。

4. 慢性期

发病后数年，血管发生瘢痕、钙化、狭窄及闭塞，后遗缺血性心脏病。

5. 其他临床表现

(1) 心血管系统可有心肌炎、渗出性心包炎、心内膜炎，表现为心动过速、奔马律、充血性心力衰竭以及与主动脉或二尖瓣功能不全相一致的杂音。

(2) 消化道表现有呕吐、腹痛、腹泻、肝脾肿大等。

(3) 关节肿痛，为非侵蚀性关节炎。

(4) 神经系统可有无菌性脑膜炎、意识障碍、共济失调等。

6. 辅助检查

实验室检查无特异性，超声心动图或心血管造影发现冠状动脉瘤病变有助于诊断。

诊断标准：

第3届国际川崎病会议修订的诊断标准：

(1) 发热持续5天以上。

(2) 四肢末端变化：急性期手足硬性水肿，掌指红斑；恢复期甲床皮肤移行处有膜样脱皮。

(3) 皮疹：多形性红斑，躯干部多，不发生水疱和结痂。

(4) 双眼球结膜充血。

(5) 口腔黏膜：口唇鲜红、皲裂、出血，杨梅舌，口咽部黏膜弥漫性充血。

(6) 急性非化脓性颈部淋巴结肿大，直径≥1.5cm。

以上6项中具有5项以上者可诊断。

若排除结缔组织病、全身过敏性疾病、单核细胞增多症及感染性疾病后，具有至少4项主要体征，加上超声心动图或心血管造影发现冠状动脉瘤病变即可诊断。

判断KD冠脉损伤程度最准确的方法是冠脉造影，另有报道核素负荷心肌显像、血清心肌肌钙蛋白I对KD急性期心肌损伤有高特异性和高敏感性。

结节性脂膜炎

结节性脂膜炎（nodular panniculitis）是一种特发性小叶性脂膜炎或复发性发热性非化脓性脂膜炎，即韦伯病（Weber－Christian disecse）。结节性脂膜炎病因不明。病理学特征是脂肪层炎症，不仅限于皮下，也可见与于内脏、腹膜和大网膜，早期为脂肪细胞坏死，炎症细胞浸润和血管炎症改变；出现以吞噬脂肪颗粒为特点的脂质肉芽肿反应，最后皮下脂肪萎缩纤维化和钙盐沉着。临床出现多脏器损害。本病好发于女性，约占75%，以30～50岁最为多见。

诊断要点：

1．发热

发热为本病的常见临床表现，可为低热、不规则热或高热。典型病人的发热与皮疹出现相平行，皮疹出现后体温渐上升，可达40℃，呈弛张热型，持续1～2周。

2．皮肤损害

以皮下结节为特征。受累的皮肤反复发生红肿压痛、并有水肿性皮下结节。呈多发性、对称性、成群分布，最常受累的部位是双下肢。皮肤表面呈暗红色，伴有水肿，皮下结节大小不等，质地较坚实，可有自发痛或触痛。结节位于皮下深部时，能轻度移动，位置较浅时与皮肤粘连，活动性很小。结节反复发作，间歇期长短不一。结节消退后，局部皮肤出现色素沉着，萎缩性瘢痕。有的结节破溃，流出棕黄油液体，此称为“液化性脂膜炎”。

3. 内脏受累

各种脏器均可受累，包括肝、小肠、肠系膜、大网膜、腹膜后脂肪组织、骨髓、肺、胸膜、心肌、心包、脾、肾和肾上腺等。内脏广泛受累者可死于多脏器功能衰竭或上消化道等部位的大出血或感染。

4. 实验室检查

多为非特异改变。可出现血沉显著加快，白细胞总数轻度增高，中性粒细胞核左移，后期因骨髓受累可有贫血、白细胞减少。血清尿淀粉酶、血清脂肪酶和抗胰蛋白酶正常，这可与继发于胰腺疾病的脂膜炎鉴别。

第二节　发热伴关节痛/关节炎

风　湿　热

风湿热（rheumatic fever）是一组乙型溶血性链球菌感染后发生的一种自身免疫性疾病，在急性活动期多有发热，故称“风湿热”。风湿热活动期常引起全身结缔组织病变，尤其好侵犯关节、心脏、皮肤，偶可累及神经系统、血管、浆膜及肺、肾等内脏。临床上多表现为发热、关节炎、心脏炎、皮下结节、环形红斑、舞蹈病。初次发病常在儿童及青少年期。本病有反复发作倾向。瓣膜炎症的反复发作可导致慢性风湿性心脏瓣膜病。

临床特点：

1. 临床表现

急性风湿热活动期多有低热、中度热，亦可呈现高热。少数病人无关节明显疼痛或关节炎的症状，以发热为主要表现，诊断有时困难，可能暂时被列入“不明原因的发热”。如发热同时伴有关节炎，则容易想到风湿热，但是以关节炎为主要表现的疾病繁多，应注意鉴别。风湿热出现心肌炎时，表现为与发热不相对称的心动过速和心电图异常改变，常有诊断参考价值。急性扁桃体炎或其他链球菌感染后2周左右发热，是诊断风湿热的重要线索，也是病原学诊断的基础，值得重视。

2. 辅助检查

抗链球菌溶血素“O”（ASO）是链球菌感染的证据，已被广泛应用，但不能作为确诊的依据。由于其阳性率仅为70%～80%，故不能根据阴性结果而否定诊断。

诊断标准

美国心脏病学会于1992年对Jones标准又进行了修订，即初发风湿热的诊断指标（表2－3－3）。

表2－3－3 初发风湿热的诊断指标

主要表现	次要表现	有前驱的链球菌感染证据
心脏炎	关节痛	咽拭子培养或快速链球菌抗原试验阳性 链球菌抗体效价升高
多关节炎	发热	
舞蹈病	急性反应物(ESR、CRP)增高	
环形红斑	P－R间期延长	
皮下结节		

有前驱的链球菌感染证据，并有2项主要表现或1项主要表现加2项次要表现者高度提示可能为急性风湿热。

上述最新修订标准还做了如下补充，即有下列3种情况者可不必严格执行该诊断标准，即：①舞蹈病者；②隐匿发病或缓慢发展的心脏炎；③有风湿热史或现患风湿性心脏病，当感染A组乙型溶血性链球菌时，有风湿热复发的高度危险性。

类风湿关节炎

类风湿关节炎（rheumatoid arthritis，RA）是一种以慢性、对称性、进行性和侵袭性多关节炎为主要特征的自身免疫性疾病。RA 病因和发病机制尚不十分清楚，目前认为主要与感染因素和遗传因素有关，特别是 HLA－DR_4 与 RA 密切相关，被认为是 RA 易感基因。RA 的基本病理改变是滑膜炎，有滑膜细胞增殖、炎性细胞浸润及血管翳形成。RA 多见于中年女性，男女之比约为 1∶3。RA 分布于世界各地，我国的患病率为 0.32%～0.36%。

临床特点：

1. 临床表现

典型病例通常以缓慢而隐匿的方式起病，在出现明显关节症状前有数周的低热、乏力、体重下降等症状，以后逐渐出现晨僵和典型关节症状。少数病例急性起病。

（1）长期高热为主要表现的类风湿：本症的临床特点是长期发热、皮疹、关节炎、肝脾和淋巴结肿大，血沉增快、白细胞增多和嗜酸性粒细胞增多，血中无细菌生长，抗生素治疗无效而激素治疗有效。发热前可有感冒、咽炎、扁桃体炎、肺炎、外伤、寒冷等诱发因素。发热多在 38～40℃之间，常为不规则持续性间歇热。发热可持续数周、数月、甚至十多年，有的从儿童期开始发热，至成人时仍发热。当发热病人发展为类风湿关节炎的关节肿痛出现之后，体温转为持续性低热，发热间期延长或迅速体温降至正常，即所谓“关节一肿，发热到头”。

（2）长期低热为主要表现的类风湿：这种病人的症状极不典型，往往被误诊为结核或风湿热，但密切观察，还是能够确诊的。病人体温长期在 37.2～38℃之间。低热期间全身症状虽不重但较多，且是类风湿关节炎的前驱期表现，如明显乏力、易疲劳、倦怠、多汗，全身肌肉和多关节游走性疼痛或不定位的肢体酸痛不适等等。这些表现于天气变化、阴雨天、寒冷时加重。低热和以上全身症状出现数周或数月之后出现关节（双手多见）或全身僵硬现象，以晨起或睡醒后显著，活动后消失。通常经低热与上述前驱期表现之后数月至1~2年出现典型类风湿关节炎症状。随后，低热消失或因关节肿痛突出而退居次位。

2. 辅助检查

轻度贫血常见，活动期常有血小板增多、血沉和C-反应蛋白增高，血清免疫球蛋白可升高，补体水平多数正常或轻度升高。约70% IgM型RF阳性，抗角蛋白抗体、抗核周因子和抗环瓜氨酸多肽等自身抗体对类风湿关节炎有较高的诊断特异性，敏感性在30%~40%。另外X线检查对RA的诊断、关节病变的分期、监测病变的演变很重要。

诊断标准：

美国风湿病学院于1987年制定了类风湿关节炎的分类诊断标准（表2-3-4）。

表2-3-4 类风湿关节炎的分类诊断标准

标 准	定 义
1. 晨僵	关节及关节周围晨僵，至少持续1小时才能最大程度的改善
2. 三个或三个以上关节区的关节炎	至少同时有三个关节区的软组织肿胀或内科医师观察到有积液（非单纯骨性增生）。14个可能累及的关节区为：左右近端指间关节、掌指关节、腕、肘、膝、踝及跖趾关节
3. 手关节炎	腕、掌指关节或近端指间关节中至少有一个区域肿胀（如前定义）
4. 对称性关节炎	身体两侧相同关节区（如2定义）同时受累（如有两侧的近端指间关节、掌指关节或跖趾关节受累也认为是符合的，不必绝对对称）

续　表

标　准	定　义
5. 类风湿结节	由内科医师观察到的骨突面或关节伸面或近关节区域的皮下结节
6. 血清类风湿因子	用任何方法证实血清类风湿因子异常，在正常对照组 <5% 的阳性
7. 影像学改变	手和腕后前位 X 线片显示典型的类风湿关节炎改变，必须包括局限于或最接近于受累关节区域的骨侵袭或肯定的骨质疏松（单纯的骨关节炎改变无特殊意义）

为了进行分类，如果一个患者同时满足这 7 条标准中的至少 4 条，可被诊断为类风湿关节炎。第 1～4 条必须持续至少 6 周。有 2 项临床标准的患者不排除本病。

Felty 综合征

Felty 综合征是指具有类风湿关节炎伴有中性粒细胞减少和肝脾肿大的一种严重型类风湿关节炎。此病少见，约占类风湿关节炎病人的 1%。多发于年龄较大、病程较长的活动期类风湿关节炎患者，常有高效价的类风湿因子，且抗核抗体的阳性率高达 70%～100%。Felty 综合征的发生可能与遗传因素有关，几乎所有患者都有 HLA－DR_4 阳性。

临床特点：

1. 临床表现

患者常有发热，高热也不少见，热型可为稽留热或弛张热。

（1）多见于 50～70 岁已有 10 年以上 RA 病史的患者，约 60% 为女性。

（2）具有类风湿因子阳性 RA 的表现。

（3）脾脏肿大，但也有 5%～10% 患者不能触及脾脏。

（4）关节病变较一般 RA 严重并伴有畸形和侵袭。

（5）多伴有血管炎导致的症状和体征，如类风湿结节、眼干、淋巴结肿大、下肢溃疡、胸膜炎、周围神经炎、表层巩膜炎等。

2. 辅助检查

中性粒细胞减少是 Felty 综合征的基本特征，伴有轻至中度贫血和部分病人血小板减少。RA 常见的免疫反应在本征中更为显著，98% 的患者类风湿因子效价呈高度阳性，70% ~100% 患者的抗核抗体阳性，78% 的患者冷球蛋白阳性，比普通 RA 高三倍，95% 的病人 HLA－DR_4 阳性。

诊断要点：

目前尚无关于 Felty 综合征的独立诊断标准。通常是指具有类风湿关节炎伴有中性粒细胞减少和肝脾肿大的一种严重型类风湿关节炎。部分 Felty 综合征患者只有肝脾肿大而无白细胞减少，另一部分患者只有白细胞减少而无肝脾肿大。

复发性风湿病

复发性风湿病（palindromic rheumatism，PR）也称发作性风湿病，其特点是急性关节炎和关节周围炎反复发作，发作间歇期无任何症状。个别病人在发作期间有低热，一般无全身症状。发病年龄在 30 ~60 岁之间，儿童发病少见。男女发病率无差别。

临床特点：

1. 临床表现

复发性风湿病伴有的发热通常为低热，高热很少见，发热无特异性。复发性风湿病的发热常伴有明显的关节症状，所以容易引起临床医师的注意。每次发作起病突然，常在傍晚开始，先累及 1 或 2 个关节，其中 30% 以上的患者初为单关节受累，受累关节疼痛十分明显，在几小时内达到高峰，受累关节及（或）其周围软组织可见红、肿、热、（压）痛。持续时间很短，一般在1~3天内疼痛消失，最长不超过1周。间歇期内无任何症状，通常也无发热。发作无明确的规律性，多者可一年发作几次，少者一年发作1~2次。全身各关节都可受累，以膝、腕、肩、踝和手部小关节受累最常见。

2. 辅助检查

约有30%的患者类风湿因子阳性。发作期间血沉及各种急性反应指标如CRP等可增高。滑膜和关节液检查表现为非特异性急性炎症反应，但无结晶。发作期间X线检查，除受累关节软组织肿胀外，无其他异常。少数病人HLA－DR_4阳性，且易发展为典型的类风湿关节炎。

诊断要点：

本病的诊断主要依靠临床表现。典型的关节炎和关节周围炎反复发作，发作间歇期无任何症状，X线检查无特异改变，便可诊断复发性风湿病。如仅有轻微发作而不伴关节红肿，不能诊断本病。

目前对本病的诊断尚未发现有特异性的方法，因为全身大小关节都可受累，所以尤其要同类风湿关节炎相鉴别。复发性风湿病有着与类风湿关节炎显著不同的临床表现，其主要不同包括：①急性发作特性，且症状可完全消失；②发作处皮肤呈现潮红，并常侵犯软组织；③不会有关节破坏与畸形；④预后相对较好；⑤男女发病基本相同；⑥与组织抗原基因HLA－DR_4无明显相关性。

斯蒂尔病

斯蒂尔病（Still disease）即幼年类风湿关节炎（JRA）的全身型，占幼年类风湿关节炎的10%～20%。病因和发病机制尚不明确。可发生于儿童期任何年龄，5岁以前略多见，无明显性别差异。起病急骤，以发热、皮疹、关节痛或关节炎伴肝脾肿大、淋巴结肿大为其特征，部分患儿可有胸膜炎、心包炎、神经系统病变。本病有反复发作倾向，反复发作和/或迁延不愈者可以造成关节功能破坏。

临床特点：

1. 临床表现

本病标志性特征表现为高热及与之相伴随的典型皮疹。发热常为高热，体温每日波动于36～41℃之间，骤升骤降。体温的高峰可以出现在每日的任何时间，但以傍晚或凌晨较多。高热时可伴寒战、肌肉酸痛、乏力、食欲减退等全身中毒症状，热退后患儿可嬉戏如常。发热可持续数周至数月，自然缓解后常复发。皮疹的明显特点是随体温升降而显现或隐退，即高热时皮疹出现，体温降至正常迅速消退，如此反复。80%以上患儿有关节痛和关节炎，发病关节多少不一，常在发热时加剧，热退后减轻或缓解。关节症状既可首发，也可在发热数周乃至数年后才出现。部分患儿出现全身受累的表现。

2. 辅助检查

急性活动期可有白细胞总数增高，正细胞低色素性贫血。血小板增多、血沉增快和C－反应蛋白升高与疾病的活动程度相关。血清免疫球蛋白和铁蛋白于活动期也可增高。类风湿因子和抗核抗体通常为阴性。关节滑膜液改变呈典型的炎性改变。

诊断标准：

我国于1995年在第4届全国儿科免疫学术会议期间，结缔组织病小组就幼年类风湿关节炎的诊断与分型，结合我国的实际情况提出如下建议：

1. JRA诊断标准

(1) 起病年龄在16岁以下。

(2) 有一个或多个关节炎，关节炎定义为：

1) 关节肿胀或关节腔积液。

2) 具有以下症状中二项或更多表现：①活动受限；②活动时疼痛或关节触痛；③关节局部发热。仅有关节痛或触痛不能诊断为关节炎。

3）关节炎症状至少持续6周。

2. JRA全身型的诊断

根据病程最初6个月内的临床表现及受累关节数，确诊Still病需具备以下3条：

（1）弛张热持续2周以上。

（2）一过性，随体温升降而出现或隐退的不固定红色皮疹。

（3）单发或多发关节炎，关节炎可能在起病后数周或数月才出现。

上述3条中只有2条，尤其是缺乏客观的关节炎者，仅能疑似诊断全身型JRA。如只有弛张热1条表现，在除外其他发热性疾病的情况下，可作为全身型JRA的待诊病例，密切随访到其他2条出现时方可确诊。

确诊JRA需首先除外其他疾病，尤其是其他结缔组织病引起的关节炎。

成人斯蒂尔病

斯蒂尔病本是指系统型起病的幼年型关节炎，但相似的疾病也可发生于成年人，称为成人斯蒂尔病（adult onset Still's disease，AOSD）。本病病因尚不清楚，临床特征为发热、关节痛和/或关节炎、皮疹、肌痛、咽痛、淋巴结肿大、中性粒细胞增多以及血小板增多，严重者伴系统损害。由于无特异诊断标准，常常需排除感染、肿瘤后才考虑其诊断，因此，临床上诊断成人斯蒂尔病十分困难。本病男女患病相近，散布世界各地，无地域差异，患病年龄多在16~35岁。

临床特点：

1. 临床表现

发热是本病最常见、最早出现的症状。其他一些表现如皮疹、关节肌肉症状、外周血白细胞增高等表现可能在出现发热数周甚至数月才陆续表现出来。80%以上的患者发热呈典型的峰热，通常于傍晚体温骤然升高，伴或不伴寒战，体温39℃以上，但未经退热处理次日清晨体温可自行降至正常。通常峰热每日1次，每日2次者少见。本病皮疹的特征是常与发热伴行，常在傍晚开始发热时出现，次日晨热退后皮疹常消失。呈昼隐夜现特征。关节炎和/或关节痛、咽痛见于90%以上的患者。

2. 辅助检查

90%以上患者血常规中性粒细胞增高，80%左右的患者血白细胞计数≥15×10^9/L；约50%病人血小板计数升高，嗜酸性粒细胞无改变；可合并正细胞正色素性贫血；几乎100%病人血沉增快；部分患者肝酶轻度增高；血液细菌培养阴性；类风湿因子和抗核抗体通常阴性。血清铁蛋白水平增高，且其水平与病情活动相关，不仅有助于本病诊断，而且对观察病情是否活动及判定治疗效果有一定意义。

诊断标准：

本病无特异性诊断方法，国内外曾制定了许多诊断或分类标准，但至今仍未有公认的统一标准。推荐应用较多的美国Cush标准和日本标准（表2－3－5，表2－3－6）。

表2－3－5 Cush标准

必要条件	另需具备下列任何2项
发热≥39℃	血白细胞≥15×10^9/L
关节痛或关节炎	皮疹
类风湿因子＜1∶80	胸膜炎或心包炎
抗核抗体＜1∶100	肝大或脾大或淋巴结肿大

表 2-3-6 日本初步诊断标准

主要条件	次要条件
发热≥39℃并持续1周以上	咽痛
关节痛持续2周以上	淋巴结和/或脾肿大
典型皮疹	肝功能异常
血白细胞≥15×10^9/L	类风湿因子和抗核抗体阴性

此标准需排除：感染性疾病、恶性肿瘤、其他风湿病。符合5项或更多条件（至少含2项主要条件），可作出诊断。

脊柱关节病

脊柱关节病（又称血清阴性脊柱关节病，SpA）是一组具有相似特点、相互关联的多系统炎性疾病。在SpA范畴内，目前已认识的疾病包括SpA的原型——强直性脊柱炎（AS），以及反应性关节炎（ReA）、瑞特综合征（RS）、银屑病性关节炎（PsA）、炎性肠病性关节病（IBDA）、幼年脊柱关节病（JSpA）和一组分类未定的脊柱关节病（uSpA）等。SpA的发病率目前尚不清楚。发病主要与环境因素和遗传因素有关，环境因素中感染最为重要，遗传因素中与HLA-B_{27}相关性最强。

临床特点：

1. 临床表现

（1）发热：可出现在SpA的每种疾病之中，热型也多种多样。可以从低热、中度热到高热。绝大多数患者对非甾体类抗炎药反应良好，规律的用药可以控制发热。部分患者发热较顽固，需要用激素才能控制，甚至必须用激素冲击治疗。发热伴发的关节炎，尤其是腰痛或非对称性下肢关节痛，首先要想到SpA的可能。

（2）共同临床特征

1）存在不同程度的家族聚集倾向。

2）炎性外周关节炎常为病程中的突出表现。

3）各种 SpA 之间在临床上常有以下表现：如银屑病型皮疹或指甲病变、眼炎（结膜炎、虹膜睫状体炎等）、口腔和肠道及生殖器溃疡、尿道炎、前列腺炎、结节性红斑、坏死性脓皮病及血栓性静脉炎等；上述临床表现可单独出现或重叠存在。

4）无类风湿结节。

5）病理变化主要集中在肌腱端周围及韧带附着于骨的部位，而不在滑膜；非肌腱端病的变化也可发生于眼、主动脉瓣、肺实质及皮肤。

2. 辅助检查

与 HLA－B_{27} 有程度不同的关联，其中以 AS 和 RS 尤为密切。类风湿因子阳性率不高于正常人群。可出现单侧或双侧的骶髂关节炎。急性活动期通常可有血沉和 C－反应蛋白的升高。

诊断标准：

目前脊柱关节病的诊断常用欧洲脊柱关节病研究组（ESSG）标准和 Amor 标准。两者均涵盖了包括未分化脊柱关节病在内的所有脊柱关节病的诊断，其敏感性分别达 88.5% 和 87.0%，特异性 89.5% 和 86.0%，已广为应用。

1. ESSG 标准（1990 年）

炎症性腰痛或脊柱痛或以下肢为主的非对称性滑膜炎，加以下至少 1 项即可诊断脊柱关节病：①阳性家族史；②银屑病；③炎性肠病；④关节炎前 1 个月内的尿道炎、宫颈炎或急性腹泻；⑤双侧臀部交替疼痛；⑥肌腱末端病；⑦骶髂关节炎。

所谓“炎症性腰（或脊柱）痛”，为符合以下 5 项标准之 4 项以上者：40 岁以前发病；隐匿发生；持续 3 个月以上；伴晨僵；活动后缓解。

2. Amor 标准（1991 年）

以下 12 项积分≥6 分者可诊断脊柱关节病。

（1）临床症状或过去史：①腰或背夜间痛或晨僵（1 分）；②非对称性寡关节炎（2 分）；③臀区痛（1 分）、左右交替臀区痛（2 分）；④腊肠样指或趾（2 分）；⑤足跟痛或其他肯定附着点痛（2 分）；⑥虹膜炎（2 分）；⑦发生关节炎前 1 个月内非淋球菌性尿道炎或宫颈炎（1 分）；⑧关节炎前 1 个月内急性腹泻（1 分）；⑨银屑病、龟头炎或炎症性肠病（溃结或节段性回肠炎）（2 分）。

（2）放射学表现：骶髂关节炎（双侧≥2 级或单侧≥3 级）（2 分）。

（3）遗传背景：HLA - B_{27} 阳性或强直性脊柱炎、反应性关节炎、虹膜炎、银屑病或炎症性肠病家族史（2 分）。

（4）对治疗反应：对非甾体抗炎药反应良好，48 小时内症状明显改善，停药很快复发（2 分）。

强直性脊柱炎

强直性脊柱炎（ankylosing spondylitis，AS）是一种慢性进行性疾病，主要侵犯骶髂关节、脊柱骨突、脊柱旁软组织及外周关节，严重者可发生脊柱畸形和关节强直。AS 可伴发关节外表现，如急性前葡萄膜炎、心血管系统病变、肺上段纤维化及神经系统病变等。我国 AS 的患病率约为 0.26%。以往认为本病男性多见，男女之比为 10.6∶1；现报告男女之比为（2～3）∶1，只不过女性发病较缓慢及病情较轻。AS 的病因未明，遗传和环境因素共同在发病中发挥作用。HLA - B_{27} 与 AS 的发病密切相关，并有明显家族发病倾向。

临床特点：

1. 临床表现

AS 活动期可出现发热，多为低热或中度热，亦可呈现高热，多半有发热时关节疼痛加剧。多数患者起病隐匿，早期可仅仅表现为低热、厌食、乏力和消瘦等，而没有关节明显疼痛或关节炎的症状，诊断相当困难。发热同时伴有下腰痛和晨僵者，则容易想到 AS 的可能。腰骶部僵硬和疼痛时为最常见的表现，肌腱、韧带附着点炎是 AS 较为特异的表现，幼年发病的 AS 患者以外周、非对称性、大关节的少关节炎为主要表现者较常见，应予注意。

2．辅助检查

AS 没有特异性的或诊断性的检查。HLA－B_{27}的阳性率高达95%，但并不能作为确诊的依据。75% 以上的患者出现血沉增快，类风湿因子和抗核抗体的阳性率不高于正常人群。

骶髂关节炎是最早和最持久的 X 线征象。X 线分级：0 级正常，Ⅰ级可疑，Ⅱ级有轻度骶髂关节炎，Ⅲ级有中度骶髂关节炎，Ⅳ级为关节融合强直。

诊断标准：

AS 的诊断现仍沿用 1966 年纽约标准，或 1984 年修订的纽约标准，条件如下：

1．纽约标准（1966 年）

有 X 线片证实的双侧或单侧骶髂关节炎，并分别附加以下临床表现的 1 条或 2 条，即：①腰椎在前屈、侧屈和后伸的 3 个方向运动均受限；②腰背痛史或现有症状；③胸廓扩展范围小于 2.5cm。

根据以上几点，诊断肯定的 AS 要求有：X 线片证实的Ⅲ～Ⅳ级双侧骶髂关节炎，并附加上述临床表现中的至少 1 条；或者 X 线片证实的Ⅲ～Ⅳ级单侧骶髂关节炎或Ⅱ级双侧骶髂关节炎，并分别附加上述临床表现的 1 条或 2 条。

2．修订的纽约标准（1984 年）

（1）下腰背痛的病程至少持续 3 个月，疼痛随活动改善，但休息不减轻。

（2）腰椎在前后和侧屈方向活动受限。

（3）胸廓扩展范围小于同年龄和性别的正常值。

（4）双侧骶髂关节炎Ⅱ~Ⅳ级，或单侧骶髂关节炎Ⅲ~Ⅳ级。

如果患者具备（4）并分别附加（1）~（3）条中的任何1条可确诊为AS。

银屑病关节炎

银屑病关节炎（psoriatic arthritis，PsA）是一种与银屑病相关的炎性关节病。该病可发生于任何年龄，高峰年龄为30~50岁，无性别差异，但脊柱受累以男性较多。在美国，PsA患病率为0.1%，银屑病患者5%~7%发生关节炎。我国PsA患病率约为1.23‰。

临床特点：

1．临床表现

本病起病隐袭，少数有发热、体重减轻和贫血等。

（1）皮肤表现：皮肤银屑病是PsA的重要诊断依据，皮损出现在关节炎之后的患者诊断困难，细致的病史、银屑病家族史、儿童时代的滴状银屑病、隐蔽部位的银屑病（如头皮、脐或肛周）和特征性放射学表现（“笔帽状”）可提供重要线索，但应除外其他疾病和定期随访。

（2）指（趾）甲表现：顶针样凹陷（>20个），指甲脱离、变色、增厚、粗糙、横嵴和甲下过度角化等；指（趾）甲病变是唯一的银屑病可能发展为PsA的临床表现。

（3）关节表现：累及一个或多个关节，以指关节、跖趾关节等手足小关节为主，远端指间关节最易受累，常呈不对称，关节僵硬、肿胀、压痛和功能障碍。

（4）脊柱表现：可有腰背痛、骶髂关节炎等症状。

2．辅助检查

（1）本病无特异性实验室检查，病情活动时血沉加快，C-反应蛋白增加，IgA、IgE增高，补体水平增高等。

（2）类风湿因子阴性，5%～16%患者出现低效价的类风湿因子。

（3）约半数患者 HLA－B_{27} 阳性，且与骶髂关节和脊柱受累显著相关。

X线片变化包括：①手和足的小关节的破坏、骨性强直；②近端指骨变尖和远端指骨骨性增生两者兼有的变化，造成“带帽铅笔”样畸形；③骶髂关节受累多为单侧；④伴有不对称或跳跃性骨桥的不典型脊柱炎。

诊断标准：

银屑病患者有血清阴性外周关节炎表现即可诊断 PsA。

临床上广为使用的 Moll 和 Wright 诊断标准包括：①外周关节炎/骶髂关节炎或脊柱炎；②存在银屑病；③RF 阴性。进一步依据临床特点可分为五种类型，即非对称性少关节炎型、远端指间关节炎型、残毁性关节炎型、对称性多关节炎型、脊柱关节炎型。

新西兰 Taylor 等报告，由新西兰、加拿大等国内风湿病学家组成的研究小组对目前临床应用的7种银屑病关节炎分类标准的敏感性和特异性进行了分析比较，并制定出新的银屑病分类标准——CASPAR（classification critetia for psoriatic arthritis）分类标准。

CASPAR 分类标准：

（1）现发银屑病、银屑病既往史或家族史的证据。

（2）就诊时可见典型的银屑病指（趾）甲改变，包括甲剥离、顶针样改变、过度角化等表现。

（3）类风湿因子可用除凝胶法的其他方法检测，但最好采用酶联免疫吸附试验或比浊法，按当地实验室检查的参考值范围，类风湿因子结果为阴性。

（4）具有整个指（趾）肿胀的指（趾）炎表现，或由风湿病医师记录的指趾病史。

(5) 影像学显示为关节周围新骨形成，手足平片可见关节周围异常骨化（而非骨赘形成）。

炎性关节病（关节、脊柱、肌腱）伴有3个或3个以上上述表现者，即符合 CASPAR 标准。

瑞特综合征

瑞特综合征（Reiter's syndrome）是以关节炎、尿道炎和结膜炎三联征为临床特征的一种特殊临床类型的反应性关节炎，常表现为突发性急性关节炎并且伴有独特的关节外皮肤黏膜症状。目前认为本病有两种形式：性传播型和痢疾型。前者主要见于20～40岁年轻男性，大多数情况下是生殖器被沙眼衣原体感染。瑞特综合征女性、儿童和老年人少见，他们通常在肠道细菌感染后获得痢疾型。瑞特综合征的发病与感染、遗传标记（HLA－B_{27}）和免疫失调有关。滑膜的病理改变为非特异性炎症。本病多见于青年男性，国外的发病率在0.06%～1%不等，国内尚无这方面的统计数据报道。

临床特点：

1. 临床表现

全身症状常突出，如在感染后数周出现发热、体重下降、严重的倦怠无力和大汗。热型为中至高热，每日1～2个高峰，多不受退热药物影响，通常持续10～40天自行缓解。由于关节症状通常在感染后数周才出现，因此早期诊断并不容易。当出现了临床上典型的三联征后，诊断基本就可以明确。溢脓性皮肤角化病和漩涡状龟头炎是瑞特综合征具有诊断意义的两个特征性病变表现。另外，瑞特综合征的患者还可以出现眼葡萄膜炎、心脏瓣膜受累、肾脏病变、颅神经和周围神经病变等。

2. 辅助检查

(1) 病原体培养：尿道拭子培养或粪便培养对确定诱发疾病的微生物感染有帮助。

（2）炎症指标：急性期白细胞增高、血沉增快、CRP 升高很常见。抗核抗体和类风湿因子多阴性。

（3）HLA－B_{27}检测：约 75% 的患者 HLA－B_{27}阳性。

诊断标准：

瑞特综合征是一种特殊类型的反应性关节炎，具备典型的急性关节炎、非淋球菌性尿道炎和结膜炎三联征，同时结合实验室检查以及 X 线检查，确诊并不困难。

对不具备典型三联征者，可根据下列指标诊断瑞特综合征：有血清阴性非对称性关节炎（主要是下肢）加下列表现的 1 项或 1 项以上：①尿道炎或宫颈炎；②痢疾；③皮肤黏膜病变（龟头炎、口腔溃疡或皮肤角化病）。

需除外 AS、银屑病关节炎或其他风湿病，以及淋球菌感染和其他的化脓性关节炎。

有学者将三联征均出现者称为完全型瑞特综合征，而只具备初始感染（如尿道炎、宫颈炎或痢疾）和随后发生的关节炎称为不完全型瑞特综合征。

严格来说，瑞特综合征本身就是具有关节炎、尿道炎和结膜炎三联征的反应性关节炎。完全型和不完全型瑞特综合征均与反应性关节炎的概念一致，现已逐渐被反应性关节炎所替代。

炎性肠病性关节炎

炎性肠病性关节炎（inflammatory bowel disease arthritis，IBDA）是指溃疡性结肠炎和克罗恩（Crohn）病引起的关节炎的统称，可伴有或不伴有其他肠道外表现，如皮肤黏膜病变及炎症性眼病等。本病可发生在任何年龄，以青、壮年为主，男、女均可发病。

诊断要点：

1. 临床特点

肠病性关节炎作为溃疡性结肠炎和克罗恩病全身表现的一部

分，其发热主要与原发病有关。溃疡性结肠炎中、重型患者活动期常有低度至中度发热，高热多提示合并症或见于急性爆发型。发热为克罗恩病常见的全身表现之一，与肠道炎症活动及继发感染有关。间歇性低热或中度热常见，少数呈弛张热伴毒血症。少数患者以发热为主要症状，甚至较长时间不明原因发热后才出现消化道症状。诊断明确的炎症性肠病，出现了发热伴有关节炎，则容易想到炎性肠病性关节炎的可能。

2. 辅助检查

(1) 常规检查：有贫血、急性期白细胞升高，有时有血小板明显增高。粪便常规可见红细胞和白细胞，潜血阳性。病情活动时血沉增快，CRP 升高。

(2) 免疫学检查：可见球蛋白升高，类风湿因子和抗核抗体阴性。

(3) 抗中性粒细胞胞质抗体（ANCA）：溃疡性结肠炎患者有半数以上出现抗中性粒细胞胞质抗体阳性，常为 pANCA。

(4) 有 50% ~70% 可出现 HLA - B_{27}阳性。

目前尚无统一的炎性肠病性关节炎的诊断标准，因为其所伴发的关节炎往往无特殊的诊断价值，因而只有在确诊有溃疡性结肠炎或克罗恩病以后，才能根据其所伴发的脊柱炎症表现和/或外周关节炎诊断为炎性肠病性关节炎。炎性肠病性关节炎可分二型：①周围关节炎；②肠炎并发强直性脊柱炎。

反应性关节炎

1981 年美国风湿病学会提出的反应性关节炎（reactive arthritis，ReA）的定义是：伴随尿道炎、宫颈炎之后，持续 1 个月以上的关节炎。近 20 余年来又发现，绝大多数微生物感染后均可引起反应性关节炎。引起反应性关节炎的病因主要有两类：非淋球菌性尿道炎后发病型和细菌性腹泻后发病型。

肠道或泌尿生殖系感染的患者反应性关节炎总的发病率为1%～3%。反应性关节炎可能是由外界因子和遗传因子相互作用所致，发生似乎主要取决于宿主的基因结构和免疫异常，而非病原菌的类型。

临床特点：

1. 临床表现

反应性关节炎活动期患者可有发热，热型多为弛张型；部分患者可有中等到高度发热。发热可不受退热药物的影响，部分患者对退热药反应较差，体温可持续维持在较高的水平，此时物理降温似乎更为有效。100%的反应性关节炎患者有关节炎，但在关节炎出现前的一段时间内，诊断非常困难。一旦出现了关节炎，追问到腹泻或尿道炎的病史，则诊断就相对容易。典型临床表现多于感染后2～4周出现，为非对称性外周关节炎，好发于下肢，常为寡关节炎。关节外表现可为本病提供重要的诊断线索，如男性尿道炎、女性宫颈炎、结膜炎、虹膜炎、旋涡状龟头炎、肌腱末端炎、皮肤黏膜的损害（如溢脓性皮肤角化病、结节性红斑和口腔溃疡）和主动脉炎等。

2. 辅助检查

急性期可见白细胞总数增高，多数病例尿蛋白在1g/d以下。血沉可增快，C－反应蛋白升高。血清类风湿因子和抗核抗体阴性，有些病例咽拭子培养常可见链球菌生长及/或ASO阳性。关节液培养为阴性。HLA－B_{27}常呈阳性。X线检查在症状出现后数月可见绒毛状骨膜反应及非对称性骶髂关节炎。

诊断标准：

目前国内外多沿用1996年Kingsley与Sieper提出的反应性关节炎的分类标准（表2－3－7）。

表 2-3-7 反应性关节炎的分类标准

(1) 典型外周关节炎：下肢为主的非对称性寡关节炎
(2) 前驱感染的证据：①如果发病前 4 周有临床典型的腹泻或尿道炎，实验室证据可有可无；②如果缺乏感染的临床证据，则必须有感染的实验室证据
(3) 排除引起单或寡关节炎的其他原因，如确诊的脊柱关节病、感染性关节炎、莱姆病
(4) 下列表现不是 ReA 确诊必须具备的条件：①HLA-B_{27}、RS 的关节外表现（如结膜炎、虹膜睫状体炎，皮肤、心脏及神经系统病变等）；②典型 SpA 的临床表现（如炎性下腰痛、交替性臀区疼痛、肌腱端炎或虹膜炎等）

化脓性关节炎

化脓性关节炎（suppurative arthritis）又称细菌性、败血症关节炎，为关节的化脓性细菌感染，可以造成关节结构破坏和功能丧失。其发病除与细菌因素有关外，还与机体自身的防御因素有关。临床上除了原发感染的症状、体征和全身症状外，主要是关节局部的红、肿、热、痛和功能障碍。化脓性关节炎多见于儿童及年老体弱、全身免疫功能低下者，男性发病率是女性的 2～3 倍，最常累及髋、膝等大关节。

诊断要点：

1. 临床特点

常急性起病，高热，伴有寒战，体温可达 39℃以上，甚至出现谵妄与昏迷，小儿惊厥多见。以血行播散性化脓性关节炎最为显著，可呈现脓毒血症或菌血症现象。其症状的轻重常与病期有关。在开始的浆液期，全身及局部症状都较轻，到浆液纤维蛋白期症状加重，化脓期时症状最重，病人高热可达 40℃以上。典型患者主要表现为单关节感染，尤以下肢负重关节最易累及。

关节疼痛是化脓性关节炎最早的局部症状。表浅关节感染时，关节局部红、肿、热、痛明显，而深部关节受累时，则主要表现为关节周围软组织的肿胀。由于炎症及疼痛的刺激，可出现关节功能障碍，病情严重者，可出现关节脱位。另外，患者常有原发感染的症状和体征：如肺炎球菌引起的肺炎，葡萄球菌引起的痈、尿道炎、咽炎和前列腺炎等。

2．常规检查

血常规检查可发现白细胞总数和中性多核白细胞显著增多，血、尿培养可为阳性。

3．关节腔穿刺

关节液检查是诊断的关键，宜尽早进行。关节腔穿刺抽液检查早期为淡黄色澄清液体，晚期为脓性液体。

（1）滑液为浆液性或脓性，白细胞总数常大于 50×10^9/L，甚至高达（100~200）$\times10^9$/L，中性粒细胞大于 80%。

（2）革兰染色可找到细菌。细菌培养阳性，如为阴性，应重做并行厌氧菌培养，同时做药敏试验。

4．X线检查

早期可见关节囊和周围组织肿胀，密度增加，关节间隙增宽，晚期出现不同程度的骨质破坏。

淋球菌性关节炎

淋球菌性关节炎（gonococcal arthritis）是播散性淋球菌感染（disseminated gonococcal infection，DGI）的主要临床表现之一。淋球菌从黏膜感染部位侵入血流，血行播散，而导致其他部位的淋球菌感染称为播散性淋病。0.5%~3%的淋球菌感染患者因未经正确诊疗而导致淋球菌性感染性关节炎。一般认为，由淋球菌引起的化脓性关节炎是继发于菌血症而扩散到滑膜而引起。但临床和实验证据表明，DGI 的关节痛、腱鞘炎、皮炎和无菌性关节炎可能由免疫介导的机制或超敏反应引起。女性的发病率为男性的2~3倍，主要为性传播，与年龄、社会经济背景有关。据美国统计，每年约有1百万淋病病例，其中每年可能有1万例DGI病例，40%~50%发生淋球菌性关节炎。

诊断要点：

1. 临床特点

DGI的初始症状和体征中，发热约占63%，大多为中等程度的发热。40%~50%的DGI患者发生症状明显的化脓性关节炎，此时患者可表现为高热，但极高热少见。大多数DGI患者没有泌尿生殖道感染症状的主诉，仅约25%的患者有尿道炎或宫颈炎的病史。末次性接触与DGI初始症状出现的时间为1天至数周。DGI最常见的初始症状为游走性多关节痛、腱鞘炎、皮炎和发热。腱鞘炎是诊断DGI的重要线索，而其他败血症性关节炎、腱鞘炎罕见。若腱鞘炎与皮炎同时出现，提示播散性淋球菌感染。2/3的DGI患者发生皮炎，最常见的皮损为出血斑或出血性丘疹，皮损常为多发，最常见于四肢末端或躯干，罕见于面部、掌、跖。

2. 辅助检查

对男性尿道分泌物、女性宫颈分泌物标本涂片直接镜检，在中性粒细胞内见到典型的革兰阴性双球菌可诊断淋病。淋球菌培养是目前筛查和确诊淋病的唯一推荐方法。化验检查可见周围血中白细胞增多、血沉增快、血清转氨酶及其他肝功能轻度异常。急性期X线检查正常，慢性期可见关节腔消失、关节破坏。

患急性关节炎和皮炎的年轻、性生活活跃患者，应考虑到淋球菌性关节炎的诊断。腱鞘炎在其他类型关节炎也可以出现，但与皮疹同时出现的腱鞘炎或关节炎是考虑DGI诊断的重要临床依据。关节液、血液淋球菌培养阳性才能最后诊断。

莱 姆 病

莱姆病（Lyme disease）是由伯氏螺旋体所引起，以硬蜱为媒介的自然疫源性疾病。贮存宿主为啮类动物和蜱类，患病和带菌动物是传染源。人因被携带螺旋体的硬蜱叮咬而感染。人群普遍易感，但多见于进入或居住于林区及农村的人群中，男性略多于女性，我国部分地区存在莱姆病流行，每年有上万例的新发病例。是一种侵害多器官系统并呈现多样临床症状，具有慢性经过的全身疾病。其特征有初发的皮肤损害，呈慢性游走性红斑，继而出现心脏损害、神经症状、关节炎等表现。本病早期用抗生素治疗，治愈率高。未及时治疗并发多器官损害者疗效欠佳。因此早期诊断、早期治疗很重要。

临床特点：

1. 临床表现

潜伏期 3 ~ 32 天，平均 7 天左右。根据感染的程度分为三期。

第一期（局部皮肤损害期）：主要表现为皮肤的慢性游走性红斑，见于大多数病例。病初常伴有乏力、畏寒发热、头痛、恶心、呕吐、关节和肌肉疼痛等症状。局部和全身淋巴结可肿大。偶有脾肿大、肝炎、咽炎、结膜炎、虹膜炎或睾丸肿胀。

第二期（播散感染期）：发病后数周或数月，约 15% 和 8% 的患者分别出现明显的神经系统症状和心脏受累的征象。神经系统表现包括脑膜炎、脑炎、周围神经损害等表现。心脏损害主要为房室传导阻滞。

第三期（持续感染期）：感染后数周至 2 年内，80% 左右的患者出现程度不等的关节症状，如关节疼痛、关节炎或慢性侵袭性滑膜炎。以膝、肘、髋等大关节多发。

2. 辅助检查

（1）外周血象基本正常，血沉轻度增快，血清中冷沉淀免疫球蛋白可阳性，转氨酶可升高。

（2）从血液、脑脊液及病变皮肤等标本中可检出螺旋体。采用免疫荧光、免疫印迹法等方法可在患者血中测出特异性抗体。病程少于1个月的急性期患者，必须检测急性期和恢复期血中IgM和IgG抗体效价。在感染1个月后，只有IgG阳性才支持莱姆病的诊断。因1个月以后单独IgM反应可能为假阳性。病原体分离及特异性抗体检测具有确诊价值。

诊断标准：

目前国际上尚无统一的莱姆病诊断标准。推荐美国疾病控制中心提出的莱姆病诊断标准：

（1）在流行区，慢性游走性红斑（单个红斑的直径必须至少为5cm，并应由医师检查后确定）或抗burgdorfer疏螺旋体抗体效价≥1∶256，及1个或1个以上器官系统受累。

（2）在非流行区，慢性游走性红斑及抗burgdorfer疏螺旋体抗体效价≥1∶256，或慢性游走性红斑及1个或1个以上器官系统受累，或抗体效价≥1∶256及1个或1个以上器官系统受累。符合以上条件的任何1条者可诊断为莱姆病。

我国学者根据我国流行病学、临床及血清学有关检查提出的诊断标准：①典型的慢性游走性红斑和血清抗burgdorfer疏螺旋体抗体效价≥1∶128；②来自已知的流行区，至少有一个器官受累，血清抗体效价≥1∶128；③来自非流行区，至少有两个器官受累，血清抗体效价≥1∶128。

结核性关节炎

结核性关节炎是关节和周围软组织受结核杆菌感染引起的慢性疾病。发病率占全身结核的5%～10%，其中95%以上继发于肺结核。本病好发于儿童和青壮年，不但病期很长，而且容易破坏骨骺和关节。

诊断要点：

1．临床表现

关节结核通常起病缓慢，全身可有低热、倦怠、盗汗、食欲减退和消瘦等。患者的发热通常为低热，少数患者呈急性发作或症状急性加剧，此时往往表现为高热。以负重和活动度较大的髋、膝、脊柱等关节受累多见。病灶多为单发，并经常合并有肺、胸膜或淋巴结结核。受累关节往往表现为全关节肿胀，如髋关节结核，股三角及臀部均有肿胀。关节肿胀但无发红现象，故称之为“白肿”，为结核性关节炎特征之一。寒性脓肿：没有急性脓肿的表现，故称为“冷脓肿”。窦道一般较深，不易探入病灶。较之化脓性关节炎其压痛和叩击痛均较轻。脊椎因部位深故不易叩及，但棘突如有叩击痛，即为相当于该脊椎的病变。若有关节邻近淋巴结受累则对诊断有肯定的意义。

2. 辅助检查

（1）患者常有轻度的贫血，继发感染者白细胞计数明显升高。病变活动期血沉常增快，静止期或治愈后血沉将恢复正常。

（2）结核菌素试验通常为阳性。脓液结核杆菌培养阳性率可达 70% 以上。PCR 法检测结核杆菌 DNA，有助于早期诊断。

（3）X 线检查可发现关节周边骨质吸收，边缘破坏。手术探查，切取活检、病理检查发现干酪样物质有助于确诊。

复发性多软骨炎

复发性多软骨炎（relapsing polychondritis，RP）是一少见的全身多系统的疾病，累及软骨和全身其他结缔组织，包括耳、鼻、眼、关节、呼吸道和心血管系统等，具有反复发作和缓解的进展性、炎性、破坏性病变的系统性疾病。各年龄阶段均可发病，好发年龄为 30 ~ 60 岁，发病无性别差异。

临床特点：

1. 临床表现

RP 可隐匿起病，多为急性发作或病情突然加重。活动期可有发热、局部疼痛、疲乏无力、体重减轻和食欲不振等。发热可为低热、中度热。热型可为稽留热、弛张热或不规则热型。发热同时伴有耳、鼻、眼、关节等多器官受累，则容易想到 RP 的可能。常见表现：①耳部病变：耳郭突然红肿、疼痛和红斑；②鼻部病变：鼻软骨炎反复发作，可形成马鞍鼻畸形；③眼部病变：巩膜炎、结膜炎、角膜炎、视网膜炎及视神经炎等，严重者可失明；④关节病变：为发作性、非对称性、非侵袭性关节炎；⑤呼吸系统病变：声嘶、咳嗽、气喘、呼吸困难及呼吸道感染等。严重者由于气管环萎缩、塌陷引起窒息；⑥心血管病变：心瓣膜病变、大动脉瘤及全身性血管炎。

2. 辅助检查

(1) 血常规及血沉：活动期可有轻度的正细胞正色素贫血、白细胞升高，血沉增快。

(2) 尿常规：急性期尿中酸性粘多糖排泄增加，对诊断有参考价值。

(3) 蛋白电泳：白蛋白减少，α、γ球蛋白增高。

(4) 血清学检查：类风湿因子、抗核抗体均可阳性。梅毒血清学反应假阳性。间接免疫荧光法抗软骨细胞抗体阳性及抗Ⅱ型胶原抗体阳性有助于 RP 的诊断。补体正常。

(5) X 线检查可见有肺不张及肺炎，CT 可了解气管和支气管的狭窄程度及范围，而纤维支气管镜检查可直接观察受累的气道，显示气管支气管树的炎症、变形、塌陷等。

诊断标准：

1976 年 McAdom 提出的 RP 诊断标准：

(1) 双耳复发性软骨炎。

(2) 非侵蚀性多关节炎。

(3) 鼻软骨炎。

(4) 眼部炎症。

(5) 喉和（或）气管软骨炎。

(6) 耳蜗和前庭功能受损。

达到 3 条或以上标准，并由病理活检证实即可确诊。如临床表现明显，并非每例患者均需做软骨活检。

临床出现以下情况之一者应怀疑本病：①一侧或两侧外耳软骨炎伴外耳畸形；②鼻软骨炎或有原因不明的鞍鼻畸形；③反复发作性巩膜炎；④不明原因气管及支气管广泛狭窄，软骨环显示不明，或局限性管壁塌陷。

痛风性关节炎

痛风（gout）是嘌呤代谢紊乱及/或尿酸排泄减少所引起的一种晶体性关节炎，临床表现为高尿酸血症和尿酸盐结晶沉积（痛风石）所致的特征性急、慢性关节炎。痛风分为原发性和继发性两大类。痛风见于世界各地区、各民族。

临床特点：

1. 临床表现

急性痛风性关节炎可出现发热、寒战，主要为低热、中度热。同时，受累关节可表现为局部的发热伴有红、肿、痛、活动受限，大关节受累时常有积液、剧痛如刀割样或咬噬样，于24～48小时达到高峰。多于数天或数周内自行缓解。慢性痛风性关节炎急性发作时，除急性痛风的表现外，尚可见关节的破坏、畸形等。急性发作诱因有饱餐饮酒、过度疲劳、紧张、关节局部损伤、手术、受冷受潮等。首次发作多为单关节炎，60%～70%首发于第一跖趾关节，在以后病程中，90%患者反复该部位受累。足弓、踝、膝关节、腕和肘关节等也是常见发病部位。

2. 辅助检查

（1）血清尿酸盐测定：痛风患者都伴有血尿酸盐的增高，但由于尿酸本身的波动性及服用利尿药物等因素影响，有时检测血尿酸盐可以正常。

（2）滑液检查：急性期可抽取滑囊液进行偏振光显微镜检查，于白细胞内见双折光的针形尿酸钠结晶。此项检查具有确诊意义，应视为痛风诊断的“金标准”。

（3）X线检查：急性痛风性关节炎除软组织肿胀外，关节X

线正常；慢性痛风性关节炎急性发作可见有骨质改变，主要表现为骨质破坏和痛风石沉积。

诊断标准：

目前多采用1977 年美国风湿病学会（ACR）的分类标准（表2-3-8）或1985 年Holmes 标准（表2-3-9）进行诊断。

表2-3-8　1977 年ACR 急性痛风关节炎分类标准

1. 关节液中有特异性尿酸盐结晶，或
2. 用化学方法或偏振光显微镜证实痛风石中含尿酸盐结晶，或
3. 具备以下12 项（临床、实验室、X 线表现）中6 项
（1）急性关节炎发作 >1 次
（2）炎症反应在1 天内达高峰
（3）单关节炎发作
（4）可见关节发红
（5）第一跖趾关节疼痛或肿胀
（6）单侧第一跖趾关节受累
（7）单侧跗骨关节受累
（8）可疑痛风石
（9）高尿酸血症
（10）不对称关节内肿胀（X 线证实）
（11）无骨侵蚀的骨皮质下囊肿（X 线证实）
（12）关节炎发作时关节液微生物培养阴性

表2-3-9　1985 年Holmes 标准

具备下列1 条者
1. 滑液中的白细胞有吞噬尿酸盐结晶的现象
2. 关节腔积液穿刺或结节活检有大量尿酸盐结晶
3. 有反复发作的急性单关节炎和无症状间歇期、高尿酸血症及对秋水仙碱治疗有特效者

风湿性多肌痛

风湿性多肌痛（polymyalgia rheumatica，PMR）多发于老年人，以近端肌群（肩胛带肌、骨盆带肌）和颈肌疼痛和僵硬为主要特征，伴血沉显著增快和非特异性全身症状。本病病因不明，可能与遗传、年龄、内分泌、环境及免疫等多因素有关。一般为良性过程，且与年龄密切相关，随年龄增长发病渐增多，50岁之前患本病者甚少。女性较男性多2~3倍。有家族聚集发病现象。我国PMR并不少见。

临床特点：

1. 临床表现

PMR活动时可出现发热，发热通常为低热，偶有高热。PMR可突然起病，晨间醒来出现肩背或全身酸痛、不适、乏力等症；亦可隐袭起病，历时数周或数月。颈肌、肩肌及髋部肌肉僵痛，可单侧或双侧，亦可局限于某一肌群。严重者不能起床，上肢抬举受限，下肢不能抬举，不能下蹲，上下楼梯困难等。但这些症状与多发性肌炎不同，活动困难并非真正肌肉无力，而是肌肉酸痛所致。

2. 辅助检查

（1）可有轻至中度正细胞正色素性贫血。

（2）血沉显著增快（≥50mm/h，魏氏法）；C-反应蛋白增高，且与病情活动性相一致。

（3）肝功可轻度异常，但反映横纹肌炎症的血清肌酶多在正常范围之内。

（4）抗核抗体和其他自身抗体及类风湿因子通常均为阴性。

（5）肌电图和肌活检无炎性肌病的依据。

诊断标准：

根据下述6条临床特征作出诊断：

（1）发病年龄≥50岁。

（2）颈部、肩胛部及骨盆部肌肉僵痛，至少两处，并伴晨僵持续4周或以上。

（3）血沉≥50mm/h（魏氏法）。

（4）抗核抗体及类风湿因子阴性。

（5）小剂量糖皮质激素（泼尼松10～15mg/d）治疗反应甚佳。

（6）须除外继发性多肌痛症。

第三节　发热伴血管炎

大动脉炎

大动脉炎（takayasu arteritis，TA）是指主动脉及其主要分支的慢性进行性、非特异性炎性疾病。病变多见于主动脉弓及其分支，其次为降主动脉、腹主动脉和肾动脉。受累的血管可为全层动脉炎，血管内膜增厚，导致管腔狭窄或闭塞，少数患者因炎症破坏动脉壁中层、弹力纤维及平滑肌纤维坏死而致动脉扩张、假性动脉瘤或夹层动脉瘤。本病多发于年轻女性，30岁以前发病约占90%，病因不明，一般认为可能由感染引起的免疫损伤所致。

临床特点：

1. 临床表现

（1）全身症状：在局部症状或体征出现前数周，少数患者可有全身不适、易疲劳、发热、食欲不振、体重下降、肌痛、关节炎和结节红斑等症状，可急性发作，也可隐匿起病。当局部症状或体征出现后，全身症状可逐渐减轻或消失，部分患者则无上述症状。

（2）局部症状体征：按受累血管不同，有不同器官缺血的症状与体征，如头痛、头晕、晕厥、卒中、视力减退、四肢间歇性活动疲劳，肱动脉或股动脉搏动减弱或消失，颈部、锁骨上下区、上腹部、肾区出现血管杂音，两上肢收缩压差大于10mmHg。

（3）临床分型：根据病变部位可分为四种类型，头臂动脉型（主动脉弓综合征）；胸、腹主动脉型；广泛型和肺动脉型。

1）头臂动脉型（主动脉弓综合征）：颈动脉和椎动脉狭窄和闭塞，可引起脑部不同程度的缺血，出现眩晕、头痛、记忆力减退，视力减退，视野缩小甚至失明，咀嚼肌无力和咀嚼疼痛。脑缺血严重者可有反复晕厥，抽搐，失语，偏瘫。上肢缺血可出现单侧或双侧上肢无力、发凉、酸痛、麻木甚至肌肉萎缩。颈动脉、桡动脉和肱动脉搏动减弱或消失（无脉征），约半数患者于颈部或锁骨上部可听到Ⅱ级以上收缩期血管杂音，少数伴有震颤，但杂音响度与狭窄程度之间并非完全成比例，如有侧支循环形成，则血流经过扩大弯曲的侧支循环时，可以产生连续性血管杂音。

2）胸、腹主动脉型：由于缺血，下肢出现无力、酸痛、皮肤发凉和间歇性跛行，特别是髂动脉受累时症状最明显。合并肺动脉狭窄者，则出现心悸、气短，少数患者发生心绞痛或心肌梗死。肾动脉狭窄可引起肾血管性高血压；此外胸降主动脉严重狭窄，使心排出血液大部分流向上肢而引起节段性高血压；主动脉瓣关闭不全可致收缩期高血压。

3）广泛型：其有上述两种类型的特征，属多发性病变，多数患者病情较重。

4）肺动脉型：本病合并肺动脉受累并不少见，约占50%，上述三种类型均可合并肺动脉受累，而在各类型中伴有或不伴有肺动脉受累之间无明显差别，单纯肺动脉受累者罕见。肺动脉高压大多为一种晚期并发症，约占1/4，多为轻度或中度，重度则少见。临床上出现心悸、气短较多，重者心功能衰竭，肺动脉瓣区可闻及收缩期杂音和肺动脉瓣第二音亢进。

2. 辅助检查

（1）实验室检查：无特异性血化验项目。血沉是反映本病病变活动的一项重要指标。C－反应蛋白的临床意义与血沉相同，为本病病情活动的指标之一。

（2）影像学检查

1）彩色多普勒超声检查：可探查主动脉及其主要分支狭窄或闭塞（颈动脉，锁骨下动脉，肾动脉等），但对其远端分支探查较困难。

2）血管造影检查：数字减影血管造影（DSA）是一种数字图像处理系统，为一项较好的筛选方法，对头颅部动脉、颈动脉、胸腹主动脉、肾动脉、四肢动脉、肺动脉及心腔等均可进行此项检查。

3）动脉造影：可直接显示受累血管管腔变化，管径的大小，管壁是否光滑，受累血管的范围和长度。对脏器内小动脉如肾内小动脉分支显示不清，必要时需进行选择性动脉造影。

诊断标准：

1990 年美国风湿病学会的分类标准：

（1）发病年龄≤40 岁：出现症状或体征时年龄≤40 岁。

（2）肢体间歇性运动障碍：活动时一个或更多肢体出现乏力、不适或症状加重，以上肢明显。

（3）肱动脉搏动减弱：一侧或双侧肱动脉搏动减弱。

（4）血压差：双侧上肢收缩压差＞10mmHg。

（5）锁骨下动脉或主动脉杂音：一侧或双侧锁骨下动脉或腹主动脉闻及杂音。

（6）动脉造影异常：主动脉一级分支或上下肢近端的大动脉狭窄或闭塞，病变常为局灶或节段性，且不是由动脉硬化、纤维肌发育不良或类似原因引起。

符合上述 6 项中的 3 项者可诊断本病。此诊断标准的敏感性和特异性分别是 90.5% 和 97.8%。

巨细胞动脉炎

巨细胞动脉炎（giant cell arteritis，GCA）是一种原因不明的系统性坏死性血管炎。血管病变常呈节段性、多灶性，主要累及主动脉弓起始部的动脉分支，亦可累及主动脉的远端动脉，以及中小动脉，故属大动脉炎范畴，因典型患者呈颞部头痛，头皮及颞动脉触痛，因而 GCA 又称为颞动脉炎（temporal arteritis）；又由于累及颅内动脉称为颅动脉炎（cranial arteritis）；又由于在动脉壁上常形成巨核细胞肉芽肿，故有人称其为肉芽肿性动脉炎（granulomatous arteritis）。GCA 往往伴有风湿性多肌痛。该病几乎都发生于50岁以上老年人，女性发病高于男性。有显著的地域分布，我国较少见。

临床特点：

1. 临床表现

（1）全身症状：GCA 发病可急可缓，乏力、食欲减退、体重减轻及低热（42%）等。发热无一定规律，多数为中等度（38℃左右）发热。

（2）头部：颞动脉、颅动脉受累而出现头部症状，以头痛最为常见，约半数患者为首发症状。头痛表现为新近发生的、偏侧或双侧或枕后部剧烈疼痛，呈刀割样或烧灼样或持续性胀痛，并伴有头皮触压痛或可触及的痛性结节，头皮结节如沿颞动脉走向分布，具有诊断价值。头痛剧烈程度与血管炎严重程度不一定一致。典型的颞动脉受累表现为动脉屈曲、怒张、搏动增强。也可因血管闭塞而搏动消失。

（3）眼部：常表现为黑蒙、视物不清、上睑下垂、复视、部分失明或全盲等，可为一过性症状，也可为永久性。眼动脉或后睫动脉受累引起缺血性视神经炎是失明的最常见原因，中央视网膜动脉阻塞、动脉炎所致的枕部皮质梗死也可引起失明。失明可以是初发症状，但一般出现在其他症状之后数周或数月。眼底检查，早期常为缺血性视神经炎，后期可见视神经萎缩等。

（4）神经系统表现：约30%患者出现多种神经系统症状，如由于颈动脉或椎动脉病变而出现发作性脑缺血、偏瘫或脑血栓等，是GCA主要死因之一。

（5）心血管系统表现：GCA躯体大血管受累10%～15%，可累及锁骨下动脉、腋动脉、肱动脉、冠状动脉、胸主动脉、腹主动脉、股动脉等。冠状动脉病变可导致心肌梗死、心力衰竭、心肌炎和心包炎等。

2. 辅助检查

（1）实验室检查：正细胞正色素性贫血，白细胞计数增高或正常，活动期血沉增快和CRP增高，肌酶、肌电图、肌肉活检正常。

（2）颞动脉活检：是诊断GCA的可靠手段，特异性100%，选择有触痛或有结节的部位，在局麻下切取长度为2～3cm的颞动脉，做连续病理切片，此为安全、方便、可行的方法。但由于GCA病变呈跳跃分布，后期又受糖皮质激素治疗的影响，活检的阳性率仅在40%～80%之间，因此，活检阴性不能排除GCA诊断。

（3）影像学检查：为探查不同部位血管病变，可采用彩色多普勒超声、核素扫描、CT或动脉造影等检查。

诊断标准：

确诊有赖于颞动脉活检。目前采用1990年ACR巨细胞动脉炎分类标准：

（1）发病年龄≥50岁：发病时年龄在50岁及以上。

（2）新近出现的头痛：新近出现的或出现新类型的局限性头痛。

（3）颞动脉病变：颞动脉压痛或触痛、搏动减弱，除外颈动脉硬化所致。

（4）血沉增快：魏氏法测定红细胞沉降率>50mm/h。

（5）动脉活检异常：活检标本示血管炎，其特点为单核细胞为主的炎性浸润或肉芽肿性炎症，常有多核巨细胞。

符合上述5条标准中至少3条可诊为巨细胞动脉炎。此标准的敏感性和特异性分别是93.5%和91.2%。

结节性多动脉炎

结节性多动脉炎（polyarteritis nodosa，PAN）也称为结节性动脉周围炎（periarteritis nodosa）、多动脉炎，是中、小肌性动脉坏死性血管炎。多动脉炎可累及任何器官，常见的部位有肾脏、关节、肌肉、神经、胃肠道、皮肤、心脏等。多见于男性，性别比约为2∶1，各年龄组均可发病，但多在40～60岁之间。病因及发病机制均未明。

临床特点：

1．临床表现

（1）全身症状：早期为非特异的全身症状，如发热、周身不适、乏力、多汗、食欲不振、体重减轻、关节肌肉疼痛等，有的早期就有系统损害。

（2）肾脏：肾脏损害常见，临床70%病人有肾损害。肾损害的原因可能是继发性局部缺血或原发的肾小球肾炎，也可能两者兼而有之。蛋白尿常见，但发展为肾病综合征者仅是少数。尿沉渣中见红细胞、红细胞管型，提示肾小球受累。进行性肾功能不全是多数病人的死亡原因

（3）神经系统

1）周围神经受累：约占51%，系由神经血管的血管炎所致。可见以下四型：多发性单神经炎，泛发的单神经炎，皮肤神经病，多神经病。其中多发性单神经炎是最常见的。

2）中枢神经系统受累：约占23%。临床表现少，主要是大脑、小脑、脑干的功能失调，严重的表现常在疾病的晚期，如癫痫发作、精神障碍、蛛网膜下腔出血、脑出血。

(4) 其他

1) 心脏受累可见冠状动脉炎、心肌梗死、心包炎、心肌肥厚。临床不易诊断。

2) 皮肤一般表现为疼痛性的、红斑性的皮下结节，可从几毫米大小至几个厘米大小，可成批出现。皮损的另一特点是网状青斑。

3) 关节痛常见，关节炎少见，在疾病的早期有20%病人有累及下肢大关节的、非对称性的、非侵蚀性、发作性关节炎。关节痛的发生率为53%。

4) 肺部受累少见，可见到肺纤维化，为弥漫的，可在其他器官受累前出现。

5) 附睾、睾丸受累多表现为疼痛，肿胀少见。睾丸如有疼痛，活检有助诊断，但无症状时盲目活检对诊断帮助很小。

2. 辅助检查

(1) 实验室检查：化验指标对多动脉炎都是非特异性的，如血沉、C－反应蛋白升高。部分病人可测到免疫复合物、冷球蛋白、低效价的类风湿因子和低效价的抗核抗体、抗嗜中性粒细胞胞质抗体（核周型），这些指标反映了疾病有免疫学机制介入。乙肝表面抗原可在10%～54%病人中发现，可能与病例的选择有关。

(2) 病理：为提高活检阳性率应取受累部位的组织如皮肤、肌肉、睾丸、神经等进行活检。

(3) 动脉造影：如果盲目活检未取得阳性结果，应考虑内脏动脉造影。在典型多动脉炎中可见中、小动脉囊性或纺锤形的微小动脉瘤、节段性动脉狭窄和动脉变细（剪枝样中断）。动脉瘤最常发生在肾、肝动脉，也见于肠系膜、脑、脾、肺、肋间、膈下、胃上和十二指肠动脉。

诊断标准：

1990年美国风湿病协会制定的分类标准可供参考，在以下

10 条中至少有 3 条可认为是多动脉炎。

（1）体重下降≥4kg：病初即有体重下降，≥4kg，除外其他因素。

（2）网状青斑：四肢及躯干呈斑点及网状斑。

（3）睾丸疼痛或触痛：除外感染、外伤或其他原因。

（4）肌痛、无力或下肢触痛：弥漫性肌痛和肌无力或下肢肌肉触痛。

（5）单神经病或多神经病。

（6）舒张压≥12.0kPa（90mmHg）：有高血压且舒张压≥12.0kPa（90mmHg）。

（7）肌酐、尿素氮水平升高：血尿素氮≥14.3mmol/L（40mg/dl）或肌酐≥132.7μmol/L（1.5mg/dl），并除外脱水或梗阻因素。

（8）乙型肝炎病毒：血清中测到 HBsAg 或 HBsAb。

（9）血管造影异常：包括内脏血管动脉瘤或阻塞，除外动脉硬化、肌纤维发育不良或其他非炎症性原因。

（10）中、小动脉活检：动脉壁内有粒细胞或/和单核细胞浸润。

多动脉炎是个排除诊断，只有在不符合目前已认识的其他血管炎综合征时，多动脉炎才能诊断。

变应性肉芽肿性血管炎

变应性肉芽肿性血管炎又称 Churg - Strauss 综合征（CSS），是一类病因不明，主要累及中小血管的系统性血管炎。发病年龄 10 ~ 70 岁，多见于 20 ~ 40 岁，男性多于女性。

临床特点：

1. 临床表现

（1）全身情况：发热，关节炎，肌痛尤其是腓肠肌痉挛性疼痛是 CSS 血管炎早期表现之一。

（2）呼吸道病变：哮喘为本病主要症状，肺内浸润多呈斑片状，边沿不整，弥漫分布也可呈结节状，不形成空洞。变应性鼻炎见于70%的病人，表现为反复发作的鼻窦炎、副鼻窦炎和多发性鼻息肉。

（3）神经系统：末梢神经病主要表现为单神经炎或多发性单神经炎，Ⅱ、Ⅲ、Ⅳ颅神经麻痹及缺血性视神经炎。高血压和颅内血管炎可引起脑出血或脑梗死而致死。

（4）皮肤损害：见于70%的患者，包括红斑丘疹性皮疹、出血性皮疹、皮肤或皮下结节，尤其后者有特异性。

（5）其他受累系统：心脏受累占死亡原因50%，由嗜酸性粒细胞浸润和冠状动脉血管炎引起。肾脏可出现蛋白尿和镜下血尿，急性肾衰<10%。

2. 辅助检查

（1）实验室检查：周围血象嗜酸性粒细胞增高>10%，计数一般在1.5×10^9/L以上。血清中IgE浓度升高，67%患者可见ANCA阳性，多为c－ANCA。

（2）病理变化：组织嗜酸性粒细胞浸润，血管外肉芽肿和坏死性血管炎。血管炎主要侵犯小动脉和小静脉，常见于细小动脉。肉芽肿位于小血管或血管旁。

诊断标准：

1990年美国风湿病协会提出其诊断标准：哮喘；嗜酸性粒细胞增高>10%；单发性或多发性神经炎；非固定性肺内浸润；副鼻窦炎；血管外嗜酸性粒细胞浸润。凡具有6项中4项以上可考虑诊为CSS，其敏感性85%，特异型99.7%。

显微镜下多血管炎

显微镜下多血管炎（microscopic polyangitis，MPA）又称显微镜下多动脉炎（microscopic polyarteritis），是一种系统性、坏死性血管炎，属自身免疫性疾病。该病主要侵犯小血管，包括毛细血管、小静脉或微动脉，但也可累及小和/或中型动脉。免疫病理检查特征是血管壁无或只有少量免疫复合物沉积。可侵犯全身多个器官，如肾、肺、眼、皮肤、关节、肌肉、消化道和中枢神经系统等，在临床上以坏死性肾小球肾炎为突出表现，但肺毛细血管炎也很常见。本病男性多见，男女比约2:1，多在50~60岁发病。

诊断要点：

1. 临床表现

（1）全身情况：好发于冬季，多数有上呼吸道感染或药物过敏样前驱症状。非特异性症状有不规则发热、疲乏、皮疹、关节痛、肌痛、腹痛、神经炎和体重下降等。

（2）肾：70%~80%的患者肾脏受累，几乎全有血尿，肉眼血尿者约占30%，伴有不同程度的蛋白尿，高血压不多见或较轻。约半数病人呈急进性肾炎综合征，表现为坏死性新月体肾炎，早期出现急性肾功能衰竭。

（3）肺：为仅次于肾脏的最易受累的器官（约占50%），临床上表现为哮喘发作、咳嗽、咳血痰，咯血。严重者可表现为肺肾综合征，表现为蛋白尿、血尿、急性肾功能衰竭、肺出血等。

（4）其他系统：消化道可出现肠系膜血管缺血和消化道出血的表现，如腹痛、腹泻、黑便等。心脏可有心衰、心包炎、心律失常、心肌梗死等。耳部受累可出现耳鸣、中耳炎、神经性听力下降。眼受累可出现虹膜睫状体炎、巩膜炎、葡萄膜炎等。关节常表现为关节肿痛，其中仅10%的患者有关节渗出、滑膜增厚。20%~25%的患者有神经系统受累，可有多发性神经炎、末梢神经炎、中枢神经血管炎等，表现为局部周围感觉或运动障碍、缺血性脑病等。30%左右的患者有肾-皮肤血管炎综合征，典型的皮肤表现为红斑、斑丘疹、红色痛性结节、湿疹和荨麻疹等。

2. 辅助检查

（1）实验室检查

1）一般实验室检查：白细胞增多、血小板增高等及与出血不相称的贫血，血沉增快、CRP 增高、RF 阳性、γ 球蛋白升高，蛋白尿、血尿，血尿素氮、肌酐升高等。

2）抗中性粒细胞胞质抗体（ANCA）：是本病诊断、监测病情活动和预测复发的重要血清学指标，阳性率 50% ~80%，其效价通常与血管炎的活动度有关。ANCA 针对的两个主要抗原是丝氨酸蛋白酶 3（PR3）和髓过氧化物酶（MPO）。MPO－ANCA 又称为 p－ANCA（核周型），70% 的 MPA 该抗体阳性；PR3－ANCA 又称为 c－ANCA（胞质型），多见于韦格纳肉芽肿，但无肾外表现的坏死性新月体肾小球肾炎患者中有 20% ~30% PR3－ANCA 阳性。

（2）肾活检：病理特征为肾小球毛细血管丛节段性纤维素样坏死、血栓形成和新月体形成，坏死节段内和周围偶见大量中性粒细胞浸润。免疫学检查无或仅有稀疏的免疫球蛋白沉积，极少有免疫复合物沉积，具有重要的诊断意义。

（3）肺活检：肺组织活检示肺毛细血管炎、纤维化，无或极少免疫复合物沉积。

本病尚无统一诊断标准，以下情况有助于 MPA 的诊断：

（1）中老年，以男性多见。

（2）具有上述起病的前驱症状。

（3）肾脏损害表现，如蛋白尿、血尿或（及）急进性肾功能不全等。

（4）伴有肺部或肺肾综合征临床表现。

（5）伴有关节、眼、耳、心脏、胃肠道等全身各器官受累表现。

（6）p－ANCA 阳性。

（7）肾、肺活检有助于诊断。

韦格纳肉芽肿

韦格纳肉芽肿（Wegener's granulomatosis，WG）是一种坏死性肉芽肿性血管炎，属自身免疫性疾病。病变累及小动脉、静脉及毛细血管，其病理以血管壁的炎症为特征，主要侵犯上、下呼吸道和肾脏，韦格纳肉芽肿通常以鼻黏膜和肺组织的局灶性肉芽肿性炎症为首发，继而进展为血管的弥漫性坏死性肉芽肿性炎症。临床常表现为鼻和副鼻窦炎、肺病变和进行性肾功能衰竭。该病男性略多于女性，中年人多发，40~50岁是本病的高发年龄，未经治疗的韦格纳肉芽肿病死率可高达90%以上，经激素和免疫抑制剂治疗后，韦格纳肉芽肿的预后明显改善。病因至今不明。

临床特点：

1. 临床表现

韦格纳肉芽肿临床表现多样，可累及多系统。典型的韦格纳肉芽肿有三联征：上呼吸道、肺和肾病变。

（1）全身情况：多起病缓慢，也可快速进展性发病。病初症状为发热、疲劳、食欲减退、体重下降、关节痛，其中发热最常见。

（2）上呼吸道症状：大部分患者以上呼吸道病变为首发症状。常表现为持续性流涕，伴有鼻黏膜溃疡和结痂、鼻出血、唾液中带血丝，严重者鼻中隔穿孔、鼻骨破坏、出现鞍鼻。咽鼓管的阻塞引发中耳炎，导致听力丧失，而后者常是患者的第一主诉。

（3）下呼吸道症状：肺部受累是韦格纳肉芽肿基本特征之一，约50%的患者在起病时即有肺部表现，总计80%以上的患者将在整个病程中出现肺部病变。胸闷、气短、咳嗽、咯血以及胸膜炎是最常见的症状。大量肺泡性出血一旦出现，可发生呼吸困难和呼吸衰竭。有约1/3的患者肺部影像学检查有肺内阴影。

肺功能检测时可出现阻塞性通气功能障碍和限制性通气功能障碍以及弥散功能障碍。

（4）肾脏损害：大部分病例有肾脏病变，出现蛋白尿，红、白细胞及管型尿，严重者伴有高血压和肾病综合征，终可导致肾功能衰竭，是韦格纳肉芽肿的重要死因之一。

（5）眼受累：眼受累的最高比例可至50%以上，其中约15%的患者为首发症状。韦格纳肉芽肿可累及眼的任何区域，表现为眼球突出、视神经及眼肌损伤、结膜炎、角膜溃疡、表层巩膜炎、虹膜炎、视网膜血管炎、视力障碍等。

（6）皮肤黏膜：多数患者有皮肤黏膜损伤，表现为下肢可触及的紫癜、多形红斑、斑疹、淤点（斑）、丘疹、皮下结节、坏死性溃疡形成以及浅表皮肤糜烂等，其中皮肤紫癜最为常见。

（7）神经系统：有约1/3的患者在病程中出现神经系统病变。以外周神经病变最常见，多发性单神经炎是主要的病变类型，临床表现为对称性的末梢神经病变，肌电图以及神经传导检查有助于外周神经病变的诊断。

（8）关节病变：关节病变较常见，病程中可有约70%的患者关节受累。多数表现为关节疼痛以及肌痛，1/3的患者可出现对称性、非对称性以及游走性关节炎。

2．辅助检查

韦格纳肉芽肿早期诊断至关重要，无症状患者通过血清学检查ANCA以及鼻窦和肺脏的CT扫描可有助于诊断。上呼吸道、支气管内膜及肾脏活检是诊断的重要依据。

诊断标准：

1990年美国风湿病学会（ACR）分类标准：

（1）鼻或口腔炎症：痛性或无痛性口腔溃疡，脓性或血性鼻腔分泌物。

（2）胸片异常：胸片示结节、固定浸润病灶或空洞。

（3）尿沉渣异常：镜下血尿（RBC >5个/HP）或出现红细

胞管型。

（4）病理性肉芽肿性炎性改变：动脉壁或动脉周围，或血管（动脉或微动脉）外区域有中性粒细胞浸润形成肉芽肿性炎性病变。

符合2条或2条以上时可诊断为韦格纳肉芽肿，诊断的敏感性和特异性分别为88.2%和92.0%。

原发性中枢神经系统血管炎

原发性中枢神经系统血管炎（primary angitis of the central nervous system，PACNS）是一种只局限侵犯中枢神经系统血管，而不累及其他系统的炎症性疾病。由于这类血管炎以肉芽肿性表现为特点，故称中枢神经系统肉芽肿性血管炎，1983年被称为孤立性中枢神经系统血管炎（isolated angitis of the CNS，IAC-NS）。男性多发，40～50岁为发病高峰。病因不清，是由细胞介导的在血管壁内的肉芽肿性改变，无抗体或免疫复合物存在。患者常仅有神经系统症状，但神经定位不很明确，脑脊液检查、脑CT及MRI均不能明确诊断，脑组织活检为诊断金标准。

诊断要点：

1．临床表现

年轻者发病多见，临床表现变化多样。

（1）全身情况：可急性发作，也可隐匿发病。病程迁延。症状有发热、体重下降，而关节肌肉疼痛少见。

（2）神经系统表现：典型特点是没有神经系统的定位体征，主要表现为头痛、意识模糊、认知能力下降，也见有大范围的神经功能缺陷：下肢瘫痪、共济失调、脑神经障碍、短暂性脑缺血、脑出血、脊髓病。

2．辅助检查

（1）病理表现：选择产生相应神经系统体征的部位，尤其影像学异常区域。病变主要侵犯软脑膜，脑皮质少见，常为肉芽肿性浸润，小静脉及小动脉周围的炎症性表现，可见多核巨细胞，且常见血管炎呈跳跃性发展。在病理上无特异性。

（2）实验室检查：没有特异性指标，抗中性粒细胞抗体和抗内皮细胞抗体有一定参考价值。脑脊液检查90%是正常的。

（3）脑CT及MRI：表现变化多样，没有特征性，常见表现为皮层和皮层下的单发或多发病灶，可双侧发病，伴有大小不等的出血灶。病灶可类似脱髓鞘病变，也可表现为类脑白质营养不良。病灶强化后表现多种多样，可为不规则条纹状、带状或弥漫状，脑实质血管强化可见软脑膜出现增强。

（4）脑血管造影：为主要诊断手段之一。表现包括多发性动脉交替狭窄、扩张和阻塞，也可表现为动脉呈串珠样改变和动脉瘤形成，但这些征象均非特异性表现，只能起辅助诊断作用，不能确定诊断。

诊断标准：

（1）临床表现为头痛和多灶性神经损害表现至少6个月。

（2）脑血管造影表明多区域的节段性动脉狭窄。

（3）除外系统性的炎症和感染。

（4）软脑膜、脑实质活检证实为血管炎且排除感染、动脉硬化和肿瘤。

贝赫切特病

贝赫切特病（Behcet disease，BD），旧称白塞病，是一种原因不明的以血管炎为病理基础的慢性多系统疾病，以口腔和（或）生殖器溃疡、皮肤及眼部病变最为常见，但关节、心血管、胃肠道、神经系统、肺、肾及附睾等均可累及。高发区位于丝绸之路范围，故有人称为丝绸之路病。本病主要侵袭25～35岁的青年。本病有多种亚型：血管型、神经型、胃肠型等。大部分患者预后良好，眼病常导致失明，中枢神经系统损害和大动脉瘤破裂可致死。

临床特点：

1. 临床表现

(1) 全身情况：起病分急、慢性。少数急性发病，几天或3个月内出现口腔、皮肤、眼等多处损害，局部及全身症状重。大多数为慢性起病，全身症状轻，局部损害为主，但病程中可急性加重。全身症状常见为发热、乏力、关节痛等。

(2) 复发性口腔溃疡：口腔溃疡为本病最常见症状，往往又是最早出现的症状。发作至少3次，见于舌、口唇、齿龈、颊黏膜、软腭等各个部位，病变初为红色小结，继而水疱或丘疹，48小时后可发展为痛性溃疡，溃疡直径2～3cm，1～2周自行愈合。

(3) 复发性外阴溃疡：发生率为75%，与口腔溃疡性状相似，女性常见于外阴及阴道。男性在阴囊和阴茎，也可见于龟头、肛周和子宫颈等处。男性疼痛重于女性。

(4) 皮肤病变：皮损多样，有结节红斑、假性毛囊炎、痤疮样毛囊炎及非特异性皮肤过敏（如针刺反应）等。针刺反应对BD特异性较强。

(5) 眼部病变：发生率平均66%，常见的眼部病变为色素膜炎和视网膜血管炎、视神经萎缩、玻璃体炎及眼底出血等。后葡萄膜炎和视网膜血管炎则是影响视力的主要原因。眼炎反复发作可造成严重的视力障碍甚至失明，是本病致残的最主要原因。

(6) 神经系统损害：男性神经系统损害多于女性，多在病后数年出现，中枢神经受损较周围神经多见。根据症状可分为脑膜脑炎型、脑干型、器质性精神症状型、良性颅压升高、脊髓损害等。

(7) 关节炎：见于30%～60%的BD患者，大小关节均可受累，常为非对称性关节疼痛，以膝关节最常见。

(8) 消化道损害：消化道任何部位均可受累，以回盲部多见，其次是升结肠、降结肠、胃等处，为多发性溃疡，可有瘘管形成，甚至穿孔。

2. 辅助检查

（1）实验室检查：无特异性血清学检查。抗核抗体、RF均阴性，补体正常。活动期ESR、CRP可升高。

（2）其他检查：胸片、骨关节片，消化道造影，需要时行脑CT、脑脊液检查及脑电图等可了解受累系统情况。

诊断标准：

目前多采纳1989年制定的国际诊断标准：

（1）反复口腔溃疡（每年至少发作3次肯定的溃疡或疱疹性溃疡）。

（2）反复外阴溃疡（经医师确诊或本人确认的外阴溃疡或瘢痕）。

（3）眼病（前或后葡萄膜炎、视网膜血管炎、玻璃体混浊等）。

（4）皮肤病变（结节红斑、假性毛囊炎、脓性丘疹、青春期后痤疮样结节）。

（5）针刺反应阳性。

以上5项中，凡具备第一条者，加上其余4项中的任何2项即可诊断。

皮肤血管炎

皮肤血管炎为原发于血管壁的炎症性疾病。病因复杂，常见的致病因素为机体内部的感染灶，另外食物、药物、损伤、自身免疫、血液异常成分、血液淤滞等也是诱发因素。其组织病理变化为血管壁及其周围炎症细胞浸润、纤维蛋白样变性物质沉积，肉芽肿形成、血管内皮细胞肿胀、红细胞外溢、甚至血栓形成，整个血管破坏。皮肤血管炎在临床上可表现为红斑、丘疹、紫癜、皮下结节、水疱、血疱、坏死、溃疡等。

其分类至今仍不统一，其中荨麻疹性血管炎（UV）属于Ⅰ

型变态反应，Arthus Ⅱ型免疫反应发生于抗体直接针对内皮靶抗原，如 Wegener 肉芽肿，微血管炎（MPA）和 Churg - Strauss 综合征（CSS），ANCA 在其发病中至关重要；Arthus Ⅲ型免疫反应由抗原与 IgG、IgM 结合所激发，即免疫复合物（IC）性血管炎，特征是白细胞破碎性血管炎；Ⅳ型免疫反应可为肉芽肿性血管炎的机制，见于巨细胞动脉炎、Takayasu 动脉炎、克罗恩病、结节病、结核病、淋巴增生型疾病。下面将常见的皮肤血管炎分述。

1．白细胞破碎性血管炎

又称坏死性血管炎，以累及小血管（毛细血管后静脉）为特征。发病的前驱症状为发热、乏力、全身不适、关节痛及胃肠道症状。皮损最常见的是可触及的紫癜，下肢尤其小腿、踝和足背多见，风团、溃疡、结节、梗死和青斑也能见到。以可触及的紫癜为首发症状的坏死性血管炎占半数以上。组织病理为白细胞破碎性血管炎，血管附近有致密的多形核细胞浸润、血管扩张、有血栓形成。

2．过敏性紫癜

又称变应性紫癜或 Henöch - Schönlen 紫癜（HSP），是由多种原因引起毛细血管和细小动脉受累的系统性血管炎，临床上以皮肤黏膜淤点或淤斑为主要表现，部分患者可累及关节、肾脏和胃肠道。本病可见于任何年龄，但好发于儿童和青少年，发病前 2 周左右出现上感、发热、乏力等全身症状。

实验室检查可见白细胞增高，血沉增快，毛细血管脆性试验阳性，血小板计数和凝血时间正常。病理活检为常累及真皮浅层可见白细胞破碎性血管炎，肾活检可见局灶性间质细胞增生。诊断根据临床典型的可触及的紫癜或淤斑表现，毛细血管脆性试验阳性，血小板计数正常，结合病理表现为白细胞破碎性血管炎可确诊。

3．变应性皮肤血管炎

是变应性白细胞破碎性血管炎中仅侵犯皮肤的一个亚型，是主要累及真皮浅层毛细血管和小动脉的过敏性炎症性皮肤病。本病好发于青壮年，多为急性发病。一般有不规则发热、乏力、关节肌肉疼痛症状。皮损常对称分布在双下肢和臀部，尤以小腿和踝部多见。初期为红色粟粒斑丘疹或淤斑，也可为红色风团，炎症加重时伴有水疱、血疱、皮下结节，结节破溃成溃疡和萎缩性瘢痕。本病以紫癜、结节、坏死和溃疡为特征，自觉局部疼痛和烧灼。本病有自愈倾向，但可反复发作。常无特异实验室检查，血沉快，可有补体低和 RF 阳性。

诊断根据临床表现：以下肢为主的急性发作，慢性病程，皮疹以斑丘疹、淤斑、皮下结节、坏死和溃疡多种损害为特征，结合病理表现为白细胞破碎性血管炎可确诊。需与过敏性紫癜鉴别。

4. 荨麻疹性血管炎

可由感染、药物反应和自身免疫反应引起。多见于中年女性，好发于 30 ~40 岁，发病时伴不规则发热、乏力和肌肉酸痛。皮损以持续 24 小时以上的风团为主，皮损症状以疼痛或灼热为主，风团消退后常留有紫癜和色素沉着。严重者常伴有关节痛，腹痛和胸痛，肝脾大，喉头水肿，肺间质病变，弥漫性肾小球肾炎等全身症状。实验室检查可见白细胞增高，血沉增快，低补体血症。病理活检为常累及真皮小血管，真皮浅层或全层可见白细胞破碎性血管炎。

诊断根据临床表现结合病理表现为白细胞破碎性血管炎可确诊。

5. 持久性隆起红斑（erythema elevatum diutinum，EED）

是一种少见的良性皮肤小血管炎，临床表现为肢体上持久性红色、棕色、紫色和橘黄色结节和斑块。病因不明，可能为感染形成的免疫复合物沉积于血管壁引起血管炎，组织病理类似淋巴细胞性血管炎。

常见于成年人，皮损多发生于肢端和四肢伸面，特别是手、足、背及膝关节伸面，以融合型斑块为主要特征，早期为成群的丘疹，后融合为特征性回状或环状坚硬斑块，颜色由新发的鲜红色转为棕色、紫色和橘黄色，表面光滑。慢性皮损遗留色素沉着和瘢痕萎缩。实验室检查可见血沉增快，病理活检为常累及真皮全层小血管，可见白细胞破碎性血管炎。

诊断根据临床表现即出现肢体上持久性红色、棕色、紫色和橘黄色结节和斑块，结合病理可确诊。

Cogan 综合征

Cogan 综合征（Cogan syndrome）是一种临床非常少见的自身免疫病，临床具有非梅毒性角膜炎，前庭听觉症状引起听力进行性下降，伴耳鸣及关节痛等症状，在排除其他自身免疫病后，Cogan 综合征诊断成立。Cogan 综合征病因不明，可能与感染有关。病理变化多样，各种混合性炎症反应均可表现出来，一些组织内有侵犯血管的表现。可累及眼部的角膜上皮、视神经、脉络膜和睫状体；而不主要累及内耳和第Ⅷ对颅神经；部分病人的大血管可受累。该病目前归属血管炎，可累及大、中、小各级血管，本病多见于青年女性。发病高峰为 15～30 岁。

诊断要点：

1. 临床表现

全身症状有发热、头痛、乏力、关节痛及体重下降。

（1）眼：几乎所有患者均有眼部受累，早期出现结膜充血、畏光、视力下降。2/3 有非梅毒性间质性角膜炎，1/3 出现结膜炎、虹膜炎、脉络膜炎，1/5 患者出现失明。

（2）耳：在眼病出现后才发病，病变主要累及内耳，也可出现耳蜗和前庭功能受损。表现为头晕、耳鸣、听力下降、共济失调和眼球震颤等，半数患者最终有耳聋。

（3）其他系统：10% 患者累及主动脉瓣，少数出现系统性坏死性血管炎表现，累及肾脏、神经系统和皮肤。

2. 辅助检查

（1）实验室检查无特异性，多有血沉增快，血象增高和贫血。

（2）听力、视力检查异常，心脏超声和血管造影对血管炎诊断有帮助。

弥漫性嗜酸细胞结缔组织病

弥漫性嗜酸细胞结缔组织病（disseminated eosinophilic collagen disease，DECD）是一种原因不明，以成熟嗜酸性粒细胞增多为主伴内脏损害的综合征。属于特发性嗜酸性粒细胞增多综合征（idiopathic hypereosinophilic syndrome，IHES）的一种。诊断过程复杂，多于全身衰竭或死亡后通过病理诊断，预后极差。

诊断要点：

1. 临床表现

多系统受累，因受损程度不同，临床症状多种多样。

（1）全身情况：多见于中年男性，可急性或慢性发病。最常见的症状为发热、乏力、疲劳、体重下降等。

（2）心血管系统：80%患者心脏受累，多半为充血性心力衰竭，可有器质性杂音和心电图的非特异改变，进行性充血性心力衰竭是DECD患者的主要死亡原因。

（3）肺脏：50%患者受累，出现干咳、憋气、呼吸困难。多由肺间质浸润引起，也可见胸膜炎和肺梗死。

（4）神经系统：50%患者受累，主要为弥漫性中枢神经系统功能障碍，表现为昏迷、妄想、精神错乱、共济失调等，脑电图可见异常。

（5）肾脏：肾脏受累可出现血尿、蛋白尿、脓尿、管型尿，严重者可致肾功不全。活检示多发性肾栓塞，肾间质有嗜酸性粒细胞和淋巴细胞浸润，肾小球系膜增生，基底膜增厚。

(6) 其他：关节受累出现关节痛，皮肤可见血管神经性水肿。

2. 实验室检查

患者外周血白细胞计数在（10～30）$\times 10^9/L$，经常低于 $25\times 10^9/L$。嗜酸性粒细胞计数一般占30%～70%，骨髓象示嗜酸性粒细胞增生伴核左移，嗜酸性粒细胞占25%～75%。常出现血清IgE增高，血清免疫球蛋白增多。

诊断标准

(1) 嗜酸性粒细胞计数 $>1.5\times 10^9/L$，持续增高超过6个月。

(2) 没有明确导致嗜酸性粒细胞增多的原因，如寄生虫感染，过敏原因等。

(3) 有内脏损害的临床症状和体征，并能除外克隆性嗜酸性粒细胞增多性疾患。

(4) 辅助指标：血清IgE增高，血清免疫球蛋白增高。

本病是一排他性诊断。

淋巴瘤样肉芽肿病

淋巴瘤样肉芽肿病（lymphomatoid granulomatosis，LG）是1972年由Liebow等首先报道的一种少见的淋巴增生性疾病。病因不明，患者免疫功能明显受损，抑制性T细胞功能下降，促使B淋巴细胞异常增生，本病可侵犯全身多个脏器，特别是肺组织。在病理学上以血管中心性和血管破坏性肉芽肿病变为特征。男性相对多见，好发于30～50岁，病变的发生和进展迅速在临床上常需和局限性Wegener肉芽肿、血管免疫母细胞性淋巴腺病（AILD）和肺部淋巴瘤等疾病相鉴别。

诊断要点：

1. 临床表现

全身症状有发热、体重下降和乏力。

（1）肺脏表现：最常见，表现为咳嗽、咳痰、胸痛、咯血、胸闷等，可合并肺部感染，晚期则发展为呼吸衰竭。

（2）神经系统：常累及（占 20% ~30%），表现为精神错乱、运动失调、偏瘫、抽搐等，也可出现颅神经受侵体征。

（3）皮肤：见于 40% 患者，表现为斑丘疹或结节样、溃疡性损害。

（4）其他系统：肾脏（32%）、心脏、肝脏可受累；可出现关节痛、肌痛、胃肠道穿孔和出血。

2. 辅助检查

（1）实验室检查：血象无异常，IgG 增高，ANA、抗平滑肌抗体、RF 均可阳性。

（2）其他检查：肺功能检测为限制性通气障碍。X 线表现与 Wegener 肉芽肿很相似，病灶多位于两下肺及肺野的周边部，形成境界清楚的圆形肿块，类似于转移瘤，病灶也可呈弥漫性或斑块型浸润，或网状结节样阴影。部分病人（约 30%）可出现空洞和胸腔积液。

第四章 血液系统发热疾病

血液系统疾病是指所有原发于或主要发生于血液和造血组织的并以血液学异常为主要表现的疾病。各种遗传和后天的病因可使血液和造血组织发生器质性和功能性异常，在临床上表现为各种血液病。其他器官或组织的病变通过某些机制累及造血组织出现的血液学异常，称为继发性血液病。从临床和涉及血细胞的角度将血液病分为红细胞疾患、白细胞疾患、血小板和止血机制异常性疾患。

血液病的发热，在大多数情况下是由于合并感染所致，其基本原因是由于机体的防御功能降低，表现为反复的、较难控制的感染，以及较难控制的败血症。但也有不少血液病，发热是其固有的症状之一，如慢性病贫血、慢性粒细胞白血病等可以有低热；各种恶性血液病、溶血性贫血、急性再生障碍性危象等可有中等高度乃至高热；淋巴瘤可以表现为周期性发热。血液病发热常同时伴有贫血、出血、肝脾或淋巴结肿大等其他血液学症状，判断并不困难。但少数淋巴瘤和恶性组织细胞病，在一定时期内发热可以是唯一突出的临床表现，常常造成误诊。

第一节 红细胞疾病与发热

慢性病贫血

慢性病贫血（anemia of chronic disease，ACD）持续时间较长的感染、炎症或肿瘤经常出现贫血，其特征是血清铁降低而储存铁增加。而慢性病所致溶血、出血和骨髓浸润造成的贫血，不属于本节内容。慢性病贫血多是正细胞性，1/3 是低色素小细胞性，应注意与缺铁性贫血相鉴别。

临床特点：

1. 临床表现

多为轻度至中度贫血，发展缓慢，常伴有慢性感染（如结核病）、慢性炎症（类风湿关节炎、红斑狼疮）和肿瘤的相关症状。多见于老年患者。

2. 辅助检查

（1）血象：多为正细胞性，1/3 为小细胞低色素性，轻度至中度贫血，血红蛋白很少降至 80g/L 以下。白细胞数取决于原发病，血小板数常升高。

（2）骨髓象：无典型改变，通常呈“反应性骨髓象”，嗜酸性粒细胞、浆细胞和淋巴细胞增加，粒细胞核左移，骨髓储存铁增加。

（3）生化：血清铁（SI）减少，血清铁蛋白（SF）正常或升高。

（4）血沉和 C－反应蛋白一般为增快和增高。

诊断标准

1. 临床表现

（1）多为轻度或中度贫血。

（2）常伴有与慢性感染、炎症和肿瘤的相关症状。

2. 辅助检查

（1）多为正细胞正色素贫血，30%～50% 为小细胞低色素贫血，但 MCV 很少低于 72fl。

（2）红细胞形态正常或轻度中心浅染，网织红细胞正常。骨髓细胞铁染色显示红细胞内铁粒减少，而巨噬细胞内铁粒增多。

（3）红细胞内游离原卟啉（FEP）增多。

（4）血清铁（SI）及总铁结合力（TIBC）均低于正常，转铁蛋白饱和度（TS）正常或稍低。

（5）血清铁蛋白水平高于正常。

临床上主要和缺铁性贫血、地中海贫血、珠蛋白病贫血相鉴别。

再生障碍性贫血

再生障碍性贫血（aplastic anemia）是由多种病因、多种发病机制引起的骨髓造血功能衰竭，主要表现为贫血、出血、感染。抗肿瘤药物、磺胺药、苯化合物、肝炎病毒是引起再生障碍性贫血的高、中危因素。异常免疫反应损伤造血干细胞是再生障碍性贫血的最重要的发病机制。

诊断要点：

1. 临床表现

再生障碍性贫血临床表现主要为贫血、出血、感染。临床表现的轻重取决于血红蛋白、白细胞、血小板减少的程度，也与类型有关。

急性再生障碍性贫血的特点起病急、进展迅速、病程短，发病初期贫血常不明显，但随病程的进展贫血进行性加重，虽经大量输血，贫血也难改善；出血和感染常为起病的主要症状，几乎每例均有出血，半数以上起病时即有感染。

慢性再生障碍性贫血的特点为起病缓、病程进展慢、病程长，贫血为首发和主要表现，出血一般较轻，病程中有轻度感染发热，较易得到控制。

2. 辅助检查

（1）血象：呈全血细胞减少，早期可见到一系或二系血细胞减少。贫血多为正细胞性贫血，少数为轻、中度大细胞性贫血，网织红细胞绝对值减少。中性粒细胞明显减少，急性再生障碍性贫血均低于 $0.5\times10^9/L$。血小板减少，且形态较小，急性再生障碍性贫血常低于 $10\times10^9/L$。

（2）骨髓象：急性再生障碍性贫血多部位骨髓增生低下，三系造血明显减少，非造血细胞增多，巨核细胞缺如。慢性再生障碍性贫血多数病例骨髓增生低下，三系造血细胞减少，非造血细胞增多，慢性再生障碍性贫血有散在的增生灶。

（3）骨髓活检：骨髓组织成黄白色，增生低下，主要为脂肪细胞、淋巴细胞和其他非造血细胞，非造血细胞比例超过50%，可以见到骨髓间质水肿和出血。

（4）造血干细胞培养：粒单系祖细胞（CFU－GM）、红系祖细胞（BFU－E/CFU－E）、巨核系祖细胞（CFU－Meg）均减少。

（5）造血因子：急性再生障碍性贫血无明显增高，慢性再生障碍性贫血粒细胞或粒/巨细胞集落刺激因子（G/GM－CSF）增加，患者血和尿促红细胞生成素水平显著增高，可达正常500～1000倍。

（6）血清铁及转铁蛋白饱和度增高，血清总铁结合力下降。

诊断标准：

1. 再生障碍性贫血的国内诊断标准

（1）全血细胞减少，网织红细胞绝对值减少。

（2）一般无脾肿大。

（3）骨髓至少有一个部位增生减低或中度减低（如增生活跃须有巨核细胞明显减少），骨髓非造血细胞增多（有条件者做骨髓活检等检查，先是造血组织减少，而后脂肪组织增加）。

（4）能除外引起全血细胞减少的其他疾病，如阵发性睡眠性血红蛋白尿、骨髓增生异常综合征中的难治性贫血、急性造血功能停滞、骨髓纤维化、急性白血病、恶性组织细胞病等。

（5）一般抗贫血药物治疗无效。

2. 急性再生障碍性贫血的诊断标准

（1）临床表现：发病急，贫血呈进行性加剧，常伴有严重感染、内脏出血。

（2）血象：除血红蛋白下降较快，须具备下列三项中二项：

1）网织红细胞 $<1\%$，绝对值 $<15\times10^9/L$。

2）白细胞明显减少，中性粒细胞绝对值 $<0.5\times10^9/L$。

3）血小板 $<20\times10^9/L$。

（3）骨髓象

1）多部位增生减低，三系造血细胞明显减少，非造血细胞增多。如增生活跃须有淋巴细胞增多。

2）骨髓小粒中非造血细胞及脂肪细胞增多。

如符合再生障碍性贫血诊断标准而不到急性再生障碍性贫血诊断标准，就为慢性再生障碍性贫血。

溶血性贫血

诊断要点：

急性溶血可突然发病，伴有寒战、高热、腰背酸痛、胸闷、烦躁，可出现恶心、呕吐、腹痛等胃肠道症状。可出现血红蛋白尿。急性大量溶血，如血型不合输血反应等，可出现少尿、无尿和肾功能衰竭。慢性溶血起病缓慢，除有一般的贫血的症状和体征外，可有不同程度的黄疸，多有肝脾肿大，长期慢性溶血可有胆石症。

诊断标准：

溶血的诊断主要靠实验室检查。

（1）红细胞破坏的证据：血清间接胆红素增高，尿胆原增多，血浆结合珠蛋白含量明显降低，血浆游离血红蛋白增加，尿含铁血黄素阳性，红细胞寿命缩短。

（2）骨髓红系代偿性增生：网织红细胞明显增高，末梢血出现有核红细胞，骨髓红系明显增生，分裂相增多。

（3）临床可有黄疸和/或脾肿大。

急性造血功能停滞

急性造血功能停滞是由多种原因所致的骨髓造血功能急性停滞，血中红细胞及网织红细胞减少或三种血细胞减少。此病多短期内自然恢复，也称为再生障碍危象。

临床特点：

1. 临床表现

慢性溶血患者突然发生苍白和无力即应考虑急性造血功能停滞。有些患者有上呼吸道感染或消化道炎症的症状。感染一般较轻，但体温也有高达40℃以上者。有的患者可因血小板少而出血。查体发现皮肤苍白外，无显著的其他体征。在慢性溶血性贫血合并本病时，也可能看到黄疸减轻。患者病程多于7～14天后恢复正常。

2. 辅助检查

（1）血象：贫血、网织红细胞缺如，白细胞、血小板可减少，病程7～14天出现网织红细胞及其他血细胞增高。

（2）骨髓象：早期检查骨髓有核细胞减少，只能看到网织红细胞，而看不到原、早幼红细胞，数日后见到巨大原红细胞。而后顺序出现典型的原红细胞、早幼红细胞、中幼红细胞及晚幼红细胞，7～14天骨髓大致恢复正常。

（3）早期血清铁、血清铁饱和度、血中红细胞生成素增高，造血功能恢复时突然降低。

诊断标准：

如符合以上临床表现、化验检查，且通过支持治疗7～14天最长一月内恢复正常者可以确诊。

骨髓增生异常综合征

骨髓增生异常综合征（myelodysplastic syndrome，MDS）是一组异质性后天性克隆性疾患，其基本病变是克隆性造血干、祖细胞发育异常，导致无效造血及恶性转化危险性增高。

临床特点：

1. 临床表现

MDS 一般起病相对缓渐，往往起病数周甚至数月后方始就诊。患者的症状和体征主要是各类血细胞减少的反映。RA 和 RAS 患者一般以顽固性贫血的相关表现为主，出血和感染等并发症相对少见，一般无肝、脾、淋巴结肿大。RAEB 患者除贫血表现以外患者可有出血和感染等并发症。较晚期患者并可出现肝、脾、淋巴结肿大。临近或发生白血病转化的患者，其临床表现与急性白血病基本相同。

2. 辅助检查

（1）血象：可出现二系或三系血细胞减少，一系血细胞减少则少见。红细胞呈病态造血，血涂片中还可见到原始粒细胞、早幼粒细胞增多；血小板大小不均，偶见巨大血小板，个别患者血涂片出现淋巴样小巨核细胞或单圆核小巨核细胞。

（2）骨髓象：增生程度多为明显活跃，偶有极度活跃及增生减低者，RA 及 RAS 红系多增生亢进，粒系相对减少，粒/红比例倒置。在 RAEBT 时可能粒系增多，原、早幼粒细胞增多，红系减少。多数巨核细胞增多，约 1/4 患者的巨核细胞减少。

（3）骨髓活检：突出的幼稚前身细胞异位。

（4）细胞遗传学：染色体异常发生率 26% ~80%，其中数目异常约 30%，常见的染色体异常为 $+8$，$20q^-$，-5，$5q^-$，-7，$7q^-$ 等。部分患者姊妹染色单体分化阴性。

诊断标准：

（1）临床表现：以贫血症状为主，可见有发热或出血。

（2）血象：全血细胞减少，或任一、二系细胞减少，可有巨大红细胞、巨大血小板、有核红细胞等病态造血表现。

（3）骨髓象：有三系或二系或任一系血细胞病态造血。

（4）除外其他伴有病态造血的疾病，如慢性粒细胞白血病、骨髓纤维化、红白血病、原发性血小板增多症、急性非淋巴细胞白血病（M_{2b}型）、非造血细胞肿瘤等；除外其他红系增殖性疾病，如溶血性贫血、巨幼细胞贫血等；除外其他全血细胞减少的疾病，如再生障碍性贫血、阵发性睡眠性血红蛋白尿等。

第二节　白细胞疾病与发热

白细胞数量及质量的异常、造血系统恶性肿瘤可出现免疫力低下并发感染，造血系统恶性肿瘤可出现肿瘤热，均为白细胞疾病发热的原因。

白细胞减少症及粒细胞缺乏症

白细胞减少症与粒细胞缺乏症（leukopenia and agranulocytosis）是临床上常见疾病，继发性多见，原发性少见，最常见原因是多种化学药物，其次为感染和电离辐射及继发于其他系统疾病。

临床特点：

1. 症状和体征

白细胞减少症的病人大多起病缓慢、症状轻微，常见症状有头晕、乏力、心悸、低热，容易出现咽喉炎、上呼吸道感染及口腔黏膜溃疡，通常无特殊体征。粒细胞缺乏症属内科急症，经常起病突然，一般在服用药物后1～2天或更长时间内发病，开始有乏力、头痛和咽痛等前驱症状，随后出现寒战和高热，体温达38～41℃或更高，同时患者面部潮红、咽部充血水肿、甚至组织坏死，溃疡形成，病情继续发展时可出现败血症表现、昏迷等。

2. 辅助检查

（1）血象：外周血象在粒细胞缺乏时白细胞显著减少，多在（1.0～2.0）$\times 10^9$/L，中性粒细胞多$<0.5\times 10^9$/L，甚至缺如，红细胞、血红蛋白及血小板数一般不减少。

（2）骨髓象：在白细胞减少时一般无特殊变化，增生正常或增生低下或成熟障碍，有时伴有白细胞形态异常，如胞质中出现空泡、中毒颗粒和核固缩等；在粒细胞缺乏时骨髓中显著减少，甚至缺如，在恢复期中骨髓中先出现原始粒细胞和早幼粒细胞，以后中幼、晚幼粒细胞逐渐恢复，故恢复初期 1～2 天内骨髓象与白血病类似，需认真鉴别。

诊断标准：

白细胞减少症诊断标准：由于各种原因导致的外周血白细胞数（成人）低于$4.0\times10^9/L$时，称为白细胞减少症。儿童：≥10 岁低于$4.5\times10^9/L$、<10 岁低于$5.0\times10^9/L$时，称为白细胞减少症。

粒细胞缺乏症诊断标准：当粒细胞严重减少，低于$0.5\times10^9/L$时，称为粒细胞缺乏症。

传染性单核细胞增多症

传染性单核细胞增多症（infectious mononucleosis），是由 Epstein－Barr 病毒（EB 病毒）引起的急性良性传染性疾病，其主要特征是外周血中淋巴细胞明显增多，其中包括不典型（异型）淋巴细胞，因此一般将此并列入血液病范畴。

临床特点：

1. 临床表现

接触病毒后，经 2～4 周发病，典型表现见于青壮年，以发热、疲乏、咽峡炎、淋巴结肿大、肝脾肿大为最常见的临床表现，有时症状与体征变化较多。

（1）发热：可高可低，急骤或隐袭起病，病程多 1～3 周，也有发热持续 3～4 周者，部分病人伴有缓脉，类似伤寒。

（2）咽峡炎：为常见表现，咽峡部、扁桃体、腭垂充血肿大，甚者发生呼吸困难、吞咽困难。扁桃体可有分泌物，少数有假膜形成。

（3）淋巴结肿大：为本病主要表现之一，全身淋巴结均可累及，以颈后三角最为常见。淋巴结一般较小，直径多在 4cm 以下，中等硬度、无粘连、无明显压痛，大多热退后消失。肠系膜淋巴结肿大时可引起腹痛。

（4）肝脾肿大：肝肿大者占 20% ~60%，多在肋下 2cm 以内，可伴有肝功能异常。脾肿大者占 30% ~65%，多在肋下 2 ~ 3cm，可伴脾区疼痛或压痛。

（5）皮肤和黏膜表现：10% ~20% 患者在病程 4 ~10 天出现形态不一的皮疹，如丘疹、斑丘疹。约 25% 的病人在软硬腭交界处有针尖样小出血点，眼结膜可充血。

（6）其他：可有神经系统症状，如多发性神经炎；也可表现为间质性肾炎；也可有消化系统症状，如腹泻、食欲不振、恶心等。

2. 辅助检查

（1）血象：白细胞总数一般正常或轻度增高，一般 $<20\times10^9/L$，分类中淋巴细胞、单核细胞、异型淋巴细胞增多。异型淋巴数在发病后第 7 ~10 天达高峰，通常大于 20%。红细胞、血红蛋白、血小板数大多正常，偶可合并溶血性贫血。

（2）骨髓象：增生正常，淋巴细胞、网状细胞可正常或轻度增多，可以出现少数异型淋巴细胞，但无原始、幼稚淋巴细胞或原始单核细胞。

（3）嗜异凝集试验：该实验随病程阳性率逐渐增高，在病程的第 1、2、3 周的阳性率分别为 40%、60% 和 80%，在疾病的恢复期抗体效价迅速下降，但阳性可持续 2 ~5 个月。

（4）EBV 抗体检查：临床常用的为抗病毒膜壳抗原（viral capsid antigen，VCA）的抗体、抗病毒核抗原（EBV nuclear antigen，EBNA）的抗体，急性患者典型的表现为 VCA 抗体（IgM 或 IgG 或二者）阳性，抗 EBNA 抗体阴性；若 VCA - IgG 阳性，VCA - IgM 阴性，EBNA - IgG 阳性提示为远期感染。

诊断标准：

1. 临床表现

（1）发热：热型不定，持续 1～2 周或 3～4 周或骤退或渐退。

（2）咽峡炎：常有咽痛、咽部充血。

（3）淋巴结肿大：常见，全身淋巴结均可累及，颈后三角区最常受累。

（4）肝脾肿大：30%～60% 病例有肝大，多数伴肝功能损害，24%～65% 有脾肿大，肝脾肿大多数在肋下 3cm 以内。

（5）皮疹：10%～20% 病例有皮疹，多数为斑疹或丘疹。

2. 实验室检查

（1）血象：病程不同阶段白细胞数可增多、正常或减少。淋巴细胞比例增高，异型淋巴细胞超过 10%。

（2）嗜异性凝集试验：本病阳性（Davidsohn 法 > 1/56）。阳性时需做牛红细胞及豚鼠肾吸附试验。本病血清中存在的嗜异性凝集抗体可被牛红细胞吸附而不被豚鼠肾吸附，正常人血清中存在的嗜异性凝集抗体——福斯曼（Rorssman）抗体可被豚鼠肾吸附而不被牛红细胞吸附。

（3）抗 EB 病毒抗体检查：抗病毒壳抗原（viral capsid antigen，VCA）IgM 抗体出现较早，阳性率高，是急性期重要的诊断指标。

3. 除外传染性单核细胞增多综合征

由其他病毒（如巨细胞病毒、人类免疫缺陷病毒、单纯疱疹病毒、风疹病毒、腺病毒、肝炎病毒等）、某些细菌、原虫等感染以及某些药物引起，外周血中出现异型淋巴细胞，但嗜异凝集试验一般阴性。

具备临床表现中任何 3 条，实验室检查中任何 2 条，除外传染性单核细胞增多综合征，即可诊为传染性单核细胞增多症。

白　血　病

白血病是一种异质性的造血系统恶性肿瘤，主要是造血细胞及祖细胞的恶变，白血病细胞失去进一步分化、成熟的能力，阻滞在不同阶段。临床上主要表现为贫血、发热、感染、出血及肝、脾、淋巴结肿大等。临床上有急性和慢性白血病之分。

一、急性非淋巴细胞白血病

临床特点：

1. 症状和体征

（1）绝大部分病例发病突然，病情进展迅速，病势危险。发热是本病的主要表现之一，体温常高达 39～40℃，伴有乏力、衰竭、全身疼痛及出汗。感染的表现有口腔炎、咽峡炎、支气管肺炎、泌尿道炎、肠炎、肛周炎、腹膜炎，严重感染时表现为败血症。

（2）出血为常见症状，最常见的为皮肤紫癜、牙龈出血、鼻出血。胃肠道及泌尿道出血亦常见，女性常表现为阴道出血，月经明显增多。最严重的是颅内出血，但一般发生较晚。

（3）肝、脾、淋巴结肿大的发生率及程度不如急性淋巴细胞白血病，多为局限性淋巴结肿大。

（4）局部肿瘤形成（如绿色瘤）多见于小儿及青壮年患者；齿龈肿胀、出血、口腔溃疡均可发生，但不如急粒－单或急单白血病显著和常见，中枢系统白血病的发生比急性淋巴细胞白血病少见。

2. 辅助检查

（1）血象：贫血为主要表现，初诊时 70% 患者血红蛋白低于 60g/L，属正细胞性贫血；白细胞数可正常，可见原始细胞增多，亦可降低或升高，当白细胞 $>100\times10^9/L$ 时称为高白细胞白血病；血小板数减少严重，约半数血小板 $<50\times10^9/L$。

（2）骨髓象：骨髓中有核细胞增生活跃至极度活跃，粒/红比例增高，原始粒（单个核）Ⅰ型和Ⅱ型明显增多≥20%，胞质中可以见到Auer小体，粒细胞比例上出现裂孔现象，即原始粒细胞与成熟粒细胞中间阶段的细胞缺如，提示有成熟障碍。

（3）骨髓细胞组化染色：POX急粒呈（+）~（++），急单呈（-）~（±），NAP染色呈（-），醋酸α萘酚酯酶染色急单呈（+）~（+++）。

（4）细胞遗传学检查：在半数以上的患者，应用细胞遗传学的方法可以发现克隆性的细胞染色体异常。如t（8；21）、t（15；17）、inv（16）、del（16）等。

诊断标准：

2001年世界卫生组织（WHO）制定了AML诊断标准。

1. 该标准与FAB诊断标准的区别：

（1）外周血和/或骨髓穿刺中原始细胞比例≥30%改为≥20%，但t（8；21）、inv（16）和t（15；17）AML的诊断不考虑原始细胞比例。

（2）将伴多系增生异常的AML（有或无MDS病史）和治疗/职业相关性AML单独列出。

（3）增加了急性嗜碱细胞白血病、急性全髓增生症伴骨髓纤维化和粒细胞肉瘤等亚型。

2. AML的WHO分型

（1）AML伴有重现性细胞遗传学易位。

（2）AML伴有t（8；21）（q22；q22），（AML1/ETO）

APL伴有t（15；17）（q22；q12），（PML/RARα）及其变异型

AML伴有骨髓异常嗜酸性粒细胞和inv（16）（p13；q22）或t（16；16）（p13；q22），（CBFβ/MYHⅡ）。

AML伴有11q23（MLL）异常。

（3）AML伴有多系发育异常AML

继发于MDS或MDS/MPD。

无先期 MDS 或 MDS/MPD，但髓系的 2 个获 2 个以上系列中发育异常的细胞至少占 50%。

(4) 治疗相关性 AML 和 MDS

烷化剂相关性。

拓扑异构酶Ⅱ抑制剂相关性（某些可为淋巴细胞型）。

其他。

(5) AML 不另做分类（沿用 FAB 标准）

M_0：AML 微分化型。

M_1：AML 无成熟型。

M_2：AML 有成熟细胞型。

M_4：急性粒单核细胞白血病。

M_5：急性原始单核细胞白血病/急性单核细胞白血病。

M_6：急性红白血病（红系/粒单核系和纯红系白血病）。

M_7：急性巨核细胞白血病。

急性嗜碱细胞白血病。

急性全髓增殖症伴有骨髓纤维化。

粒细胞肉瘤。

二、急性淋巴细胞白血病

临床特点：

1. 症状及体征

(1) 起病可急骤，也可较缓慢。起病急骤者常有高热、全身酸痛、头痛、出血明显，贫血严重；起病缓慢者开始时主要为乏力、头晕、局部肢体隐痛，而后突然出现上述症状。

(2) 发热、多汗是常见症状，其程度及热型各异。感染的主要部位是上呼吸道、肺部、肠道、肛周以及泌尿道，严重者表现为败血症，亦有表现为不明原因发热，其中包括肿瘤热。

(3) 急性患者多伴有不同程度的出血，出血的原因主要为血小板减少，以皮肤、黏膜、口腔出血较为多见。DIC 发生率不如急粒、更不如急性早幼粒细胞白血病多见。少数病例极易发生颅内出血。

（4）贫血可引起心悸、头晕、乏力、气急等贫血症状，贫血的原因是骨髓红系造血不良以及出血所致。

（5）浸润症状：淋巴结肿大是急淋的突出表现，40%～70%的病例有淋巴结肿大，比急非淋多见；肝、脾肿大亦常见；1/3以上急淋患者有骨及关节疼痛，主要是白血病细胞浸润骨膜、破坏骨质所致。疼痛部位无明显红肿、发热，但触痛明显，胸骨压痛对诊断有意义。白血病细胞易浸润中枢神经系统，引起头痛、呕吐以及颅神经、脊神经的相关症状和体征是本病的又一突出表现。

2. 辅助检查

（1）血象：贫血呈正细胞正色素性，血红蛋白降低。血小板在疾病的早期仅轻度减少，疾病进展期明显减少，常在（30～50）$\times 10^9$/L之间。白细胞常增高，可达100×10^9/L以上，亦有白细胞正常甚至减少者，原始淋巴细胞及幼稚淋巴细胞数量各异，可占10%～90%。

（2）骨髓象：骨髓常增生明显或极度活跃，其中原始及幼稚淋巴细胞明显增高，可达60%～90%。粒细胞、红系细胞及巨核细胞明显减少。

（3）骨髓细胞组化染色：NAP反应正常或增高，PAS阳性，POX或苏丹黑呈（－）。

（4）细胞遗传学检查：染色体可有异常，如t（11；14），$6q^-$，t（4；11），t/del（9p），t（9；22）等。

诊断标准：

国内诊断标准：

第一型（L_1）：原始和幼稚淋巴细胞以小细胞（直径＜12μm）为主；核圆形，偶有凹陷与折叠，染色质较粗，结构较一致，核仁少而小，不清楚；胞质少，轻或中度嗜碱。过氧化物酶或苏丹黑染色阳性的原始细胞一般不超过3%。

第二型（L_2）：原始和幼稚淋巴细胞以大细胞（直径可达与正常小淋巴细胞2倍以上，>12μm）为主；核形不规则，凹陷和折叠可见。染色质较疏松，结构较不一致，核仁较清楚，一个或多个；胞质量常较多，轻或中度嗜碱，有些细胞深染。

第三型（L_3）：似Burkitt型，原始和幼稚淋巴细胞大小较一致，以大细胞为主；核形较规则。染色质成均匀细点状，核仁明显，一个或多个，成小泡状；胞质量较多，深蓝色，空泡常明显，成蜂窝状。

三、慢性粒细胞白血病

慢性粒细胞白血病（chronic myelogenous leukemia，CML）简称慢粒，是骨髓增殖性疾病之一，即骨髓造血多能干细胞克隆性恶性血液病之一，其特点是骨髓、外周血中以及肝、脾中成熟粒细胞及其前体细胞的数量增加。

临床特点：

1. 症状和体征

早期常无症状，多因在其他检查时发现血象异常而被发现。随疾病的进展，患者有自觉乏力、消瘦、低热、盗汗等症状，不少患者以上腹不适、饱胀感和沉重感而就医，发现脾脏肿大，甚至就诊时已明显肿大至盆腔，巨大脾脏可引起上腹疼痛；由于白血病细胞浸润，肝和淋巴结亦可肿大，胸骨触痛，阴茎异常勃起是慢粒的少见症状。

2. 辅助检查

（1）血象：外周血中白细胞增高是主要特征，就诊时白细胞数常在（50～100）$\times 10^9$/L或更高，分类检查可见到各期粒细胞，但以中、晚幼粒细胞及以下各期中幼粒细胞的比例明显增多，原始粒细胞一般<5%，嗜酸、嗜碱性粒细胞增多亦是特点之一；慢粒早期可伴有红细胞、血小板数的正常或增多，慢粒后期红细胞及血小板数可减少。血片中可见到幼红细胞。

（2）骨髓象：有核细胞增生极度活跃，其中以粒细胞增生尤为突出，粒:红比高达（10～50）:1，粒细胞分类与血象基本一致，但核左移更为明显。

（3）细胞化学染色：成熟中性粒细胞碱性磷酸酶（neutrophilic alkaline phosphatase，NAP）积分降低或呈阴性反应，TdT染色阳性提示向ALL转化。

（4）细胞遗传学检查：90%的慢粒Ph染色体阳性，只有少数Ph染色体阴性。Ph为t（9；22）（q34；q11）。

诊断标准：

国内诊断标准：

（1）Ph染色体阳性和/或bcr/abl融合基因阳性，并有以下一项者可确诊。

1）外周血白细胞增高，以中幼粒细胞为主，不成熟粒细胞>10%，原始细胞（Ⅰ型+Ⅱ型）<10%。

2）骨髓粒系高度增生，以中性中幼、晚幼粒细胞、杆状粒细胞增多为主，原始细胞（Ⅰ型+Ⅱ型）<10%。

（2）Ph染色体阴性和bcr/abl融合基因阴性者，须有以下1）～4）中的三项加第5项可以确诊。

1）脾大。

2）外周血：白细胞计数持续升高，$>30\times10^9/L$，以中性粒细胞为主，不成熟粒细胞>10%，嗜碱性粒细胞增多，原始粒细胞（Ⅰ型+Ⅱ型）<10%。

3）骨髓象：增生明显至极度活跃，以中幼粒细胞、晚幼粒细胞、杆状粒细胞增多为主，原始细胞（Ⅰ型+Ⅱ型）<10%。

4）中性粒细胞碱性磷酸酶（NAP）积分降低。

5）需排除类白血病反应、CMML或其他类型的骨髓增生异常综合征（MDS）、其他类型的骨髓增生性疾病。

四、慢性淋巴细胞性白血病

慢性淋巴细胞白血病（chronic lymphocytic leukemia，CLL）简称慢淋，是以小淋巴细胞在骨髓、外周血、淋巴结及脾脏内增生的恶性血液病，其临床过程比较缓慢。

临床特点：

1．症状及体征

早期一般无症状，淋巴结及脾脏一般亦不肿大，常在其他检查时发现本病。随着病情的进展出现疲倦和乏力，由于免疫功能异常患者易发生各种感染而发热，淋巴结、肝、脾因受淋巴细胞浸润而肿大，表浅淋巴结肿大是 CLL 最常见的体征，脾脏肿大程度不如慢粒突出。

2．辅助检查

（1）血象：外周血白细胞总数增高，一般为 40×10^9/L 左右，（100～150）$\times10^9$/L 亦较常见，偶尔可达 500×10^9/L 以上，其中 95% 以上为成熟淋巴细胞，偶见幼稚淋巴细胞或原始淋巴细胞。红细胞、血红蛋白、血小板在早期可正常，晚期减少，可以表现为免疫性溶血性贫血，免疫性血小板减少症。

（2）骨髓象：骨髓呈增生活跃或明显活跃，淋巴细胞显著增多，成熟及幼稚淋巴细胞占 40%～90%，其形态与外周血基本一致，原始淋巴细胞不超过 2%，有时呈纯红细胞再生不良，骨髓活检呈淋巴细胞局灶性或弥漫性浸润。

（3）淋巴结活检：早期呈淋巴细胞广泛性浸润，晚期淋巴结结构被破坏，与高度分化的淋巴瘤不易区分。

（4）细胞遗传学检查：50% 的患者有染色体核型异常，最常见的异常是三体 12，其次是 $14q^+$。

诊断标准：

（1）外周血中持续白细胞增高 $\geq10\times10^9$/L，其中成熟小淋巴细胞 ≥50%，绝对值 $>5\times10^9$/L。

（2）骨髓增生极度活跃，成熟小淋巴细胞 ≥40%。

（3）能除外其他原因所致的淋巴细胞增多。

其中尤以持续的淋巴细胞增多最为重要，当其他达到诊断标准，淋巴细胞计数 $<10\times10^9$/L 也可诊断。

其他少见类型白血病限于篇幅不再介绍。

第三节 恶性淋巴瘤

恶性淋巴瘤（malignant lymphoma，ML）简称淋巴瘤，是发生于淋巴结或全身其他淋巴组织的恶性肿瘤，根据组织病理检查中淋巴细胞和（或）组织细胞的肿瘤性增生不同，可将淋巴瘤分为霍奇金淋巴瘤（Hodgkin's lymphoma，HL）和非霍奇金淋巴瘤（Non－Hodgkin's Lymphoma，NHL）两大类。两者共同的临床表现是无痛性、进行性淋巴结肿大。由于受累的部位不同，继发的症状、体征各异，晚期可伴有发热、恶病质及贫血。

霍奇金淋巴瘤

临床特点：

1．症状及体征

（1）淋巴结肿大是最为常见的症状及体征，可分四个类型：①表浅型：颈部、锁骨上、腋下及腹股沟淋巴结肿大，特点是无痛性、进行性肿大，中等硬度，早期可活动，晚期发生粘连或多个淋巴结融合成块；②纵隔型：纵隔内深部淋巴结肿大，表浅淋巴结可以不肿大，须依靠其他特殊检查才能发现，肿大淋巴结可压迫上腔静脉引起上腔静脉综合征，压迫气管、食管、喉返神经而出现咳嗽、呼吸困难、吞咽困难和声音嘶哑等症状；③腹腔型：HD 发生腹腔内淋巴结病变相对少见，由于肿大的淋巴结压迫可引起肾积水；④咽淋巴结环的淋巴结病变可出现咽痛、异物感及呼吸不畅。

（2）不明原因的持续或周期性发热是 HL 的另一特征，有 30% ~50% 的 HL 以此为主要起病症状。周期性发热（Pel－Ebstein 热）见于约 1/6 HD 患者。

（3）局部或全身瘙痒在部分患者是 HL 的唯一全身症状，女性患者多见。

（4）淋巴结外病变的症状、体征不如 NHL 多见，如发生胃肠道症状多见，鼻咽部、肝、脾、肺以及中枢神经系统均可受累。并出现相应的症状体征。

2．辅助检查

（1）血象：疾病早期一般无异常，贫血见于晚期病人或合并有溶血性贫血，并发白血病时可见大量淋巴瘤细胞，偶见里－斯（Reed－Sternberg）细胞（R－S 细胞）。

（2）骨髓象：一般无特殊改变，累及骨髓时可查见 R－S 细胞。骨髓涂片 R－S 细胞阳性率仅 3%，骨髓活检阳性率可提高至 9%～22%，发现 R－S 细胞对诊断 HL 有价值。

（3）血沉加快，LDH、SF、β_2－微球蛋白、血钙的升高均与疾病活动、进展有一定关系。

（4）组织病理检查：淋巴结或淋巴组织肿块病理检查是 HL 的确诊方法。淋巴结病理检查显示正常滤泡性结构为大量异常的淋巴细胞或组织细胞所破坏，被膜及被膜下窦被破坏，被膜周围亦有大量异常细胞浸润，细胞呈多样性，在肿瘤组织中能找到 R－S 细胞。

诊断标准：

1．临床表现

（1）无痛性淋巴结肿大。

（2）不同部位的淋巴结肿大引起相应的器官压迫症状。

（3）可伴有发热或不伴有发热、消瘦、盗汗、皮肤瘙痒等全身症状。

（4）随病情的进展，可侵犯腹膜后淋巴结，以及肝、脾、骨等结外组织并引起相应症状。

2．实验室检查

（1）可有中性粒细胞增多及不同程度的嗜酸性粒细胞增多。

（2）血沉增快及中性粒细胞碱性磷酸酶活性增高往往反映

疾病活跃。

（3）在本病的较晚期，骨髓穿刺可能发现典型 Reed - Sternberg 细胞或单个核的类似细胞。

（4）少数患者可并发 Coombs 试验阳性或阴性的溶血性贫血。

3. 病理组织学检查

是本病的主要诊断依据。霍奇金淋巴瘤的组织学诊断，必须发现 R - S 细胞。其典型形态为巨大双核或多核细胞，直径 25 ~ 30μm，核仁巨大而明显。值得注意的是 R - S 细胞并非霍奇金淋巴瘤特有，在其他一些疾病情况下，例如传染性单核细胞增多症、EB 病毒感染、使用苯妥英钠后等，亦可能出现 R - S 细胞。故尚需结合全面组织学改变作出诊断。

非霍奇金淋巴瘤

临床特点：

1. 症状及体征

（1）淋巴结肿大：同霍奇金淋巴瘤一样，无痛性、进行性淋巴结肿大是最常见的首发症状。结外病变较霍奇金淋巴瘤多见：国内资料结外淋巴瘤中 NHL 占 50% ~ 90%，HD 占 8.3%。其中胃淋巴瘤最常见，其次是咽淋巴环和肠道。

（2）中枢神经系统（CNS）受累率高：NHL 易发生 CNS 受累是另一特征。CNS 并发症的发生率为 5% ~ 30%，儿童可高达 30% ~ 50%。主要症状和体征有头痛、发热、腹痛、下肢疼痛及活动障碍，其次是肢体抽搐、嗜睡、呕吐、牙痛、骨痛、腰痛、面部麻木和疼痛，下肢瘫痪、听力减退、颅神经受累及脊神经受累亦可见到。脑膜刺激征有颈部强直和克尼格征，常见的病理反射有巴彬斯基征阳性。

（3）腹腔内 NHL 常表现有腹痛、发热、腹泻、便血及腹部包块，有时表现为急腹症或其他特殊表现，由于表浅淋巴结常不肿大，因此，十分容易误诊。

(4) 全身症状：如发热（并不少见）、盗汗、乏力、皮肤瘙痒等，比霍奇金淋巴瘤少见，占24%左右。

2. 辅助检查

NHL的实验室检查异常基本同HL相似。晚期病人约20%出现骨髓受累，有10%～15%发现白血病，外周血象中可查见淋巴瘤细胞。有CNS并发症时脑脊液出现异常并可查见淋巴瘤细胞。组织病理检查无R－S细胞，淋巴结正常结构消失，为肿瘤组织所替代；恶性增生的淋巴细胞呈异型性；淋巴包膜被侵犯。

诊断标准：

1. 临床表现

以无痛性淋巴结肿大为主（约发生于2/3的患者），结外病变可侵犯韦氏咽环、胃肠道、骨、骨髓、皮肤、唾液腺、甲状腺、神经系统、睾丸等。分别表现为局部肿块、压迫、浸润或出血等症状。20%～30%患者出现发热、体重减轻、盗汗等全身症状。

2. 实验室检查

骨髓受累时可发生血细胞减少。某些类型非霍奇金淋巴瘤（NHL）易侵犯中枢神经系统，有脑脊液异常。血清乳酸脱氢酶水平升高可作为预后不良的指标。

3. 病理组织学检查

是确诊本病的主要依据。其特点为：淋巴结正常结构消失，为肿瘤组织所取代；恶性增生的淋巴细胞形态呈异型性，无Reed－Sternberg细胞；淋巴包膜被侵犯。

多发性骨髓瘤

多发性骨髓瘤（multiple myeloma，MM）是一种克隆性浆细胞恶性疾病，是浆细胞病中最常见的一种类型。主要临床表现有骨质破坏、瘤细胞骨髓浸润、肾功能不全、免疫球蛋白异常、贫血及感染等。

临床特点：

1. 症状及体征

大约20% MM患者在诊断时并无症状，而在健康检查时发现有轻度贫血和总蛋白异常增高，此时肿瘤负荷较轻，称为“骨髓瘤前期”。经过数年或更长时间发展为典型的MM，典型的MM症状及体征具有多样化特征，主要有：

(1) 骨痛：为本病的主要症状，并常为首发症状。骨痛部位以腰骶部最常见，其次为胸肋骨及四肢骨，如突然出现剧烈骨痛时常为病理性骨折的表现，多见下胸、上腰椎及肋骨。

(2) 贫血及出血倾向：大多数MM患者有不同程度的贫血症状，皮肤、黏膜渗血或紫癜，晚期可发生内脏或颅内出血。

(3) 发热：MM患者常因反复感染而就医，以肺部及泌尿道感染较多见，在疾病晚期，感染成为死亡的主要原因。

(4) 肾功能不全：慢性肾功能不全是本病的另一主要特征，也可为早期就医的原因，疾病晚期尿毒症可为死亡原因。

(5) 高黏滞综合征：过高的血清免疫球蛋白致使血液黏滞性增加、血液流动缓慢，微循环障碍，引起头晕、手足麻木、视力障碍，严重时影响大脑功能导致昏迷。部分患者“M”成分为冷球蛋白，可引起雷诺现象。

(6) 高钙血症：血钙升高可致头痛、呕吐、嗜睡、心律失常或昏迷，大量钙从尿中排出可引起排尿增多，甚至引起脱水。国内发生率约6%。

(7) 淀粉样变性症状：由于M蛋白的轻链或多糖的复合物沉淀于器官，产生淀粉样变性病变引起相应的临床表现，如舌肥大、腮腺肿大、心脏扩大、腹泻或便秘、肝脾肿大及外周神经病等。

(8) 神经系统症状：主要表现为周围神经病和神经根综合

征，胸、腰椎骨折可致截瘫发生。

2．辅助检查

（1）血象：外周血呈正细胞正色素性贫血，红细胞呈缗钱样排列，血沉显著增快，可达100mm/h以上，白细胞及血小板数一般正常或降低，有时可见到少量的骨髓瘤细胞。

（2）骨髓象：骨髓涂片中找到骨髓瘤细胞是本病的主要特征，骨髓瘤细胞数一般在15%以上，最高可达95%。瘤细胞的形态的差异较大，分化良好者与正常浆细胞相似，分化不良者与恶性组织细胞相似，大多数表现为幼稚浆细胞特征。

（3）M蛋白：血清中M蛋白是本病的突出特点，在血清蛋白电泳中可见一窄底高峰带，M蛋白量一般>30g/L，已有极少数MM患者血清中无M蛋白，称为不分泌性MM。

（4）尿液检查：40%～70%的MM患者尿中可见出本－周（Bence－Jones）蛋白，亦称凝溶蛋白，此蛋白为轻链。还可出现蛋白尿和血尿，甚至发现瘤细胞。

（5）血液生化检查：主要异常表现为高钙、高尿酸及高黏滞血症，肾功能不全时有氮质血症，胆固醇降低见于IgG型，增高见于IgA型，β_2－微球蛋白及LDH值常增高，血清碱性磷酸酶一般正常，偶有轻度增高。

（6）X线检查：骨骼的X线检查可有4种表现：①溶骨性病变：圆形或卵圆形穿凿样溶骨性病变，多见于颅骨，是本病的X线典型表现；②病理性骨折；③弥漫性骨质疏松；④骨质硬化（十分罕见）。

临床上可分以下类型：①IgG型；②IgA型；③IgD型；④IgM型；⑤IgE型；⑥轻链型；⑦双克隆型；⑧不分泌型。

诊断标准：

国内诊断标准：

（1）骨髓中浆细胞>15%，并有异常浆细胞（骨髓瘤细胞）或组织活检证实为浆细胞瘤。

（2）血清中出现大量单克隆免疫球蛋白（M 蛋白）：IgG > 35g/L；IgA > 20g/L；IgD > 2.0g/L；IgE > 2.0g/L；IgM > 15g/L 或尿中单克隆免疫球蛋白轻链（本－周蛋白）>1.0/24h。少数病例可出现双克隆或三克隆性。

（3）无其他原因的溶骨病变或广泛性骨质疏松。

诊断 IgM 型 MM 时，除符合 1 项和 2 项外，应具备典型的 MM 临床表现和多部位溶骨病变。只有 1 项和 3 项者属不分泌型 MM，需进一步鉴别属不合成或合成而不分泌亚型。对仅有 1 项和 2 项者（尤其骨髓中无原、幼浆细胞者），须除外反应性浆细胞增多和意义未明单克隆免疫球蛋白病（MGUS）。

恶性组织细胞病

恶性组织细胞病（malignant histiocytosis，MH）简称恶组。它是组织细胞呈系统性、全身性浸润的高度进展的恶性肿瘤性疾病。主要临床表现为难以控制的高热、进行性贫血、肝脾肿大。真正的恶组极少，现已证实以往诊断的恶组许多为 T 淋巴细胞 Ki－1 阳性的间变性大细胞淋巴瘤。

临床特点：

1. 症状及体征

（1）发热是最早出现的症状，95% 的恶组有发热，常为高热，热型不规则，呈弛张热、稽留热和间歇热，亦有低热，皮肤病变为首发时可以不发热。

（2）疲乏无力、多汗、消瘦、面色苍白、出血、进行性衰竭是本病的另一特征。

（3）肝、脾、淋巴结肿大常见，肝脾肿大占 70%，表浅淋巴结肿大占 50%。

（4）受累器官的特殊症状和体征：胃肠道受侵犯者有胃痛、腹泻、消化道出血、腹部包块等；呼吸道受侵犯者有咳嗽、气短、胸痛、肺部啰音及胸腔积液等。神经系统受侵犯者有头痛、脑神经麻痹、癫痫样发作、精神异常、截瘫及脑出血等；皮肤受侵犯者有皮肤结节、肿块、斑丘疹、紫癜及红皮病等。还有更多部位可受侵犯。因此恶组是一累及单核－巨噬细胞系统的全身性疾病。

2. 辅助检查

（1）血象：外周血呈全血细胞减少是本病的特点之一，血红蛋白呈进行性减少，少数患者白细胞增高，（10～25）$\times 10^9$/L，但随病情的进展逐渐减少，有时可见幼稚粒细胞及幼稚红细胞，仔细检查血涂片有时能发现少数的异常组织细胞。

（2）骨髓象：骨髓增生正常或低下，有数量不等（50%～70%）的异常组织细胞。这些组织细胞有多种不同的形态特征，目前见到的有5种形态：①异常组织细胞（即恶性组织细胞）；②淋巴样组织细胞；③单核样组织细胞；④多核巨组织细胞；⑤吞噬性组织细胞。目前认为异常组织细胞及多核巨组织细胞对诊断有更大意义。

（3）组化染色：细胞化学染色时恶组细胞无特异性，酸性磷酸酶染色呈强阳性反应，能被酒石酸抑制；非特异性酯酶呈强阳性反应，能被氟化钠抑制。

（4）病理改变：除骨髓外，淋巴结、肝脾肿大者可见到异常组织细胞浸润。

国内诊断标准：

1. 临床表现

长期发热，以高热为主，伴有进行性全身衰竭，淋巴结、肝、脾进行性肿大，还可出现黄疸、出血、皮肤损害和浆膜腔积液等。病情凶险、预后不良。

2. 实验室检查

（1）全血细胞进行性减少，血片中可有少量的异常组织细胞及/或不典型的单核细胞，偶尔出现幼稚粒细胞和有核红细胞。

（2）骨髓涂片中出现数量不等的多种形态的不正常组织细

胞。异常组织细胞及/或多核巨组织细胞是诊断本病的细胞学主要证据。所见组织细胞形态如下：

1）异常组织细胞：胞体较大（直径0～50μm），外形常不规则，常有伪足突起；胞质比一般的原始细胞丰富，呈蓝色或深蓝色，深蓝者常无颗粒，浅蓝者可有少数嗜苯胺蓝颗粒，可有多少不一的空泡；核呈圆形、卵圆形或不规则，有时呈分枝状、偶有双核；核染色质呈网状；核仁隐显不一，常较大而清晰，1～3个不等。尚可见早幼粒细胞样组织细胞。

2）多核巨组织细胞：胞体大，直径可达50μm以上，外形不规则、胞质蓝或灰蓝，无颗粒或有少数细小颗粒；含有3～10个或多叶核，核仁隐或显。

3）吞噬样组织细胞：形态与一般分化的组织细胞相似，体积大、外形不规则，单核或双核，椭圆形、偏位、染色质疏松；核仁隐约可见；胞质丰富，含有被吞噬的红细胞或其残余碎片、幼红细胞、血小板及中性粒细胞。

此外还有一些单核样、淋巴样和浆细胞样组织细胞，其意义不清楚，不作诊断依据。

3．病理检查

骨髓或肝、脾、淋巴结及其他受累组织的病理切片中可见各种异常组织细胞浸润，这些细胞呈多样性，混杂存在，呈灶性或片状，松散分布，极少形成团块，组织结构可部分或全部破坏。

凡具有上述1加2或1加3，且能排除反应性组织细胞增多症者可诊为本病。

第四节 出血性疾病与发热

出血性疾病系指因先天或获得性原因，导致患者止血、凝血及纤维蛋白溶解等机制的缺陷或异常而引起的一组以自发性出血或轻度损伤后过度出血或出血不止为特征的疾病。出血性疾病一般较少伴发热，常见于微血管病性溶血。

血栓性血小板减少性紫癜

血栓性血小板减少性紫癜（thrombotic thrombocytopenic purpura，TTP）为一罕见的微血管血栓-出血综合征，其主要特征是发热、血小板减少性紫癜、微血管性溶血性贫血、中枢神经系统和肾脏受累等，称为五联征，有前三者称为三联征。溶血尿毒症综合征（hemolytic uremic syndrome，HUS）可视为本病的一个类型。

临床特点：

1．症状和体征

（1）神经精神异常：是最常见的表现，见于90%患者，主要有头痛、眩晕、惊厥、癫痫发作、轻瘫、失语、感觉异常、精神异常、瞻望、嗜睡及昏迷等。具有一过性、波动性、反复发作等特点。一次发作多不超过48小时。

（2）血小板减少性出血：表现为淤点、淤斑、紫癜、鼻出血、眼底出血、血尿、月经过多、消化道出血，血小板明显减少者可有颅内出血。

（3）微血管病性溶血性贫血：中至重度贫血，半数病例可出现黄疸。

（4）发热：90%的患者在病程中某一阶段出现发热，多为中高热，部分发热可能是下丘脑受损等原因所致。

（5）肾脏损害：表现为蛋白尿、血尿和管型尿。半数以上患者有轻或中度肾功能异常，但严重的持续性肾损害较少，偶见因肾皮质坏死致急性肾功能衰竭者。

（6）其他：可有心肌出血坏死，猝死，心力衰竭；肺出血、ARDS、呼吸衰竭；10%～25%可有腹部血管栓塞的表现；各种眼底病变等。

2．实验室检查

（1）血液分析：中、重度贫血。末梢血片中可见有核红细胞、变形红细胞、棘形红细胞、红细胞碎片。网织红细胞增高。血小板数中度减少为（8～40）$\times 10^9$/L，急性期多＜10×10^8/L。白细胞数增高，核左移，可见幼稚粒细胞。血小板寿命缩短，常短于24小时。

（2）骨髓象：红细胞系统增生，巨核细胞数正常或增多。

（3）溶血检查：游离血红蛋白增高，结合珠蛋白下降及血红蛋白尿，提示血管内溶血；血清胆红素升高，以间接胆红素为主。Coombs实验常阴性，少数可呈阳性。

（4）活检：半数病例皮肤、骨髓或淋巴结活检可发现TTP典型的病理改变：终末小动脉和前毛细血管广泛的透明血栓形成。

诊断标准：

（1）主要表现：①溶血性贫血、末梢血片中可见红细胞碎片和异形红细胞；②血小板计数＜100×10^9/L。

（2）次要表现：①发热、体温超过38.3℃；②特征性的神经症状；③肾损害、包括血肌酐＞177μmol/L（2mg/dl）及（或）尿常规检查发现血尿、蛋白尿、管型尿。

若有两个主要表现加上任何一个次要表现，诊断即可成立。

第五节 获得性免疫缺陷综合征

获得性免疫缺陷综合征（acquired immune deficiency syndrome，AIDS）或艾滋病，是由人类免疫缺陷病毒（human immunodeficiency virus，HIV）引起的一种传染病，其特征是HIV特异性地侵犯人体免疫系统的中枢指挥部分——$CD4^+$ T淋巴细胞，造成$CD4^+$T淋巴细胞数量和功能的进行性破坏以及感染和癌变，导致AIDS。至2003年9月我国HIV感染者已有103万，专家预测至2010年将达到1 000万。

血液、精液、阴道分泌液、乳汁能检测到较多的HIV病毒颗粒和被感染的细胞，是最重要的传播源；唾液、汗液、泪液、尿液和粪便都不含或只含低水平的HIV病毒，不是重要的传染来源。HIV的传播途径主要包括：性传播、血液传播和垂直传播（母婴传播）。

临床特点：

1．症状和体征

（1）急性期感染：60% HIV感染者出现急性表现，一般感染后2周左右出现。主要表现：发热、头痛、皮疹、淋巴结肿大及末梢神经炎，其中发热是最常见的症状。少部分病人可出现传染性单核细胞增多症。

（2）无症状期：HIV易感染人体，但无症状，具有传染性。此期可持续2～10年或更长。

（3）持续性全身淋巴结肿大综合征（PGL）期：表现为非腹股沟部位，有超过3个月以上的持续性全身淋巴结肿大，部位≥2处，数目>3个，直径>1cm，对一般治疗无反应。活检为反应性增生。

（4）艾滋病期：本期有五种临床表现：

1）艾滋病相关综合征（ARS）：表现为原因不明、持续1个月以上的发热、慢性咳嗽和（或）腹泻，体重下降超过10%，伴全身淋巴结和肝脾肿大。

2）神经系统症状：表现为无法解释的头痛、癫痫、进行性痴呆、脊髓病、末梢神经病等。

3）机会性感染：为感染后引起细胞免疫功能缺陷所致，常出现卡氏肺孢子虫、弓形虫、隐孢子虫、新型隐球菌、念珠菌、结核杆菌、鸟分枝杆菌、组织胞质菌、CMV、HSV、EBV感染等。

4）继发性肿瘤：常继发卡波肉瘤、非霍奇金淋巴瘤、脑部原发性淋巴瘤等。

5）其他疾病：如慢性淋巴性间质性肺炎等。

2. 实验室检查

（1）血象：血红蛋白、白细胞、血小板可有不同程度的减少，淋巴细胞计数常 $<1.0\times10^9/L$。淋巴细胞亚群测定，$CD4^+$ 细胞计数降低［正常值：（0.8～1.2）$\times10^9/L$］，$CD4^+/CD8^+<1.0$（正常值：1.75～2.1）］。

（2）免疫学检测：血免疫球蛋白、免疫复合物升高，自身抗体阳性，迟发性变态反应皮试阴性。

（3）特异性病原学检查

1）抗体检查：用 ELISA 法、蛋白印记试验（WB）或固相放射免疫沉淀（SRIP）检测血清及体液中抗－HIV 抗体（主要为 gp24、gp120 抗体）多呈阳性。

2）抗原测定：ELISA 法检测血清中的 p24 抗原。

3）核酸检测：可用 PCR 法检测前病毒 DNA，或用 RT－PCR 法检测血浆 HIV－RNA 的含量及其变化。

4）其他检查：X 线有助于诊断肺孢子虫肺炎、卡波肉瘤、结核杆菌感染等。根据不同的感染部位和感染的性质，有针对性地进行病原体检查、血清学检查及病理组织活检等。

诊断标准：

1. 临床特征

（1）急性感染：根据高危因素和类似传染性单核细胞增多症的表现，通过特异性病原学检查确诊。

（2）慢性感染：结合流行病学史、严重机会性感染、肿瘤、$CD4^+/CD8^+$ 比例倒置。

高危人群有下列两项或以上者应考虑 AIDS，并进一步进行确诊检查，进行临床分期和分类：①3 个月内体重下降 10%；②慢性咳嗽或腹泻 >3 个月；③持续性或间歇性发热 >1 个月；④全身性淋巴结肿大 >1 个月；⑤反复带状疱疹或慢性播散性疱疹感染；⑥口咽念珠菌病。

2. 实验室资料

抗 HIV（包括 1 型和 2 型）先行 ELISA 筛查，如连续两次阳性，再做蛋白印记试验或固相放射免疫沉淀进行确证。蛋白印记试验特异性强，可直接判断结果，是目前确证最常用的方法。此外 p24 抗原、HIV - RNA、HIV 前病毒 DNA 阳性也可诊断。

3. $CD4^+$T 细胞计数与病情判断

$CD4^+$T 细胞计数 $<0.2\times10^9/L$，可协助诊断 AIDS。其下降倾向反映免疫抑制及免疫破坏的程度和范围，与病情进展、恶化平行，是 AIDS 进程和发生机会性并发症有参考意义的预兆指征。$CD4^+$T 细胞计数 $<0.05\times10^9/L$，提示病情严重及更短的存活时间。

第五章 呼吸系统发热疾病

肺部疾病是引起发热的主要原因之一，肺部感染性疾病和非感染性疾病均可引起发热。感染性疾病包括细菌、病毒、支原体、衣原体、真菌、寄生虫等所致感染；非感染性疾病有肿瘤、变态反应疾病、肺血管炎而引起的发热。感染性肺部疾病一般表现为急性发热，非感染性疾病一般表现为长期发热。肺部疾病除发热外，一般还伴有咳嗽、咳痰、胸闷、呼吸困难等呼吸道症状，部分病人可有其他器官功能损害。

第一节 细菌性肺炎

肺炎球菌肺炎

肺炎球菌肺炎以往称大叶性肺炎，是由肺炎球菌引起的急性肺部炎症，为院外感染细菌肺炎中最常见的一种。本病常发生于冬春季节，常见诱因为上呼吸道感染、淋雨、受凉、疲劳、麻醉和醉酒。病理改变分为四期：充血期、红肝变期、灰肝变期、消散期。随着抗生素的广泛应用，典型的病理改变已不多见，临床上以轻症或不典型病例多见。

诊断要点：

1. 症状

（1）起病急骤，先有寒战，继之高热，体温可达 39～40℃，热型多为稽留热，严重感染者可发生周围循环衰竭。

（2）呼吸道症状有咳嗽、咳痰，早期为干咳，渐有少量黏痰或脓性痰，典型者咳铁锈色痰，咯血少见。

（3）累及胸膜者可出现胸痛，而累及膈胸膜者可出现上腹痛，易误诊为急腹症。

2. 体征

轻症者早期可无明显异常体征，严重者可有呼吸急促、肺实变征和湿啰音，累及胸膜者可出现胸膜摩擦音，或有胸腔积液体征。

3. 辅助检查

（1）血常规：白细胞及中性粒细胞计数增高，核左移，严重病例可见中毒性颗粒。

（2）细菌学检查：痰涂片可见革兰阳性成对的球菌，培养可确定菌属，严重感染伴菌血症者可能在血液中培养出致病菌。药敏试验可为抗生素的选择提供参考依据。

（3）特异性多糖体测定：用对流免疫电泳方法在痰或其他标本中如血清、胸腔积液中测出肺炎球菌多糖夹膜抗原有助诊断。

（4）胸部X线检查早期仅见肺纹理增多或淡薄均匀阴影，典型表现为大叶性肺段或亚肺段分布的均匀密度增高阴影。若病变累及胸膜时可有胸腔积液。经有效治疗，X线征2周之内迅速消散，但个别病例，可达3周以上。

葡萄球菌肺炎

葡萄球菌肺炎是由葡萄球菌引起的急性肺化脓性炎症。主要为原发性（吸入性）葡萄球菌肺炎和继发性（血源性）葡萄球菌肺炎。常发生于有基础疾病者，如糖尿病、血液病、艾滋病、肝病或原有支气管肺疾病患者。血源性金黄色葡萄球菌肺炎患者常有皮肤疖痈、伤口感染、中心静脉导管置入或静脉吸毒史等。

诊断要点：

1. 症状

（1）起病多急骤，可先有上呼吸道感染史，若为血源性，常以寒战、高热、谵妄等败血症症状为突出表现。

（2）有寒战、高热，体温多高达 39～40℃，胸痛、咳嗽，开始为黄色黏痰，后转为脓痰或脓性血痰，并出现呼吸困难，毒血症状明显，全身肌肉、关节酸痛，病情严重者可早期出现周围循环衰竭。

2．体征

早期可无体征，常与严重的中毒症状和呼吸道症状不平行，其后可出现两肺散在干、湿啰音。病变较大或融合时可有肺实变体征。气胸或脓气胸则有相应体征。

3．辅助检查

（1）血常规：白细胞计数增高、中性粒细胞比例增加、核左移并有中毒颗粒。

（2）细菌学检查：痰涂片可见大量的葡萄球菌和脓细胞，痰培养有助诊断，血源性感染患者血培养可呈阳性。

（3）胸部 X 线显示肺段或肺叶实变，可形成空洞，或呈小叶状浸润。另一特征是 X 线阴影的易变性，表现为一处炎性浸润消失而在另一处出现新的病灶，或很小的单一病灶发展为大片阴影。血源性感染者多呈两肺多发斑片状或团块状阴影及多发性小液平空洞。

肺炎克雷伯肺炎

肺炎克雷伯肺炎是由肺炎克雷伯杆菌引起的急性肺部炎症。在院内获得性肺炎（NAP）中，占第 3、4 位。院外获得性肺炎（CAP）中比较少见，但在严重的 CAP、婴幼儿、老年人、营养不良、慢性酒精中毒、慢性支气管炎及全身衰竭的患者中，是常见的病原菌。

诊断要点：

1．症状

（1）畏寒、发热、咳嗽、咳痰、气促、乏力、食欲减退等。

部分病人，尤其是婴幼儿、老年人或院内获得性肺炎者，全身中毒症状明显，表现为高热、衰弱、神志改变、低血压和休克。个别病人合并脓胸而出现持续发热、胸痛、呼吸困难等表现。

（2）典型的痰常呈黏稠脓性、带血、胶冻状或果酱样，量较多，难咳出，但此类典型的痰液并不多见。

2. 体征

与其他类型肺炎相似，表现为肺部干、湿啰音等。部分病人可无异常体征。

3. 辅助检查

（1）血常规：血白细胞和中性粒细胞增加。

（2）病原学检查，痰培养是最常用的诊断方法。

（3）血和胸腔积液培养：凡是有重症肺炎表现的患者，均应做血培养。有胸腔积液时，应及时做胸腔积液培养，阳性结果有确诊意义。

（4）胸部X线表现呈多样性，在青壮年以大叶性肺炎表现为多见，表现为按叶段分布的大片致密影，后期可合并有多发性蜂窝状肺脓肿。婴幼儿、老年人和院内获得性肺炎者以支气管肺炎型为多见，表现为双下肺为主的小斑片状影伴肺纹理增多、模糊，亦可合并有肺脓肿和脓胸。

铜绿假单胞菌肺炎

铜绿假单胞菌肺炎是指由铜绿假单胞菌（绿脓杆菌）引起的肺实质炎症。在院内获得性肺炎中占10%～30%。在院外获得性肺炎中比较少见。易感人群为老年人或幼儿、体质衰弱者；支气管扩张者；既往基础疾病引起免疫或防御功能低下者；使用免疫抑制剂、广谱抗生素、激素、抗癌药等患者；危重症患者；胸腹部手术后，气管切开或插管的患者。由于耐药菌株明显增加，已成为临床上最常遇到的难治性肺炎之一。

诊断要点：

1．症状

铜绿假单胞菌肺炎的临床表现与其他肺炎相似，多数无特征性的临床表现。急性起病者，常表现为重症肺炎，全身中毒症状明显，寒战、高热、咳嗽、咳痰、呼吸困难，可有败血症或休克表现。慢性反复感染者，如支气管扩张，常表现为咳嗽、咳黄脓痰和气促增加，但全身症状可不明显，有部分病人可出现发热、疲乏、食欲减退等症状。

2．体征

与其他类型的肺炎相似，表现肺部干、湿啰音等。

3．辅助检查

（1）血常规：血白细胞和中性粒细胞增加。

（2）病原学检查：痰培养是最常用的诊断方法。有重症肺炎表现的应做血培养，有胸腔积液者做胸腔积液培养。

（3）X线表现：急性起病者，常表现两肺纹理增强及两下肺斑片状阴影，亦可表现为局部实变影；慢性反复感染者，多数伴有支气管扩张的改变。

流感嗜血杆菌肺炎

流感嗜血杆菌肺炎是由流感嗜血杆菌引起的肺部炎症。10%～30%的社区获得性肺炎和33%～65%的医院内获得性肺炎是由流感嗜血杆菌引起，患病率仅次于肺炎链球菌肺炎。流感嗜血杆菌肺炎的发生与病人机体免疫力密切相关。

诊断要点：

1．症状

（1）起病前多有上呼吸道感染。

（2）全身免疫力低下的病人，起病急，表现为寒战、高热、咽痛、咳嗽和咳脓性痰及胸痛等，临床表现与肺炎链球菌或其他杆菌肺炎不易区别。

（3）慢性阻塞性肺病病人，起病通常缓慢，表现为原有的低热、咳嗽、咳脓痰症状加重，可有痰中带血，常伴有较严重的呼吸困难和发绀，严重者可发生呼吸衰竭。

（4）少数病人并发脓胸。

2. 体征

体格检查与一般肺炎相似，可闻及散在或局限性干、湿啰音，病灶累及胸膜时可闻及胸膜摩擦音。

3. 实验室检查

（1）血常规：白细胞总数大多增高，白细胞总数低下提示病情危重。

（2）细菌学检查：痰液涂片进行革兰染色检查有助于与肺炎链球菌肺炎的鉴别。由于流感嗜血杆菌为鼻咽部常驻菌，故普通痰培养结果不足以作为诊断依据。痰细菌定量培养，在避免咽部污染情况下，直接采取下呼吸道分泌物培养具有一定的诊断价值。

（3）X 线胸片通常为斑片状阴影改变，呈两肺下叶浸润，少数病人呈一叶或多叶浸润改变。脓肿或脓胸少见，但炎性胸膜腔积液常见。

军团菌肺炎

军团菌肺炎是指由军团杆菌引起的细菌性肺炎。军团菌肺炎散发病例占社区获得性肺炎的 1% ~15%，医院内感染性肺炎的 3.8%，夏末秋初是本病的好发季节，男性多于女性，孕妇、老年人、免疫功能低下者为好发人群。军团菌暴发流行多见于医院、旅馆、建筑工地等公共场所。

诊断要点：

1. 症状

（1）临床表现多样，轻者仅有流感样症状，重者则表现为以肺部感染为主的全身多脏器损害。

（2）军团菌肺炎的潜伏期为 2 ~ 10 天，有前期症状，如乏力、嗜睡、发热，1～2天后症状加重，出现高热、寒战、头痛、胸痛、咳嗽（以干咳为主），可伴有少量血性痰，重者有可呼吸困难。

（3）明显的肺外症状是本病的特征性表现，如早期出现消化系统症状如恶心、呕吐、腹痛、腹泻；神经系统症状如头痛、意识障碍、嗜睡等；肌痛及关节痛等。部分患者可出现心包炎、心肌炎、急性肾功能衰竭、休克和DIC等并发症。

2. 体征

呼吸加快、相对缓脉，肺部可闻及湿啰音，部分可有哮鸣音；随病变进展可出现肺实变体征；1/3患者有少量胸腔积液。严重者可有明显的呼吸困难和发绀。

3. 辅助检查

（1）血白细胞明显增高，血沉增快，低钠血症常见。严重患者可有肝功能和肾功能损害。

（2）胸部X线改变缺乏特异性，通常为斑片状，重者可出现多叶受累。肺部病灶吸收较一般肺炎缓慢，可达1～2个月，其特征之一为临床治疗有效时而X线病变常继续进展。

（3）临床标本中分离培养出军团杆菌可获得可靠的诊断，目前标准培养基为活性炭酵母浸膏琼脂培养基（BCYE）。但由于军团菌生长条件要求严格，目前培养的阳性率较低。

（4）细菌抗原及DNA检测，对早期快速诊断有重要意义，如应用直接荧光抗体对临床标本进行染色，具有高度特异性，但阳性率不高。应用PCR技术检测军团菌DNA，其敏感性和特异性均很高，但注意假阳性问题。

（5）血清特异性抗体检测，是目前最常用的诊断方法，诊断标准为双份血清抗体呈4倍或以上增高，或间接荧光抗体（IFA）≥1∶128，或试管凝集试验抗体（TAT）≥1∶160，或微量凝集试验抗体≥1∶64。

诊断标准（1992年中华结核和呼吸杂志编辑委员会）：

军团菌肺炎是一种革兰阴性杆菌——军团菌引起的肺部炎症。诊断军团菌肺炎主要依据有：

(1) 临床表现：发热、寒战、咳嗽、胸痛等呼吸道感染症状。

(2) X线胸片具有炎症性阴影。

(3) 呼吸道分泌物、痰、血或胸腔积液在活性炭酵母浸膏琼脂培养基或其他特殊培养基培养，有军团菌生长。

(4) 呼吸道分泌物直接免疫荧光法检查阳性。

(5) 血间接荧光法检查前后两次抗体效价呈4倍或以上增高，达1∶128或以上；血试管凝集试验检测前后两次抗体效价呈4倍或以上增高，达1∶160或以上；血微量凝集试验检测前后两次抗体效价呈4倍或以上增高，达1∶64或以上。

凡具有（1）、(2) 同时又具有（3）、(4)、(5) 项中任何一项者可诊断为军团菌肺炎

注：对于间接荧光抗体试验或试管凝集试验效价仅一次增高(IFA >1∶256，TAT >1∶320)，同时有临床及X线胸片炎症表现的病例可考虑为可疑军团菌肺炎。

厌氧菌肺炎

厌氧菌肺炎多为体内寄居的厌氧菌内源性感染所致。厌氧菌肺炎常以吸入为诱因，极易形成肺组织坏死和肺脓肿，可合并脓胸。

诊断要点：

1. 症状

(1) 发热、咳嗽、咳痰等一般肺炎的症状。

(2) 特殊病史：如意识障碍、酗酒、吞咽困难致误吸等。

(3) 特殊颜色：分泌物或痰液的特殊颜色，如硫磺颗粒提示放线菌，痰在紫外线下发出荧光提示产黑色素拟杆菌感染。

(4) 特殊气味：痰液有奇臭味或异样的甜味。

（5）慢性厌氧菌肺感染多见杵状指。

2. 体征

肺部啰音、肺实变体征、胸膜腔积液体征。

3. 辅助检查

（1）痰细菌学检查：痰涂片有大量细菌而细菌学培养阴性者高度提示厌氧菌肺炎。怀疑厌氧菌感染做细菌学培养时，要避免标本在采集、运送及培养时接触到氧气。

（2）气相与离子色谱检查法可快速诊断厌氧菌，DNA 探针检测及特异性荧光抗体亦为临床快速检测方法。

（3）X 线检查：可见片状或斑片状阴影。严重者有段或叶实变影、肺脓肿或脓胸表现。肺脓肿为厌氧菌感染相对特征性 X 线表现。

第二节 肺炎支原体肺炎

肺炎支原体肺炎是由肺炎支原体所引起的急性呼吸系统感染，占各种原因引起的肺炎的 10%。近年来，肺炎支原体感染有增多趋势。秋冬季节发病较多，主要为咽炎和支气管炎，部分累及肺而引起肺炎。感染主要见于儿童和青年人（约占 71%）。

诊断要点：

1. 临床表现

（1）肺炎支原体感染的潜伏期为 14 ~ 21 天，多数起病缓慢，1/3 ~ 1/2 的患者无症状，仅在透视检查时发现。通常以咽炎、气管 - 支气管炎、肺炎、耳骨膜炎等形式出现，其中肺炎最重。

（2）症状的发生频率依次为咳嗽、乏力、畏寒、头痛、肌肉或关节痛、咽痛、脓痰、耳痛等，部分患者有类似上感症状。胸痛少见。半数患者可闻及干、湿性啰音。肺炎支原体肺炎病情一般较轻，少数患者较重，但很少死亡。其特点是退热后咳嗽及肺部啰音消失较慢，可延长至6周左右，多与X线征象的消散相平行。少数患者可发生肺脓肿、肺门淋巴结肿大、纵隔肿块等。

（3）肺外表现：肺炎支原体肺炎可发生非呼吸系统的严重并发症，任何器官均可累及。如自身免疫性溶血性贫血、非特异性肌痛或关节炎、多种皮肤黏膜病变如结节性红斑和多形性红斑、心肌炎或心肌心包炎、心律失常，甚至心功能不全等，最严重的并发症是中枢和外周神经系统病变，甚至可导致死亡。

2. 辅助检查

（1）X线检查：肺部X线表现多样化，特点是往往与体征不成比例，即临床表现轻而X线检查发现较多浸润病灶，肺部阴影可延至2~3周消退，少数可延长至4~6周。

（2）血清学检查是目前临床最常用的诊断方法，如免疫荧光试验、酶联免疫吸附试验、间接血凝试验等检测肺炎支原体抗体。传统的冷凝集试验敏感性和特异性并不高。

（3）近年来应用PCR试验对临床标本进行检测，对早期快速诊断有很大帮助，但需要注意质量控制，否则会出现较多的假阳性结果。

（4）采用固相酶免疫技术或免疫荧光法直接检测标本中的肺炎支原体抗原也用于临床，但敏感性不高。

（5）从临床标本中分离培养出肺炎支原体可确诊，但检出率较低。

第三节 肺炎衣原体肺炎

肺炎衣原体肺炎是由肺炎衣原体引起的肺部炎症。肺炎衣原体是目前临床上最常引起呼吸道感染的衣原体，四季均可发病。

诊断要点：

1. 症状

肺炎衣原体感染的临床症状无特异性。潜伏期为 15 ~ 23 天，多数表现为咽痛、发热、咳嗽（以干咳为主），以及胸痛、头痛、不适和疲劳。老年患者临床表现可能较为严重，尤其是合并细菌性感染或存在慢性阻塞性肺疾病等基础疾病的病人。

2. 体征

肺炎患者受累的肺叶部位可听到干、湿性啰音。

3. 辅助检查

（1）X 线检查：开始主要表现为单侧肺泡浸润，以后可进展为双侧间质和肺泡浸润。

（2）肺炎衣原体培养：取鼻咽部或咽后壁拭子、气管和支气管吸出物、肺泡灌洗液等标本培养。分离物可用肺炎衣原体特异性单克隆抗体进行鉴定而确诊。但由于肺炎衣原体的培养要求高，一般实验室难以做到。

（3）聚合酶链反应（PCR）试验：应用 PCR 试验对上述标本进行检测有很大帮助，但需注意质量控制，防止出现假阳性结果。

（4）微量免疫荧光试验（MIF）：是目前国际上标准的且是最常用的肺炎衣原体血清学诊断方法。血清学诊断标准为：MIF 试验 IgG ≥ 1∶512 和（或）IgM ≥ 1∶16。在排除类风湿因子（RF）所致的假阳性后可诊断为近期感染，双份血清抗体效价 4 倍或以上升高也可诊断为近期感染。

第四节 病毒性肺炎

病毒性肺炎是由多种不同类型的病毒侵犯肺实质而引起的肺部炎症。通常由上呼吸道病毒性感染向下蔓延所致。发于冬春季节，以婴幼儿和年老体弱者多见。引起肺炎的病毒有多种，成人以流行性感冒病毒、婴幼儿以呼吸道合胞病毒为常见，其他为副流感病毒、巨细胞病毒、腺病毒、鼻病毒、冠状病毒、柯萨奇病毒、疱疹病毒和风疹病毒等。

诊断要点：

1. 症状

（1）常有上呼吸道感染的前驱症状，如咽干、咽痛、发热、乏力及全身酸痛等。当病变向下蔓延累及肺实质，可出现咳嗽，多呈干咳，伴有持续高热、胸痛等。

（2）重症病毒性肺炎可有呼吸困难，甚至出现休克、心力衰竭、急性呼吸窘迫综合征（ARDS）和肾功能衰竭等疾病的相应症状。

（3）抗生素治疗无效。

2. 体征

早期肺部体征不明显或无阳性体征。轻中度病毒性肺炎肺部可有散在的干、湿性啰音。重度病毒性肺炎可见吸气三凹征和鼻翼扇动，呼吸浅速，发绀；肺部可闻及广泛的干、湿性啰音。

3. 辅助检查

（1）血白细胞总数多减少或正常，很少升高。继发细菌感染时白细胞总数和中性粒细胞增多。

（2）病原学检查：痰培养常无致病菌生长。病毒分离、双份血清病毒抗体效价测定和特异性诊断技术如免疫荧光法、同位素免疫标记法、聚合酶链反应（PCR）等都有助于病原学的诊断。

（3）胸部X线检查：主要为间质性肺炎的改变，两肺呈网状阴影，肺纹理增粗、模糊。严重者两肺中下野可见弥漫性结节状浸润，大叶性实变和胸腔积液少见。X线表现一般在2周后逐渐消退。

4. 继发细菌感染的诊断

（1）体温降至正常后再度发热，咳嗽加重，痰由白色转成黄色，全身中毒症状严重。肺部体征增多，呼吸困难加重，发绀明显。

（2）白细胞总数及中性粒细胞比例增高。血清C-反应蛋白（CRP）浓度增高。胸部X线出现新的病灶。痰液连续2次分离到相同病原体。

第五节 肺真菌病

念珠菌感染

支气管-肺念珠菌病是肺部真菌感染最常见的一种，由念珠菌属主要是白色念珠菌及少数其他念珠菌引起。多数病人存在发病的诱因如应用广谱抗生素、激素、免疫抑制剂和体内放置导管等。

诊断要点：

1. 临床表现

（1）部分病人无症状，也有部分病人表现为支气管哮喘。

（2）支气管炎型：咳嗽、咳白色黏液痰或由念珠菌菌丝及细胞碎片组成的胶样小块状物，偶带血丝。常有口咽黏膜感染的表现（被覆散在白膜）。

（3）肺炎型：咳嗽、咯痰加重，痰黏稠胶冻状，有时痰中带血或脓样，可伴畏寒、发热、呼吸急促、胸痛等症状。

（4）血源播散性支气管-肺念珠菌病：常有其他部位如胃肠道、肝脏和肾脏等播散，X线检查肺部病变与粟粒性肺结核相似。

2. 辅助检查

（1）X线检查：支气管炎型见双下肺纹理增粗。肺炎型X线检查表现不一，呈弥漫性斑点状，小片状或大片阴影，病灶可融合。多见于中下肺野，常为双侧，较少波及肺尖。可有肺门和（或）纵隔淋巴结肿大。少数病人表现为肺脓肿，可形成空洞。慢性者可形成弥漫性肺纤维化及肺气肿。

（2）微生物学检查：直接涂片镜检标本中发现芽生孢子及假菌丝和菌丝有诊断价值，如查到大量的假菌丝说明念珠菌处于致病状态，痰、咽拭子连续3次以上培养阳性有诊断价值。念珠菌菌血症持续时间短，因此血培养阳性率低。

（3）组织病理学检查：可发现念珠菌侵入组织的依据，常用的染色方法有H－E染色、PAS染色和嗜银染色等。

对于有下列情况者应怀疑支气管－肺念珠菌病：

（1）原有支气管炎、肺炎、肺结核等肺部疾病，经足量抗生素或正规抗结核治疗，病情继续恶化，尤其是长期应用广谱抗生素和糖皮质激素的病人，更应考虑本病。

（2）体温持续不退，或退后复升，或退后一般情况恶化者。

（3）X线改变出现新的病灶，不能用一般的细菌性或病毒性肺炎解释者。

肺曲菌病

肺曲菌病是由曲菌感染或吸入曲菌抗原所引起的急、慢性肺部疾病，包括过敏性曲菌病、寄生虫性曲菌病和侵入性曲菌病。

诊断要点：

1．变态反应性支气管肺曲菌病

（1）变态反应性支气管肺曲菌病（ABPA）：病人可有喘息、发热、咳嗽、咳痰、体重减轻、胸痛、乏力等症状。20%～60%的病人有痰栓。参考诊断标准：发作性支气管痉挛；外周血嗜酸性粒细胞增多；对烟曲菌抗原呈立即皮肤反应；抗烟曲菌的沉淀血清抗体阳性；总血清IgE升高；肺部浸润、肺不张和支气管嵌塞征，后期出现肺纤维化；抗烟曲菌的血清IgE升高；近端支气管囊状扩张。

（2）支气管中心性肉芽肿病和支气管黏液嵌塞：病人常有严重的支气管哮喘病史，可合并ABPA。X线表现为多见于上叶的孤立性结节影或散在性肺实变灶。

2. 寄生性曲菌病（曲菌球）

（1）多数病人有慢性咳嗽、不适、体重下降和咯血，少数病人无症状。X线检查可见在原有的慢性空洞内有一团球影，随体位改变而移动。

（2）痰培养约50%阳性，血清学检查可助诊断。

3. 侵入性肺曲菌病（IPA）

（1）常先有会厌、口咽部、鼻腔或副鼻窦感染。临床表现常与患者白细胞数量与功能异常的程度有关，常有持续发热并进行性加重，甚至以此为唯一表现。

（2）干咳或咳嗽、咳痰、咯血、胸痛或上腹痛。肺部可闻及干、湿性啰音。

（3）约30%病人肺部和肺外同时受累，肺外主要见于血流丰富的器官，如胃肠道、大脑、肝脏、心脏和甲状腺等，出现相应器官的感染征象。

（4）X线检查可完全正常或见微小的肺部浸润灶、大叶性或支气管肺炎，可形成空洞；浸润灶可转化为结节状病灶（常提示病情好转）。确诊IPA需要有曲菌丝侵入组织的病理形态学表现和培养的证据，未发现曲菌不能排除IPA诊断。血培养极少阳性。痰培养阳性不可靠，多次痰培养有诊断价值。曲菌抗体检测对IPA的诊断价值较小，因为这些病人大多免疫状态不良。

肺隐球菌病

肺隐球菌病是由隐球菌引起的肺部感染。隐球菌可感染免疫正常和免疫抑制宿主，以脑膜炎最多见（约占80%），肺、皮肤、骨骼和其他器官表现较为少见。感染主要途径是吸入空气中的孢子，引起肺部感染或播散到全身。另外有创伤性皮肤接触，吃带菌食物，经肠道播散至全身。

诊断要点：

1. 症状

（1）原发性肺部感染一般症状较轻，约 1/3 病例无症状，有自愈倾向。免疫缺陷的病人症状较重且不典型。

（2）起病时多有上感样症状，进而出现咳嗽、胸痛、咳痰、咯血，常有低热、乏力和体重下降。

2．体征

可无阳性体征，也可有干、湿性啰音或肺实变征。

3．辅助检查

X 线检查多发性结节性病灶最常见，或为孤立性肿块、片状实变影。可有肺门或纵隔淋巴结肿大，也有表现为粟粒样或弥漫性网状、结节状阴影。痰、脑脊液、血、尿、脓液等标本涂片及培养，或行肿大淋巴结或肺组织活检发现隐球菌可诊断。隐球菌抗体检查可提示诊断及判断病情。

肺奴卡菌病

肺奴卡菌病是由奴卡菌病引起的肺化脓性疾病。呼吸道是主要的侵入途径，少数由皮肤或消化道侵入，可经血液播散至全身各脏器，尤以脑组织常见。

诊断要点：

1．临床表现

（1）发病类似结核病或细菌性肺炎，可有咳嗽、体重减轻、食欲不振、贫血、全身乏力等症状。

（2）可产生胸膜肺瘘管、心包炎、心内膜炎及纵隔病变；脑部侵犯可形成脑脓肿。

2．辅助检查

胸部 X 线以肺部下叶病变为主，常见肺纹理增多、增粗及肺部浸润性病灶等，可有厚壁空洞、肺门淋巴结肿大等表现。痰、脓液或脑脊液直接涂片，可见直径约 1μm 缠绕成团块的纤细分支菌丝，分支菌丝革兰染色呈阳性，抗酸染色部分呈阳性。血清免疫反应及皮试对诊断帮助不大，组织活检可助诊断。

第六节 肺脓肿

肺脓肿是由于各种病原菌侵入下呼吸道导致的肺部化脓性炎症、组织坏死、破坏、液化而形成。临床主要表现为高热、畏寒、咳嗽及脓肿破溃脓液进入支气管咳出大量脓性臭痰。依据肺脓肿发生途径不同，可将其分为原发吸入性肺脓肿和血源性肺脓肿两大类。各种感染所致败血症和脓毒血症时可引起血源性肺脓肿。肺部疾病（如支气管扩张、肺炎、肺囊肿、肺癌及肺结核空洞等）继发的感染可引起继发性肺脓肿。阿米巴肺脓肿多继发于阿米巴肝脓肿。肺部临近脏器的化脓性病变如膈下脓肿、肾周围脓肿、及食管穿孔等穿破至肺可形成肺脓肿。

诊断要点：

1．临床表现

（1）病史：吸入性肺脓肿有口腔部炎症、鼻窦炎等化脓性病灶，或口腔手术、昏迷、呕吐、惊厥、异物吸入、吞咽障碍等病史。血源性肺脓肿有疖肿、痈、化脓性骨髓炎等感染灶。

（2）症状：起病急，有寒战、高热、胸痛、咳嗽等症状，伴全身乏力、食欲减退、1～2 周后可因脓肿破溃与支气管相通而痰量突然增多，为脓痰或脓血痰，可有明显的恶臭味。

2．体征

局部叩诊呈浊音，语颤增强，呼吸音减低，或可闻及湿啰音。慢性肺脓肿可有杵状指（趾）及贫血。血源性肺脓肿多无明显的阳性体征。

3．辅助检查

血白细胞计数增多，中性粒细胞增高。慢性肺脓肿患者血白细胞无明显改变，但可以有轻度贫血。胸部 X 线早期可见大片浓密模糊的炎性浸润影，脓腔形成后出现圆形透亮区，内有液平面，其周围有浓密的炎性浸润阴影。血源性肺脓肿显示两肺多发性散在的炎性病灶，边缘相对整齐、清楚，其中可见透亮区和液平面。痰涂片或痰培养可检出致病菌。

第七节　支气管肺癌

支气管肺癌是原发于支气管-肺的恶性肿瘤，简称肺癌，是目前世界上最常见的恶性肿瘤之一，其发病率和死亡率呈上升趋势。

诊断要点：

1. 临床表现

（1）原发癌肿引起：咳嗽是最常见的早期症状，表现为刺激性干咳或有少量白色泡沫痰，继发感染时可有脓性痰。咯血是肺癌最常见的首发症状，一般为痰中带血。癌肿压迫或阻塞支气管可出现胸闷、气急。部分支气管狭窄或痉挛可出现喘鸣。肿瘤坏死组织吸收、合并肺部感染、肿瘤组织分泌致热原均可引起发热。

（2）肿瘤局部扩展：癌肿直接侵犯胸膜、肋骨、胸壁、脊柱等部位可引起胸痛，胸膜转移可出现胸腔积液表现。肿瘤压迫食管可引起吞咽困难；压迫喉返神经可引起声音嘶哑；压迫上腔静脉可引起头面部、颈部和上肢水肿，出现头痛、头晕等症状；压迫臂丛神经可引起同侧肩关节、上肢水肿及感觉异常；压迫颈交感神经可引起 Horner 征。

（3）肿瘤远处转移：肿瘤发生脑转移、骨骼转移、肝转移、淋巴结转移时可有相应的临床表现。

（4）肺外表现：癌肿分泌类促肾上腺激素样物质，可引起类库欣综合征，表现为水肿、高血压、尿糖增高、肌无力等症状。癌肿组织分泌抗利尿激素，可出现类抗利尿激素分泌增多综合征，表现为全身水肿、嗜睡、定向障碍、稀释性低钠血症等症状。促性腺激素增高可引起男性乳房发育。可出现肥大性关节病如杵状指（趾）、指端疼痛、关节肿胀疼痛等。神经肌肉综合征、甲状旁腺样激素分泌增多可引起相应症状。

2. 辅助检查

（1）X线检查：中央型肺癌可见一侧肺门类圆形块影，边缘大多毛糙，可有分叶表现。有时肿瘤与肺门或淋巴结融合成不规则块影。肿瘤阻塞支气管时，可出现肺不张、阻塞性肺炎、局限性肺气肿。肿瘤压迫膈神经可引起膈肌麻痹，出现一侧膈肌抬高。肿瘤转移时，可见心包或胸膜腔积液征象。癌组织出现坏死时，可出现偏心空洞。周围性肺癌：早期可见肺边缘部位出现局限性小斑片状阴影，密度较浓。肿块较大时呈圆形或类圆形阴影，密度高，边缘清，常呈分叶状，肿瘤周围也可见到毛刺与切迹，如有转移，可见引流淋巴管增粗阴影、胸膜腔积液、肋骨缺损等改变。

（2）CT在肺癌诊断中应用较为广泛，主要作用有：①搜索位于隐蔽部位的病灶，如肺门、心影后方、脊柱旁及后肋膈区等胸片不易发现的部位；②进一步显示肿块的特征，如分叶、切迹、毛刺等；③分期；④CT引导下做针吸活检。核磁共振（MRI）与CT相比，MRI主要的特点是可区分血管或实质性病变。

（3）多次痰脱落细胞学检查阳性率可达80%以上。纤维支气管镜检查不但可诊断肺癌，对癌前病变也可确定性质和范围，并可在镜下注射药物或导入激光治疗。

（4）病理学检查：对肺癌确诊和分型具有决定性意义。可通过经皮肺穿刺、淋巴结活检、胸膜活检、开胸活检等方法来获得。

（5）肿瘤标志物：在常见肿瘤中肺癌的癌标记物最多，其中包括蛋白质、内分泌物质、酶、肽类和各种抗原物质，对于肺癌的诊断有一定的参考价值，也可作为评价疗效、预测复发的参考指标。

第八节 肺血管炎

肺血管炎是肺血管壁的炎性改变，它主要引起所侵害血管的炎症与坏死，引起相应器官的功能异常或衰竭，由于疾病可累及多种组织和器官，因此临床表现呈多样性。常见的疾病有 Wegener 肉芽肿（WG）、过敏性血管炎和变应性肉芽肿血管炎（CSS）、显微镜下多血管炎（MPA）等。CSS 典型表现为重度哮喘，肺与肺外脏器的中小动、静脉炎及坏死性肉芽肿，血嗜酸性粒细胞增高三联征；WG 表现为上、下呼吸道肉芽肿、肾小球局灶及弥漫性肾炎、广泛坏死性血管炎三联征；MPA 典型表现为咯血、贫血、肺泡出血。

诊断要点：

1. 临床表现

肺血管炎可累及多种组织和器官，临床表现呈多样性。通常分为系统性症状和肺部症状。肺部症状主要有咳嗽、咯血、发热、胸闷等。系统性症状主要有肾脏受损、皮肤结节、紫癜、关节炎、多发性神经炎、鼻炎、眼结膜炎、视力下降等。

2. 辅助检查

CSS 病人外周血嗜酸性粒细胞计数增高，常超过 10%。抗中性粒细胞胞质抗体（ANCA）测定，MPO - ANCA 对 MPA 和 CSS 诊断的阳性率为 70%，PR3 - ANCA 是 WG 的血清标记抗体，对诊断活动期 WG 的特异性和敏感性均超过 90%。胸部 X 线表现可呈现多样性和多变性，病变可呈斑点样、结节状和肿块样改变，可单侧也可双侧改变，部分疾病有空洞和胸膜渗出。组织学检查发现典型的炎症、坏死及肉芽肿样等血管炎病理改变，即可确诊。常见引起肺血管炎的风湿性疾病可参阅“风湿性疾病”一章。

第九节 肺嗜酸性肉芽肿和嗜酸性粒细胞增多症

肺嗜酸性肉芽肿和嗜酸性综合征是一组病因不明，与变态反应有关的疾病。肺嗜酸性肉芽肿又称组织细胞增生症，除了组织细胞的异常增生外，还有嗜酸性粒细胞的浸润。嗜酸性粒细胞增多症是指一组肺部嗜酸性粒细胞浸润伴或不伴有周围血嗜酸性粒细胞增多的疾病，发病可能与变态反应有关，又称嗜酸性粒细胞肺浸润（PIE）、嗜酸性粒细胞浸润性肺病、嗜酸性粒细胞增多症（PE）、嗜酸性粒细胞肺炎、嗜酸性粒细胞过多综合征等。临床上可分为五型：①单纯性 PIE 或吕弗勒综合征（Löffler's syndrome）；②慢性嗜酸性肺炎或迁延型 PIE；③热带型 PIE；④哮喘型 PIE 或过敏性支气管曲菌病（ABPA）；⑤过敏性肉芽肿性血管炎（Churg - Strauss 综合征）。各型常交叉重叠，临床上不易截然划分，一般预后良好。

诊断要点：

1. 症状

病人可有咳嗽、咳痰、气短、胸闷、发热，严重者可有呼吸困难，少数患者可无症状，只是在 X 线检查时偶尔发现。

2. 体征

患者可以闻及哮鸣音，症状轻者亦可无阳性体征。

3. 辅助检查

外周血白细胞增高，嗜酸性粒细胞比例可在 20% ~90% 之间。痰液和支气管肺泡灌洗液（BALF）中嗜酸性粒细胞较多，血清 IgE、IgM 值增高。胸部 X 线示单侧或双侧肺部浸润阴影，边缘模糊呈片状、云雾状改变，亦可呈游走性改变。慢性者可发展致肺纤维化。有时尚需经肺活检进行病理检查来确诊。

第六章　心血管系统疾病与发热

循环系统发热疾病主要包括感染性心血管病和风湿性心脏炎。感染性心血管病指病原微生物感染心（大血管）内膜、心肌和/或心包。最主要包括感染性心内膜炎、感染性心包炎和感染性心肌炎，其中感染性心内膜炎为心血管疾病中主要感染性疾病，细菌感染占绝大多数，好发于原有器质性心脏病的患者。风湿性心脏炎则是风湿热以及其他风湿性疾病的心脏受累。

很多原因不明的发热性疾病，如全身性感染或多系统受累的结缔组织病与炎症性血管疾病均可累及心血管系统。临床上可以表现为以心血管受累为主的症状，亦可隐藏于一些非特异性症状如乏力、夜间盗汗、消瘦等之后。原发性发热性心血管疾病往往早期即被发现，很少单纯以长期发热为临床表现。其中以感染性心内膜炎为多见，少见的疾病有结缔组织病和炎症性血管疾病，以及心包切开综合征等。

感染性心内膜炎

感染性心内膜炎为微生物感染心脏内膜面，伴赘生物形成。赘生物为大小不等，形状不一的血小板和纤维素团块，其内含大量微生物和少量炎症细胞。根据病程分为急性和亚急性，并可分为自体瓣膜、人工瓣膜和静脉药瘾者的心内膜炎。

链球菌和葡萄球菌分别占自体瓣膜心内膜炎病原微生物的65%和25%，急性者多由金黄色葡萄球菌引起，少数由肺炎球菌、淋球菌、A族链球菌和流感杆菌等所致。

临床特点：

1. 症状

亚急性者起病隐匿、可有全身不适、乏力、食欲不振和体重减轻等非特异性症状，可有弛张热，一般 <39.0℃。午后和晚上高，伴寒战和盗汗。急性者呈暴发性败血症过程，有高热寒战，常诉头、胸、背和四肢肌肉关节痛。

2. 体征

（1）心脏杂音：几乎所有患者均可闻及心脏杂音。出现强度和性质的变化，或出现新的杂音。

（2）周围体征：多为非特异性，近已不多见，包括：①淤点：可出现于任何部位，以锁骨以上皮肤，口腔黏膜和结合膜为主，病程长者较多见；②指（趾）甲下线状出血；③Roth 斑：为视网膜的卵圆形出血斑，其中心呈白色，多见于亚急性感染；④Osler 结节：为指（趾）垫出现的豌豆大的红或紫色痛性结节，较常见于亚急性者；⑤Janeway 损害：为手掌和足底处直径 1~4mm 出血红斑，主要见于急性患者。引起这些周围体征的原因可能是微血管炎或微血栓。

（3）脾大：见于 30% 的病程 >6 周的患者，急性者少见。

3. 贫血

较常见，尤其多见于亚急性者，多为轻、中度贫血，晚期患者可重度贫血。主要由于感染抑制骨髓所致。

4. 并发症

（1）心脏：①心力衰竭为最常见并发症；②心肌脓肿见于急性患者；③急性心肌梗死大多由冠状动脉栓塞引起，以主动脉瓣感染时多见；④化脓性心包炎不多见，主要发生于急性患者；⑤心肌炎。

（2）动脉栓塞：临床诊断出的栓塞有 15% ~35%，急性较亚急性者多见，常发生于病程晚期，也可为首发症状，或在感染控制后数周或数月发生。

（3）细菌性动脉瘤：占 3% ~5%，多见于亚急性患者。

（4）转移性脓肿：多见于急性患者，亚急性者少见，多发生于肝、脾、骨骼和神经系统。

（5）神经系统：约1/3患者有神经系统受累的表现：脑栓塞、脑细菌性动脉瘤、脑出血、中毒性脑病、脑脓肿、化脓性脑膜炎。

（6）肾脏并发症：肾动脉栓塞和肾梗死，免疫复合物所致继发性肾小球肾炎，以及肾脓肿。

5．血培养

是诊断菌血症和感染性心内膜炎的最重要方法。对于未经治疗的亚急性患者，应在第1日间隔1小时采血1次，共3次。如次日未见细菌生长，重复采血3次后，开始抗生素治疗。已用过抗生素者，停药2～7天后采血。急性患者应在入院后3小时内，每隔1小时1次共取3个血标本后开始治疗。每次取静脉血10～20ml做需氧和厌氧培养，至少应培养3周，并周期性做革兰染色涂片和次代培养。必要时培养基需补充特殊培养技术。

6．超声心动图

可发现赘生物，其他异常有瓣叶结节样增厚、瓣叶穿孔、粘连，室间隔或瓣环脓肿，主动脉细菌性动脉瘤和心包积液。

诊断要点：

阳性血培养对于本病诊断有重要价值。凡有提示细菌性心内膜炎的临床表现，如发现伴有心脏杂音，尤其是主动脉关闭不全杂音、贫血、血尿、脾大、白细胞增高和/或不伴栓塞时，血培养阳性，可诊断本病。

亚急性感染性心内膜炎常发生在原有心瓣膜病变或其他心脏病的基础之上，如在这些患者发现周围体征［淤点，指（趾）甲下线状出血，Roth斑，Osler结节］提示本病存在。

感染性心内膜炎的Duke标准，凡符合2项主要诊断标准，或1项主要诊断标准和3项次要诊断标准，或5项次要标准可确诊感染性心内膜炎。

主要诊断标准：①2次血培养阳性，而且病原菌完全一致，为典型的感染致病菌；②超声心动图发现赘生物，或新的瓣膜关闭不全。

次要标准：①基础心脏病或静脉滥用药物史；②发热，体温≥38℃；③血管现象：栓塞、细菌性动脉瘤、颅内出血、结膜淤点以及 Janeway 损害；④免疫反应：肾小球肾炎、Osler 结节、Roth 斑及类风湿因子阳性；⑤血培养阳性，但不符合主要诊断标准；⑥超声心动图发现符合感染性心内膜炎，但不符合主要诊断标准。

感染性心包炎

心包炎是心包膜脏层和壁层的炎症，可同时合并心肌炎和心内膜炎，也可以作为唯一的心脏病损而出现。感染性心包炎是由病原微生物所致的壁/脏层心包的急/慢性炎症。临床上根据病程可以分为急性（病程小于 6 周），亚急性（病程 6 周至 6 个月）和慢性心包炎（病程大于 6 个月）。从病因分为结核性心包炎、病毒性心包炎、化脓性心包炎等。

诊断要点：

1. 临床表现

（1）心前区疼痛多见于急性非特异性心包炎和感染性心内膜炎，结核性和肿瘤性心包炎则不明显。疼痛常位于胸骨后或心前区可放射至颈部、左肩、左臂、背部等处，吸气、咳嗽、改变体位时疼痛加重。

（2）心包积液压迫肺组织可引起呼吸困难；体征有心包摩擦音，心音遥远、低钝；脉压变小，甚至有奇脉。

2. 辅助检查

X 线检查可发现心影增大，呈烧瓶状，心脏搏动减弱。心电图表现为 ST－T 的特征性改变。常规 12 导联，除 aVR 外皆出现弓背向下的 ST 段抬高，无病理性 Q 波，这些变化可在心包炎发病后数小时或 1～2 小时内出现，可持续数小时以至数日。随后

ST 段下降到等电位线，T 波变为低平或倒置。超声心动图可发现心包积液。

3. 心包穿刺和心包活检

心包穿刺液可供生物学、生化、细胞分类等检查。心包活检也有助于明确诊断。

常见感染性心包炎的病因鉴别：

（1）病毒性心包炎：多以发热起病，热型不定，起病前数日或数周有上呼吸道感染的前驱症状。心前区疼痛剧烈，部分患者合并有胸膜炎。

（2）结核性心包炎：通常有低热，常伴倦怠、体重减轻、食欲不振等非特异症状，胸痛较轻。半数患者之前或合并存在活动性肺结核。

（3）化脓性心包炎：起病急剧，寒战高热，全身中毒症状明显；心前区疼痛持续，剧烈；心包积液进展迅速，可以在短时间内出现心脏压塞表现。通常有胸部手术后感染，感染性心内膜炎、膈下脓肿、菌血症/败血症等病史。

病毒性心肌炎

病毒性心肌炎是指嗜心性病毒所引起的非特异性心肌间质炎症。发热过程可分为两个阶段：第一阶段（病毒复制期），为病毒经血流直接侵犯心肌，通过病毒的溶细胞作用致病；第二阶段（变态反应期），体内可能已无病毒存在，通过免疫变态反应持续损害心肌，多数心肌炎通过此途径致病。发热为心肌炎的主要临床表现之一，心脏受累综合征可以同时出现（第一阶段致病），也可以于 1～3 周后出现（第二阶段致病）。后一种情况难以诊断，临床上多误诊为上呼吸道感染。

目前已知能引起心肌炎的病毒有数十种之多，其中柯萨奇病毒 B 组 1～5 型和柯萨奇 A 组 1、4、9、16 和 23 型病毒，埃可病毒中 6、11、12、16、19、22 和 25 型，以及流行性感冒病毒、流行性腮腺炎病毒、脊髓灰质炎病毒等最为常见。

临床特点：

1．症状体征

症状的轻重取决于病变的广泛程度和严重性，多数病例可以无症状或症状轻微而诊断困难，而重症病例可以出现严重心律失常、心力衰竭、休克和/或猝死。通常年龄越小，病情越重。约有半数患者在心脏症状出现前1～3周有上呼吸道或消化道病毒感染症状，如发热、腹泻等，即所谓“上感综合征”。心脏受累表现有心悸、胸痛、呼吸困难等；同时可能存在其他脏器病毒感染的表现。体检发现心界扩大，与发热程度不相称的心动过速，各种心律失常，第一心音低钝，心尖区收缩期吹风样杂音。重症病例可以有奔马律、交替脉以及心功能不全的表现，甚至出现心源性休克。

2．辅助检查

（1）常规检查：血沉加快，白细胞计数增高，C－反应蛋白增加。活动期可以有血清门冬氨酸转氨酶、乳酸脱氢酶、肌酸磷酸激酶及其同工酶增高，血浆肌红蛋白、肌钙蛋白增高，后者表示存在心肌坏死，增高程度与病变严重性呈正比。

（2）病毒学检查：心肌中病毒存在不超过18天，早期可以分离到病毒。由于多数心肌炎是由变态反应所致，病毒分离的意义不大。病毒中和抗体测定阳性。血凝抑制试验阳性。

（3）心电图：可以出现期前收缩、房室阻滞、ST－T改变等，心电图表现敏感性高，但特异性低。

（4）超声心动图：可以发现心脏增大、二尖瓣关闭不全、射血分数降低、节段性室壁运动异常等。

（5）心肌活检：活检可以提供病理学、免疫组织化学以及特异性病毒RNA等方面信息。依据活检可分为：活动性心肌炎、可疑心肌炎、无心肌炎。

诊断标准：

根据1999年中华心血管病学会拟定的成人病毒性心肌炎诊断参考标准：

（1）上呼吸道、消化道等病毒感染后3周以内出现心脏受累征象（如重度乏力、胸闷、第一心音减弱、舒张期奔马律、心包摩擦音、心脏扩大、心力衰竭或阿-斯综合征等）。

（2）上述感染后3周内出现心律失常或心电图改变：窦性心动过速、房室阻滞、窦房阻滞或束支阻滞；多源、成对室性期前收缩，阵发性或非阵发性房性/交界性/室性心动过速；ST段水平或下斜型下移≥0.5mV，ST段异常抬高或异常Q波。

（3）心肌损伤指标：血清定量肌钙蛋白I/T，或CPK-MB升高；超声心动图或核素心肌显像发现心腔扩大，室壁运动异常，心脏舒缩功能异常等。

（4）病原学依据：急性期可检出病毒、病毒基因片段、病毒蛋白抗原，病毒抗体，病毒特异性IgM。

同时具有上述（1）、（2）中任何一项，（3）中任何两项，在排除其他心肌疾病后，可以临床诊断急性病毒性心肌炎。临床诊断病毒性心肌炎，常需排除风湿性心肌炎、心包积液、特发性心肌病、冠心病、甲亢以及代谢性疾病。

风湿热心脏炎

风湿热心脏炎为风湿热不同程度地累及心内膜、心肌和心包。风湿热则是一种全身性结缔组织病，目前认为是甲组乙型溶血性链球菌感染后产生的自身免疫性疾病。主要侵犯关节和心脏，也可累及皮肤、脑组织、血管和浆膜。本病起病急剧，低、中度发热为常见表现。发热前1~3周的上呼吸道感染史对诊断有较大帮助。

临床特点：

轻症心肌炎和心内膜炎患者可无症状，或者仅有心前区不适、隐痛、心悸等非特异症状。重症患者可有心力衰竭表现，如呼吸困难、端坐呼吸、下肢水肿等。常有与体温不相称的心动过速，心界扩大，第一心音低钝，可闻及第三心音和第四心音，心力衰竭患者出现奔马律。心尖区第一心音减弱伴有Ⅱ级收缩期杂音，提示心肌炎引起二尖瓣环扩张所致二尖瓣相对关闭不全。如果杂音超过Ⅱ级，高调或粗糙，提示心肌水肿，或心内膜炎累及二尖瓣所致器质性关闭不全。心内膜炎累及主动脉瓣区可出现舒张早期高调、递减型叹气样杂音。5%～10%的患者合并心包炎，通常心包积液量不大，对心功能影响较小。心界扩大不明显，心包摩擦音为最重要的体征。

辅助检查：咽拭子链球菌培养阳性。抗链球菌溶血素“O”（ASO）效价>500U。血沉（ESR）增快。C-反应蛋白（CRP）阳性。心肌炎时血清门冬氨酸转氨酶、乳酸脱氢酶、肌酸磷酸激酶及其同工酶增高，肌红蛋白、肌钙蛋白、肌凝蛋白也均有增高。

心电图：常有窦性心动过速，PR间期延长，也可有期前收缩、阵发性心动过速、不同程度传导阻滞以及ST-T改变。

超声心动图：心肌炎患者心脏扩大、二尖瓣轻度反流、心肌运动减弱、射血分数降低；心内膜炎患者可有二尖瓣和主动瓣病变表现；可以发现50ml以上的心包积液，对心包炎诊断较为敏感。

诊断标准：见风湿性疾病“风湿热”部分。

非感染性疾病

一、周围血管疾病

1. 大动脉炎

见风湿性疾病部分。

2. 血栓性静脉炎

血栓性静脉炎是静脉内有血栓形成的一种急性、非化脓性炎症。包括深静脉血栓形成和血栓性浅静脉炎。血栓性浅静脉炎主要累及四肢浅静脉（大、小隐静脉及贵要静脉和头静脉）。深部静脉血栓形成可发生于任何部位，以下肢受累最多，左侧多于右侧。

病因：血栓性浅静脉炎是由于血管壁损伤，静脉曲张；偶可见于某些恶性肿瘤，结缔组织病患者中。深部静脉血栓形成主要是由于静脉血流滞缓，静脉壁损伤及某些高凝状态，如肿瘤、红细胞增多症、口服避孕药、溶血性贫血等。

诊断要点：

(1) 临床表现：血栓性浅静脉炎，急性期受累静脉表现为红、肿、热、痛和压痛；深部静脉血栓形成则表现为患肢肿胀、发热、疼痛，活动时加剧。

(2) 体征：血栓性静脉炎在受累静脉处可触及一条索状物，1~3周炎症消退后，局部皮肤有棕色色素沉着并可有硬条索状物，深部静脉血栓形成可见浅静脉曲张，下肢内侧压痛。

(3) 辅助检查：静脉压测定患肢静脉压升高，常大于20mmHg，提示测压处近心端静脉有阻塞。多普勒超声检查血流通过静脉时的响声消失。深静脉造影可显示静脉堵塞的部位、程度和范围。

二、特异性心肌疾病

在特异性心肌疾病中，发热的疾病有风湿性心肌炎、病毒性心肌炎、结缔组织病性心肌病变（如系统性红斑狼疮、类风湿关节炎、结节性多动脉炎、系统性硬化症、皮肌炎及多发性肌炎）见各个章节。

第七章 消化系统疾病与发热

第一节 发热伴腹痛

急性胰腺炎

急性胰腺炎（acute pancreatitis，AP）是多种病因导致胰酶在胰腺内被激活后引起胰腺组织自身消化、水肿、出血甚至坏死的炎症反应。临床上表现为急性持续性上腹痛、恶心、呕吐、发热和血清淀粉酶活性增高等。病变程度轻重不等，轻者以胰腺水肿为主，临床多见，病情常呈自限性，预后良好，称为急性水肿型胰腺炎（MAP）。少数重者的胰腺出血坏死，常继发感染、腹膜炎和休克等多种并发症，病死率高，称为急性出血坏死型胰腺炎（SAP）。急性胰腺炎的常见病因为胆石症、饮酒、壶腹乳头括约肌功能不良、十二指肠乳头旁憩室、药物和毒物、ERCP术后、腹部手术后、外伤、壶腹周围癌、感染（柯萨奇病毒、腮腺炎病毒、HIV感染，蛔虫症）、α_1-抗胰蛋白酶缺乏症等。

临床特点：

1. 临床表现

腹痛是主要症状，位于上腹部，常向背部放射，多为急性发作，呈持续性，少数无腹痛。可伴有恶心、呕吐。发热常源于急性炎症、坏死胰腺组织继发感染或继发真菌感染。发热、黄疸者多见于胆源性胰腺炎。还可伴有以下全身并发症：心动过速和低血压或休克；肺不张、胸腔积液和呼吸衰竭；少尿和急性肾功能衰竭；耳鸣、复视、谵妄、语言障碍及肢体僵硬、昏迷等胰性脑病表现。轻症者仅为轻压痛，重症者可出现腹膜刺激征、腹腔积液、Grey－Turner 征、Cullen 征。因脾静脉栓塞可出现门静脉高压，脾脏肿大。腹部因液体积聚或假性囊肿形成可触及肿块。

2. 辅助检查

（1）一般检查：①白细胞计数：多有白细胞增多及中性粒细胞核左移；②血、尿淀粉酶：血清淀粉酶在起病后 6～12 小时开始升高，48 小时开始下降，持续 3～5 天。血清淀粉酶超过正常值 3 倍可确诊为本病。淀粉酶的高低不一定反映病情轻重。尿淀粉酶在发病后 12～14 小时开始升高，持续 1～2 周，其受患者尿量的影响；③血清脂肪酶：常在起病后 24～72 小时开始上升，持续 7～10 天；④C－反应蛋白（CRP）：发病后 72 小时 CRP > 150mg/L 提示胰腺组织坏死；⑤生化检查：肾功能、肝功能、血糖、血脂、血清电解质（钙）、血气分析可有改变。

（2）影像学检查：①腹部 B 超：发病初期 24～48 小时的 B 超检查可以初步判断胰腺组织形态学变化，判断有无胆道疾病；②胸、腹部平片：可排除其他急腹症，可发现肠麻痹、肺不张、胸腔积液提示预后不良；③CT 检查：A 级：正常胰腺；B 级：胰腺实质改变；包括局部或弥漫的腺体增大；C 级：胰腺实质及周围炎症改变，胰周轻度渗出；D 级：除 C 级外，胰周渗出显著，胰腺实质内或胰周单个液体积聚；E 级：广泛的胰腺内、外积液，包括胰腺和脂肪坏死，胰腺脓肿。

临床诊断分型：

（1）轻症急性胰腺炎（MAP）：具备急性胰腺炎的临床表现和生化改变，而无器官功能障碍或局部并发症，对液体补充治疗反应良好。Ranson 评分 <3，或 CT 分级为 A、B、C。

（2）重症急性胰腺炎（SAP）：具备急性胰腺炎的临床表现和生化改变，且具下列之一者：局部并发症（胰腺坏死，假性囊肿，胰腺脓肿）；器官衰竭；Ranson 评分 ≥3；CT 分级为 D 级、E 级。

（3）早发性重症急性胰腺炎（early severe acute pancreatitis，ESAP）：SAP 发病后 72 小时内出现下列之一者：肾功能衰竭（血清 Cr > 2.0mg/dl）；呼吸衰竭（$PaO_2 \leq 60mmHg$）；休克（收缩压 ≤ 80mmHg，持续 15 分钟）；凝血功能障碍（PT < 70%、和/或 APTT > 45s）；败血症（T > 38.5℃、WBC > 16.0×10^9/L、BE ≤ 4mmol/L，持续 48 小时，血/抽取物细菌培养阳性）；全身炎症反应综合征（SIRS）（T > 38.5℃、WBC > 12.0×10^9/L、BE ≤ 2.5mmol/L，持续 48 小时，血/抽取物细菌培养阴性）。

胆道结石并感染

多见于中年以后的女性，经产妇多见，多有胆道疾患史，多见于秋冬之交，起病前常有饮食不当、饱食、脂餐、过劳、受寒和精神因素等。可有寒战、发热、右上腹痛、黄疸，严重者伴休克。可发现右上腹饱满，呼吸运动受限，右上腹触痛，腹肌紧张。有时在右背部肩胛角下第 9 ~ 11 肋区有皮肤感觉过敏。查血常规白细胞升高，肝功检查可能出现胆红素及转氨酶的升高；腹部 B 超、CT、ERCP 检查有助于诊断。

脾 梗 死

脾梗死（splenic infarction）是指脾内动脉分支的阻塞，造成脾局部组织缺血、缺氧而发生坏死。组织坏死及合并感染常引起发热。本病临床少见。可由血液病、心脏病、脾血管病、胰腺病、医源性疾病等引起。

临床特点：

1. 临床表现

约半数患者可无症状。少数小范围脾梗死亦可有低热、白细胞增多而无疼痛等症状；较大范围急性脾梗死可出现突发性左上腹疼痛，或全腹痛向左肩、背部放射，弯腰或深呼吸时加重，伴恶心、呕吐，或呼吸困难、高热等表现，症状可持续 1 周。常伴左膈抬高和左侧胸腔积液。严重者查体可触及肿大脾脏，左上腹乃至全腹有压痛、反跳痛。伴纤维性脾周围炎，听诊可闻及脾区摩擦音。重者甚至腹穿可抽出血性液体。

并发症：梗死区坏死液化后可形成假性囊肿，继发感染可导致脾脓肿。

2. 辅助检查

（1）实验室检查：外周血白细胞总数及中性粒细胞数升高。

（2）X 线检查：梗死区的钙化多呈三角形，较小的多发性脾梗死钙化可以类似多发性静脉石。

（3）B 型超声检查：典型的尖端朝向脾门部的楔形或不规则形回声异常区，边界清楚。

（4）CT 检查：脾梗死后 2 小时 CT 即有阳性表现，急性期脾周边部单个或多个楔形境界清楚的低密度灶；亚急性期病灶呈均匀低密度，境界更清楚；慢性期因瘢痕收缩，脾脏可略缩小，外观呈分叶状。

（5）MRI 检查：对脾梗死的诊断较敏感，T_1 加权像上表现为低信号，而在 T_2 加权像上表现为高信号。

（6）血管造影检查：脾动脉造影典型表现为血管中断，呈"残根征"，并可见一三角形无血管区。

诊断要点：

有栓塞及栓子形成的来源，突然出现的左上腹剧痛伴脾肿大或呼吸困难或发热；B 超、CT 检查均有助诊断，脾动脉造影能确定阻塞血管部位及范围，是诊断本病的金标准。

第二节　发热伴腹泻

克罗恩病

克罗恩病（Crohn's disease）是病因未明的胃肠道慢性肉芽

肿性疾病，本病与溃疡性结肠炎（ulcerative colitis）统称为炎症性肠病（inflammatory bowel disease，IBD）。病变多见于末段回肠和邻近结肠，但从口腔至肛门各段消化道均可受累，呈阶段性或跳跃式分布。目前认为本病多种因素相互作用所致，主要包括感染、遗传、免疫等因素。

临床特点：

1. 临床表现

慢性肉芽肿性炎症，病变可累及胃肠道各部位，以末段回肠及其邻近结肠为主，多呈节段性、非对称性分布；临床主要表现为腹痛、腹泻、瘘管（特征性改变）、肛门病变和不同程度的发热、营养障碍，肠外表现主要有杵状指（趾）、关节炎、结节性红斑、坏疽性脓皮病、口腔黏膜溃疡、虹膜睫状体炎、葡萄膜炎、小胆管周围炎、硬化性胆管炎、慢性肝炎、淀粉样变性、血栓栓塞性疾病等。并发症主要为肠梗阻，也可见腹腔内脓肿、吸收不良综合征等。偶有急性穿孔或大量便血，中毒性巨结肠罕见。

2. 辅助检查

（1）一般检查：大便常规和培养不少于3次，根据流行病学特点，为除外阿米巴痢疾、血吸虫病等疾病应做相关检查；血常规、血浆蛋白、血沉、C－反应蛋白等，有助于确定疾病的严重程度；PPD试验以鉴别肠结核。

（2）其他检查：①结肠镜检查：内镜下可见节段性、非对称性黏膜炎症、纵行或阿弗他溃疡、鹅卵石样改变，可有肠腔狭窄和肠壁僵硬等，病变呈跳跃式分布。超声内镜检查有助于确定病变范围和深度，发现腹腔内肿块或脓肿；②影像学检查：根据临床表现确定做钡剂小肠造影或钡剂灌肠，必要时可结合进行。可见多发性、节段性炎症伴僵硬、狭窄、裂隙状溃疡、瘘管、假息肉形成及鹅卵石样改变等。B超、CT、MRI检查可显示肠壁增厚、腹腔或盆腔脓肿等；③病理学检查：黏膜活检可见裂隙状溃疡、结节病样肉芽肿、固有膜底部和黏膜下层淋巴细胞聚集，而隐窝结构正常，杯状细胞不减少，固有膜中量炎症细胞浸润及黏膜下层增宽。切除标本可见肠管局限性病变、跳跃式损害、鹅卵石样外观、肠腔狭窄、肠壁僵硬等特征；镜下除以上病变外，更可见透壁性炎症、肠壁水肿、纤维化及系膜脂肪包绕病变肠段等改变，局部淋巴结亦可有非干酪样坏死肉芽肿形成。

诊断要点：

1. WHO 推荐的诊断要点（表 2-7-1）

表 2-7-1 WHO 推荐的诊断要点

项目	临床表现	X 线表现	内镜表现	活检	切除标本
非连续性/节段性病变		+	+		+
铺路石样或纵行溃疡		+	+		+
全壁性炎症病变	+ （腹块）	+ （狭窄）	+ （狭窄）		+
非干酪性肉芽肿				+	+
裂沟、瘘管	+	+			+
肛门部病变	+			+	+

2. 诊断标准

在排除肠结核、阿米巴痢疾、耶尔森菌感染等慢性肠道感染、肠道淋巴瘤、憩室炎、缺血性肠炎及贝赫切特（Behcet）病等疾病的基础上，按上述标准诊断 CD：具有 WHO 诊断要点前 3 项为疑诊，再加上后 3 项中任一项可确诊。有第 4 项者，只要加上前 3 项中任两项亦可确诊。

根据临床表现、影像学、内镜及病理表现符合则诊断为本病；仅影像学或内镜表现符合，可拟诊本病；仅临床表现符合为可疑，应安排进一步检查。

初发病例根据临床、影像学或内镜表现及活检改变难以确诊时，应随访观察3～6个月。与肠结核混淆不清者应按肠结核做诊断性治疗，以观后效。

第三节 发热伴腹腔积液

自发性细菌性腹膜炎

自发性细菌性腹膜炎（spontaneous bacterial peritonitis，SBP）是肝硬化腹腔积液的常见并发症，20%因腹腔积液入院的患者有腹腔积液感染，可没有腹痛、腹部压痛或发热；首发症状可能是轻微神志改变或无法解释的低血压、酸中毒或肾功能不全。腹腔积液总蛋白低于10g/L易发生。

临床特点：

1. 临床表现

除肝硬化的门脉高压和肝功能障碍症状外，还可有其他并发症的临床表现，包括消化道出血、原发性肝癌、肝肾综合征、肝肺综合征、肝性脑病、门静脉血栓形成等。除肝硬化的门脉高压和肝功能障碍体征外，还应注意腹部移动性浊音（>1 500ml游离液体）的程度和腹围。

2. 辅助检查

（1）血常规（脾亢与感染）、尿常规（鉴别肾性腹腔积液）、粪便潜血；临床化学检验：血沉、血AFP、凝血全套。尿钠测定等。

（2）腹部超声：肝脏疾病的定性诊断，发现腹腔积液（100ml以上）及穿刺定位。

（3）胃镜：发现食管静脉曲张、门脉高压性胃病。

（4）其他影像学检查：肝胆CT、MRI及腹腔镜必要时用于定性诊断。

（5）诊断性腹腔积液穿刺：所有新发生/加重的腹腔积液均

需诊断性腹腔穿刺（20ml 以上）；但有明显 DIC 征象者禁忌。腹腔积液常规检测白细胞计数和分类以及总蛋白和白蛋白浓度。

血清－腹腔积液白蛋白梯度＝血清白蛋白－腹腔积液白蛋白（同一天）：≥11g/L 提示门静脉高压相关（弥漫性实质性肝病、门静脉栓塞、布－加综合征等）存在；＜11g/L 则门静脉高压不存在（准确率 97%）。

细胞学涂片用于高度怀疑相关疾病时，细胞学检查只有腹膜癌症扩散时才阳性，大量腹腔积液离心可增加敏感性。

诊断要点

SBP 与继发性腹膜炎（消化道穿孔等）的腹腔积液鉴别：当腹腔积液中性粒细胞绝对数（PMN）＜250×10^9/L 时，SBP 的腹腔积液总蛋白浓度多＜10g/L，LDH 低于血清正常上限，葡萄糖＞2.8mmol/L。当腹腔积液细菌培养阳性（如大肠杆菌、肺炎克雷伯菌或肺炎球菌）、腹腔积液绝对 PMN 白细胞计数≥250×10^9/L、没有明显的腹腔内脏器穿孔、手术等感染来源时，可诊断为 SBP。腹腔积液培养阴性，但是腹腔积液 PMN 白细胞计数≥250×10^9/L、症状和/或体征符合感染，可以拟诊为 SBP。

结核性腹膜炎

结核性腹膜炎是由结核杆菌感染腹膜引起的慢性弥漫性腹膜炎症，临床表现主要为倦怠、发热、腹痛与腹胀等，可引起肠梗阻等并发症。结核性腹膜炎约占结核病的 5%，仅次于肺结核和肠结核。可见于任何年龄，但以青壮年多见，近年来，结核性腹膜炎患病率逐年下降，但轻型、不典型者仍不少见，有时给诊断带来困难。

诊断要点：

1. 临床表现

发热、乏力、食欲不振、盗汗、消瘦、贫血和水肿等；腹痛、腹胀、腹泻、便秘或腹泻便秘交替出现。腹部包块、压痛、膨隆及腹腔积液征阳性、腹壁柔韧感。其他部位结核及并发症的相应表现。

2. 诊断依据

(1) 青壮年特别是女性患有肺结核或其他腹膜外结核的病人。

(2) 发热、乏力、盗汗、消瘦。

(3) 腹痛、腹胀、腹泻、便秘。

(4) 腹部包块、压痛、腹壁柔韧感、腹腔积液。

(5) X线检查有肠结核、肠粘连等征象。

(6) 腹腔积液检查为渗出液。

(7) 腹腔积液 PCR 检查阳性，ADA 升高。

(8) 腹腔积液细菌培养及动物接种阳性。

第八章　内分泌代谢性疾病与发热

内分泌代谢性疾病引起的以发热为首发或主要症状者较为少见，主要有亚急性甲状腺炎、甲状腺功能亢进症（甲亢）及甲亢危象、以及比较少见的嗜铬细胞瘤、原胆烷醇酮热等。分述如下。

第一节　亚急性甲状腺炎

亚急性甲状腺炎（subacute thyroiditis）为1904年De Quervain首先描述，故又称De Quervain甲状腺炎，亦称肉芽肿性甲状腺炎或巨细胞性甲状腺炎。一般认为与病毒感染有关，流感病毒、柯萨奇病毒、腮腺炎病毒感染均可导致甲状腺破坏引发亚甲炎。发病年龄多在30～50岁，女性发病较男性多3～4倍，儿童少见。亚急性甲状腺炎是一种可以自行康复的甲状腺感染性疾病。

诊断要点：

（1）急性起病，病前常有上呼吸道感染的症状和体征，如寒战、高热、咽痛、乏力及全身不适，有时可误诊为扁桃体炎。

（2）特征性的表现为甲状腺部位逐渐或骤然的疼痛，转头或吞咽时加重，并向耳部、下颌或枕骨部位放射。可以有声音嘶哑或吞咽困难，少数病人无疼痛。

（3）病后1周，约半数病人有一过性甲状腺功能亢进的表现，如心悸、多汗、神经过敏及倦怠等，这是由于甲状腺滤泡细胞破坏，原储存的甲状腺激素释放入血引起的。一般不超过2周。病情起伏波动，数周后可自行缓解，但可复发，少数病人可持续 1 ~2 年，最终可完全恢复。部分患者可出现一过性甲状腺功能减退，而发生永久性甲状腺功能减退很少见。

（4）体格检查可见甲状腺轻到中度肿大，质地中等到偏硬，有明显压痛，常出现结节，多位于一侧，数日后累及另一侧。

（5）实验室检查：早期血沉增快非常明显，可大于 100mm/h，血沉正常不支持亚急性甲状腺炎的活动期；血白细胞正常或轻度增高；T_3、T_4、FT_3、FT_4 一过性增高，TSH 降低、甲状腺摄碘率明显降低，呈现"分离现象"。以后随病情好转 T_3、T_4、TSH 及甲状腺摄碘率逐渐恢复。甲状腺放射性核素显像显示放射性碘分布不均、残缺或不显影。

临床上应注意的是部分病人全身症状轻微，甲状腺无自发性疼痛和触痛，为静止性或无痛性甲状腺炎。

第二节 甲状腺功能亢进症（甲亢）和甲状腺危象

甲状腺功能亢进

甲状腺功能亢进症（hyperthyroidism），简称甲亢，是常见的内分泌疾病，从广义上讲是由多种原因引起的患者血清甲状腺激素水平过高造成的一组临床综合征。包括一些甲状腺本身功能无亢进，而血清激素水平却升高的患者，如药物性甲亢、卵巢甲状腺肿伴甲亢等。一般所说的甲亢是由于甲状腺自身病变所引起的以高 T_3、T_4 综合征为主要临床特征的一种自身免疫性疾病，最常见的有毒性弥漫性甲状腺肿（Graves 病）、结节性甲状腺肿和高功能腺瘤伴甲亢等。甲亢可发生于任何年龄尤其是青中年女性。甲亢时由于物质代谢、氧化加速，使机体产热明显增多，多表现为低热，危象时可有高热。

本章以 Graves 病为重点论述甲亢的诊断要点：

1. T_3、T_4分泌过多综合征

（1）高代谢综合征：怕热多汗、皮肤温暖潮湿，易疲劳，排便次数增多，易饿、多食、消瘦，肌无力等多种临床表现，多数病人有低热，危象时可有高热。

（2）精神、神经系统：表现为交感神经功能的过度兴奋，如神经过敏、多言多动、紧张多虑、不安失眠、注意力不集中、记忆力减退等，偶可表现为寡言抑郁、神情淡漠，也可有手眼舌震颤、腱反射亢进。

（3）心血管系统：心血管系统的表现是甲亢的主要症状，且往往与甲亢的严重程度呈正相关，可产生多种血流动力学异常，重者表现为甲亢性心脏病。甲亢在心血管系统的主要表现为：心动过速，多为窦性，休息和睡眠时仍快；心尖部第一心音亢进，可有Ⅰ～Ⅱ级收缩期杂音；各种心律失常，以快速性心律失常常见，如心房颤动、室性期前收缩，亦有缓慢性心律失常，如房室传导阻滞；心脏扩大；脉压增大等。

（4）消化系统：常有食欲亢进，多食消瘦，排便次数增多，部分患者可有肝肿大及肝功能损害，病情较重者可有黄疸。

（5）运动系统：主要表现为肌无力、肌萎缩，严重者发生甲亢性肌病。甲亢性肌病主要包括急性甲亢性肌病（即急性延髓麻痹）、慢性甲亢性肌病、甲亢性周期性麻痹、甲亢伴重症肌无力。

（6）内分泌、生殖系统：甲状腺激素分泌过多，可引起其他内分泌腺体功能不平衡，常影响垂体－肾上腺功能。女性患者可出现月经紊乱、量少、周期延长，久病可致闭经，男性病人出现乳房发育、性欲下降、阳痿等。

（7）血液系统：可有白细胞总数偏低，淋巴细胞绝对值和百分比及单核细胞增多，血小板寿命缩短，可有轻度贫血。

2. 甲状腺

甲状腺呈弥漫性程度不等的肿大，肿大程度与病情不一定平

行，质软，无压痛，随吞咽上下移动，肿大的甲状腺上可闻及血管杂音或可扪及震颤。

3. 眼病

Graves 眼病可发生于甲亢出现的同时、之前、之后。见于半数以上的 Graves 病患者。包括眼裂增宽，瞬目减少（Stellwag 征）、向上看时前额皮肤不能皱起（Joffroy 征）、上睑挛缩，向下看时上睑不能随眼球下落（von Graefe 征）、视近物时双眼球辐辏不良（Mobius 征）。有时可表现为浸润性突眼。

4. 其他

较少见的临床表现如胫前黏液性水肿，可见于5%甲亢患者，常于浸润性突眼同时或先后发生，有时可不伴有甲亢而单独存在。

5. 辅助检查

甲状腺功能检测表现为 T_3、T_4、FT_3、FT_4 升高，TSH 降低，其诊断价值依序为 $s-TSH > FT_3 > FT_4 > TT_3 > TT_4$。TRH 兴奋试验表现为无反应或低反应曲线。甲状腺摄碘率升高并有高峰前移。甲状腺自身抗体 TGAb、TMAb、TRAb 阳性有助于甲亢的病因诊断，B 超、CT、MRI、放射性核素扫描可根据病情选用。对于诊断困难者可行细针抽吸细胞学检查等。

甲状腺危象

甲状腺危象（thyroid storm）是危及甲亢患者生命的严重并发症，本病不常见，但死亡率高。几乎均有高热或特高热，甲亢危象患者可因甲亢未被诊断，或虽诊断甲亢，但危象症状不典型或对危象症状不够熟悉，导致误诊、延诊。有的甚至暂被列为“高热待查”。甲状腺危象发生原因可能与循环内 FT_3 水平增高、心脏和神经系统的儿茶酚胺激素受体数目增加、敏感性增强有关。

诊断要点：

1．发病诱因

感染、妊娠、分娩、应激、放射性碘治疗、手术、不适当停用抗甲状腺药物等。

2．危象前期

发病初期体温低于39℃，脉率低于160次/分钟，多汗、面色潮红、烦躁、嗜睡、食欲减退、恶心以及排便次数增多，体重锐减。

3．危象期

体温超过39℃，也可达41℃，脉率高于160次/分钟，大汗淋漓、呕吐及腹泻次数显著增多，躁动、谵妄、昏睡或昏迷。患者可有心律失常或心力衰竭。

4．辅助检查

可有血白细胞增高，T_3、T_4、FT_3、FT_4升高，TSH降低，肝肾功能异常等。

须注意的是甲状腺危象的诊断主要依靠临床表现，甲亢危象和重症甲亢的区别在于有无高热。血中甲状腺激素浓度测定可诊断甲亢，但对甲亢危象诊断意义不大，患者个人的甲亢史、家族史和一些特殊的体征如突眼、甲状腺肿大或伴血管杂音、胫前黏液性水肿等资料和表现对诊断有帮助。任何一个甲亢患者，当病情突然加重时，均应想到甲亢危象的可能，只要有半数以上的危象前期症状存在，即应按甲亢危象来处理。

第三节　下丘脑性发热

下丘脑是间脑的最下部分，位于第三脑室底部，是机体某些功能的重要调节中枢，如自主神经、水电平衡、能量调节、情感行为、内分泌功能、体温调节等。下丘脑前部通过扩张血管、发汗、散热、释放过多能量，如局部病变可致发热、甚至高热、特高热，亦称中枢性发热。下丘脑视前区两侧急性病变常引起体温迅速升高；慢性起病者有不少表现为微热。下丘脑综合征可由于炎症、肿瘤、外伤、退行性变、肉芽肿等引起，可导致长期不规则间歇发热，各项检查无急性感染的证据，血尿培养阴性，毒血症状不明显，应用多种抗生素发热不能缓解，并伴有厌食或多食、肥胖等多种下丘脑功能障碍。

诊断要点：

（1）相关的病史。

（2）自主神经功能紊乱症状：如多汗或无汗，多尿或少尿，脉快或脉慢，血压升高或降低，发作性头晕，皮肤划痕征等。此外尚可表现为半侧感觉障碍、半侧水肿、半侧皮肤无汗或多汗等。

（3）内分泌代谢障碍：如肥胖、糖耐量低减、饥饿感、皮肤不对称性水肿，性欲减退，月经不正常或不孕不育等。

（4）睡眠障碍：如嗜睡或失眠，睡眠倒错。

（5）体温调节障碍：以慢性微热最多见。其微热特点：①对解热药反应异常，服阿司匹林后开始皮温下降或无反应，非下丘脑病变时服药后开始时皮温升高；②两半侧身体皮温不对称现象，下丘脑病变时差异可在 0.5℃以上；③24 小时体温曲线正常人在下午较高，连续测量下丘脑病变时可出现上午较高的情况。

（6）短时间内出现上述大部分症状，且症状呈发作性分布，为全身性或半身性。

（7）脑电图、颅脑 CT 或 MRI、脑脊液以及下丘－脑垂体功能检查有助于明确病变性质。

第四节 嗜铬细胞瘤

嗜铬细胞瘤（pheochromocytoma）是起源于肾上腺髓质、交感神经节或其他部位的嗜铬组织的肿瘤，由于瘤体分泌大量儿茶酚胺，基础代谢增加，病人可出现畏热、多汗、体重下降等高代谢表现，部分病人有体温升高，平时为低热，如瘤体短时间分泌大量儿茶酚胺，血压急剧升高的同时可出现体温增高，有时甚至引发高热危象，因同时合并白细胞增高，易被误诊为感染性疾病。国内曾有个别报告，以突发性间歇性发热住院多次，并疑诊疟疾，最后经详细检查方诊断嗜铬细胞瘤。

诊断要点：

1．心血管系统表现

高血压是嗜铬细胞瘤病人最常见的临床症状，由于肿瘤分泌肾上腺素和去甲肾上腺素的方式不同，高血压可以是持续性和阵发性两型，持续性高血压可有阵发性加重，发作时血压可达200～300/130～180mmHg，阵发性高血压是嗜铬细胞瘤病人特征性的临床表现，且高血压发作时，一般降压药治疗无效。有时亦可表现为高血压、低血压交替发作，少数病人可无高血压而表现为低血压、甚至休克。可有儿茶酚胺性心肌病，伴心动过速、多种心律失常及心功能不全。

2．头痛、心悸、多汗三联征

是嗜铬细胞瘤高血压发作时的最常见的三组症状。嗜铬细胞瘤头痛较剧烈，与高血压有关，近年有人认为，高血压发作时伴有头痛、心悸、多汗三联征，对嗜铬细胞瘤的诊断有重要意义，其特异性、灵敏性均在90%以上。

3．代谢紊乱

肾上腺素作用于中枢及交感神经系统控制下的代谢过程，使患者耗氧量增加，近半数病人基础代谢率增高，表现为类似甲亢病人的高代谢综合征，如多汗、低热、消瘦等，可有糖耐量低减或糖尿病，可合并脂质、电解质代谢紊乱。

4．其他系统表现

高浓度儿茶酚胺可抑制肠蠕动出现便秘甚至肠扩张，可使胆囊收缩力减退诱发胆石症。可伴焦虑、紧张、晕厥，部分病人可出现症状性癫痫等神经精神症状。在大量肾上腺素的作用下可有周围血白细胞增多。可伴发其他内分泌疾病，如甲状腺髓样癌、甲状旁腺病变等为多发内分泌肿瘤（MEN）的一部分。少数病人可有腹部肿块。

5. 高热危象

如果肿瘤内发生出血坏死，瘤细胞可在短时间内分泌大量的肾上腺素，可以引起高热危象。因血管强烈收缩，散热受限，病人体温可高达42℃，呈弛张热。病人可表现为发绀、心动过速、颜面苍白、大汗淋漓，还可能出现高血压脑病。

6. 辅助检查

生化检查24小时尿及血儿茶酚胺以及其代谢产物测定明显升高，对高血压持续发作的病例可确诊。对阵发性如发作次数很少，可行药理实验，包括激发试验和阻滞实验，激发试验在血压较低的发作期进行，血压超过170/110mmHg则不宜进行，如组胺试验、胰高血糖激发试验、酪胺激发试验等；阻滞实验适用于血压持续高于170/110mmHg者，如酚妥拉明阻滞试验、可乐定阻滞试验等。影像学检查如肾上腺B超、肾上腺CT及磁共振扫描可进行肿瘤定位，必要时可行同位素标记的间碘苄胍（MIBG）检查及静脉导管术进行分段取血测定儿茶酚胺。

第五节 原胆烷醇酮热

原胆烷醇酮热（etiocholanolone fever）是由于C－19类固醇代谢紊乱引起的一种周期性发热，临床十分罕见。可表现为非感染性周期性发热，为临床发热的鉴别诊断带来困难。

诊断要点：

(1) 前驱症状有食欲不振、头痛、乏力等非特异性症状，继而出现发热，持续几小时至几天不等，可伴有肌痛、关节痛、浆膜炎。

(2) 典型病例每3～5周发热一次，解热后一如健康人，无任何不适。

（3）诊断主要根据发热高峰期间与无热期间分别做血浆原胆烷醇酮测定，如发热期间明显升高，并能排除其他器质性病变者，可以诊断本病。

（4）另外，血浆抽出物做气色谱法检查，也是一种特殊的实验室诊断法。吲哚美辛（消炎痛）或糖皮质激素治疗能迅速解热，更支持本病。

第九章 泌尿系统疾病与发热

肾脏本身的疾病多数不伴有发热，而多数继发性肾病可伴发热。此类疾病可以以发热与肾脏病变为主，也可伴有其他系统症状，如呼吸系统，易误诊为感染性疾病，要引起重视。

原发性肾小球疾病包括急进性肾炎、慢性肾炎、隐匿性肾炎、IgA 肾病、原发性肾病综合征等，多属于免疫复合物疾病，病变在肾脏，临床表现无发热，只有在合并感染如上感、肺内感染、尿路感染时才发热。

第一节 药物性间质性肾炎

诊断要点：

（1）本病一般是由过敏反应引起的，与药物毒性关系不大，与用药剂量无关，仅在用药的少数患者中发生。

（2）过敏症状可先于肾衰前 1 周发生，也可同时发生。大多数患者（60% ~100%）有发热，30% ~40% 的患者有红斑或斑丘疹样皮损、瘙痒，关节痛无特异性，其他症状少见。

（3）肾脏损伤常伴有过敏的全身表现（发热、皮疹、嗜酸细胞增多、关节痛），偶有腰痛，可能与肾被膜紧张有关。1/3 的患者有肉眼血尿。

（4）再次接触同一药物或同类药物时仍可再发生反应，循环中有某些致病药物的抗体，同时有一些体液或细胞免疫介导反应的证据。

第二节　尿路感染

尿路感染（urinary tract infection）简称尿感，可分为上尿路感染（主要是肾盂肾炎）和下尿路感染（主要是膀胱炎）。除细菌外，很多微生物侵入尿路均可以引起尿感，例如结核分枝杆菌、真菌、衣原体和某些病毒等。本章所述的是由细菌感染引起的尿路炎症。尿感可以为无症状细菌尿或症状十分显著的急性肾盂肾炎。

临床特点：

尿感的临床症状可有可无、可轻可重。

1．急性膀胱炎

占尿路感染的60%。主要表现为尿频、尿急、尿痛、耻骨弓上不适等，但一般无明显的全身感染症状。常有白细胞尿，约30%有镜下血尿，偶可有肉眼血尿。其致病菌多为大肠杆菌，占75%以上，已婚妇女则可为凝固酶阴性葡萄球菌，约占15%。

2．急性肾盂肾炎

急性起病，可有或无尿频、尿急、尿痛，常有腰痛、肋脊角压痛或（和）叩痛和全身感染性症状如寒战、发热、头痛、恶心、呕吐、血白细胞数升高等。血培养可为阳性。一般无高血压及氮质血症。致病菌多为大肠杆菌，其他较常见的是变形杆菌、克雷伯杆菌等，仅约5%为粪链球菌等球菌。肾浓缩功能可下降，但治疗后可恢复正常。但不少肾盂肾炎的临床表现可以与膀胱炎相同，仅凭临床表现很难鉴别。

3．无症状细菌尿

是一种隐匿型尿感，即患者有细菌尿而无任何尿感症状，常在健康人群中进行筛选时，或因其他慢性肾脏病做常规尿细菌学检查时发现。其发病率随年龄增长而增加，超过60岁的妇女，可达10%。细菌尿可来自膀胱或肾，其致病菌多为大肠杆菌。

细菌尿不会影响老人的寿命。5%的孕妇有无症状细菌尿，如不治疗约20%以后会发生急性肾盂肾炎，故产前检查应包括尿细菌定量培养。

诊断要点：

尿感的诊断常不能依靠临床症状和体征，而要依靠实验室检查，特别是细菌学检查。凡是有真性细菌尿者，均可诊断为尿感。

真性细菌尿是指：①在排除假阳性的前提下，清洁中段尿细菌定量培养 $>10^5/ml$；如临床上无症状，则要求两次细菌培养均为有意义的细菌尿，且为同一菌种；②膀胱穿刺尿细菌定性培养有细菌生长，但女性有明显尿急、尿频、尿痛，且尿白细胞增多，便可疑为尿感，如尿细菌定量培养 $\geqslant 10^2/ml$，且为尿感常见致病菌则可拟诊为尿感。

第三节 原发性小血管炎及其肾损害

本组疾病是由原发性小血管炎（主要见于显微镜下多动脉炎、韦格纳肉芽肿及变应性肉芽肿）所致的节段性坏死性肾小球肾炎，常伴肾功能不全，多数病人血清抗中性粒细胞胞质抗体（anti－neutrophil cytoplasmic antibody，ANCA）阳性。

诊断要点：

1. 临床表现

多见于中老年人，好发秋冬季节，多数病人有感冒样或药物过敏的前驱表现。常有不规则发热、皮疹、关节痛、肌肉痛、体重下降、腹痛和消化道症状；肺与肾受累程度相一致，表现为过敏性哮喘、咯血或难以控制的肺部感染；部分病人有鼻窦炎、中耳炎及眼部表现（结膜炎、肉芽肿角膜炎、巩膜外层炎、虹膜睫状体炎和脉络膜炎等）；肾脏受累早期均有血尿，约1/3呈肉眼血尿，多数伴有蛋白尿或肾病综合征，高血压不多见或较轻，半数呈急进性肾小球肾炎表现，若得到及时、有效的治疗，部分病人肾功能可能完全恢复。

2．辅助检查

（1）尿常规检查有不同程度的蛋白尿、血尿和管型尿。

（2）急性期血沉快，C－反应蛋白定量超过正常。

（3）多数 ANCA 阳性，是确诊原发性小血管炎的重要依据，ANCA 可反映病变的活动性或复发。一般讲本组疾病复发前约 4 周即可出现 ANCA 阳性。

（4）胸部 X 线多表现肺泡出血、小叶性肺炎或局限性坏死性肺炎；CT 扫描可发现鼻窦或眼眶病变；B 超检查显示双肾大小正常或增大。

（5）Ccr 常不同程度下降，血尿素氮、肌酐升高。

（6）肾活检可帮助诊断本病。

第十章 神经系统疾病与发热

在神经系统疾病中，有相当一部分病与发热有关，掌握这些疾病对发热的病因鉴别意义重大，同时了解这些疾病与发热的关系对疾病诊断治疗有很大帮助。神经系统疾病引起发热的原因主要有：

（1）感染性疾病：包括脑炎、脑真菌病、脑寄生虫病、脑膜炎、脑脓肿等。

（2）由发热诱发或与发热关系密切的神经系统疾病：包括急性脊髓炎，急性感染性多发性神经根神经病，多发性肌炎（在风湿性疾病中介绍）等。

（3）中枢性发热和自主神经功能紊乱。

第一节 脑 炎

由感染引起的脑实质的炎症称为脑炎。病毒、细菌、真菌、立克次体、螺旋体及寄生虫等均可引起脑炎，其病名均冠以病原体名称。近年来由于病毒学和免疫学技术的进展，证实许多神经系统的感染是病毒引起的。本章重点介绍病毒性脑炎，此外，也介绍与病毒感染有关的感染后、疫苗接种后脑炎以及真菌、钩端螺旋体、寄生虫引起的脑炎。

单纯疱疹病毒脑炎

疱疹病毒组中有 4 种病毒能侵袭中枢神经系统，即 I 型单纯疱疹病毒（HSV）、水痘 - 带状疱疹病毒、猴 B 病毒（猴疱疹病毒）及巨细胞病毒（CMV），这些都属于 DNA（脱氧核糖核酸）

病毒，其形态都是球形，完整病毒颗粒的直径为150～180μm。本组病毒中单纯疱疹病毒和水痘－带状疱疹病毒最易侵袭中枢神经系统而引起脑炎和脑膜炎。B病毒是一种寄生于猴的病毒，当人被感染B病毒的猴咬伤或经常接触这种猴的人，则可产生急性进行性脊髓炎或脑炎。巨细胞病毒也能引起人的持续性潜在感染，但它仅在子宫内和新生儿期感染时才引起脑的损害。此处仅介绍单纯疱疹病毒脑炎。

单纯疱疹病毒脑炎是脑炎中颇为多见的疾病，约占所有病毒性脑炎患者的10%，人群中约半数以上的单纯疱疹病毒感染是潜伏感染的形式。

本病常急性发病。病理检查脑内可发现包涵体和坏死灶，故又称急性包涵体脑炎、急性坏死性脑炎。

诊断要点：

1. 临床表现

(1) 中枢神经系统的单纯疱疹病毒感染：包括脑炎、脑膜脑炎、脑干脑炎、脑脊髓炎、脑膜炎、上升性脊髓炎等。单纯疱疹病毒脑炎不受地区、季节、性别、年龄的限制，均为散在发病。

(2) 皮肤黏膜的单纯疱疹：单纯疱疹病毒脑炎伴有皮肤黏膜单纯疱疹的病人不超过5%，也少有皮肤黏膜疱疹的反复发作史，如伴皮肤黏膜疱疹及有反复发作疱疹史者，有助于本病的诊断。

(3) 前驱期、持续期：持续1至数日，一般不超过2周，为非特异性的症状，如发热、全身不适、头痛、肌痛、眩晕、上呼吸道感染等症状。本病发热时体温较高，可达40～41℃，且持久，应用退热药无明显效果。

(4) 脑功能障碍期：头痛、记忆力减退、意识障碍、精神异常、抽搐、不自主运动（震颤、舞蹈样动作、肌阵挛）、眼肌麻痹、偏盲、偏瘫、脑膜刺激征等弥漫性和/或局灶性脑损害的征象。有的病人在疾病早期即呈去大脑皮质状态或去大脑强直。由于脑实质坏死及脑水肿可致颅内压增高，严重者形成脑疝而死亡，颇似颅内占位性病变。

2. 辅助检查

(1) 脑脊液早期检查：约70%的病人脑脊液压力及实验室检查正常，但少数患者压力增。细胞数及蛋白质增高，白细胞数在$0.5\times10^9/L$以下，偶尔高达$1.0\times10^9/L$以上，以淋巴细胞为主，若出现大量的红细胞或脑脊液黄变，更可考虑本病。蛋白质定量轻到中度增高，多不超过1.5g/L；氯化物正常；糖定量在病初正常，有的病人随病情进展可显著降低而被误诊为结核性脑膜炎。

(2) 血清及脑脊液内抗疱疹病毒抗体的测定：测定血清及脑脊液中疱疹病毒补体结合抗体较中和抗体或被动血凝抗体实用。但这种抗体只能在发病的2周以后查到，不能作出早期诊断；测定单纯疱疹病毒IgM特异性抗体是一种非损伤性检测方法，可在疾病急性期检查，有利于早期诊断。

(3) 脑电图：大多数病人在病程早期（颅内感染后2～15天，平均为1周）脑电图有改变。在弥漫性慢活动的背景上（小于8Hz）出现周期性的σ波（1～3Hz）及局灶性高波幅尖波、棘波放电，双侧常不对称，以单侧或双侧额、颞叶多见。以上变化虽无特征性，但对本病的诊断与鉴别诊断有重要的参考价值。

(4) CT或MRI扫描

1) 低密度改变：CT可以正常，也可见双侧或一侧颞叶、海马及边缘系统局限性低密度灶；若其中心有点状高密度灶提示出血，则更支持本病。头颅MRI可见长T_1长T_2信号。

2) 占位效应：占位效应常与低密度改变相伴，也可单独存在，有的病例并显示中线（透明隔）移位。占位效应为CT的最早表现。MRI较CT更敏感。

第二节　脑　膜　炎

脑膜炎（meningitis）指由病原体或其他原因所致的软脑膜及蛛网膜炎症性改变的一组疾病。如果累及脑实质则称为脑膜脑炎，同时有软脊膜受损则称脑脊髓膜炎。

各种原因所致的脑膜炎均出现一系列提示脑膜受损的病征，如头痛、呕吐、颈肌强直、Kerning 征与 Brudzinski 征阳性等。另外还可伴有皮肤感觉过敏，对听觉和视觉刺激过敏等症状。病史与体检有上述发现者临床上则可将病变定位于脑膜，病因诊断往往需要进一步的检查，其中脑脊液检查为最简便可靠的检查方法。

病毒性脑膜炎

病毒性脑膜炎　简称"病脑"，为病毒侵犯脑膜所致，多数为肠道病毒。常见引起脑膜炎的病毒有埃可病毒 4、6 和 9 型，柯萨奇病毒 A7、A9 及 B 型，流行性腮腺炎病毒、淋巴细胞性脉络丛脑膜炎病毒（LCMV）。少见的有肝炎病毒、脊髓灰质炎病毒等。另外，单纯疱疹病毒Ⅰ型、Ⅱ型、腺病毒、水痘－带状疱疹病毒除可引起脑实质炎症外，亦可仅累及脑膜。

诊断要点：

1. 临床表现

多为散在发病，亦可呈地区性流行。不同病毒发病的季节亦不同：肠道病毒所致者多于夏末秋初，呈小流行；腮腺炎病毒所致者则多散发于春天；淋巴细胞脉络丛脑膜炎多见于冬季。通常急性或亚急性起病，出现剧烈头痛、发热、咽痛、恶心呕吐，还可有畏光、感觉异常、腹痛、肌肉疼痛等症状。部分患者可出现皮疹、咽峡炎、视物模糊等症状。体检除颈部抵抗感及克氏征、布氏征阳性外，一般无其他神经系统体征。少数患者可伴有周围淋巴结肿大、肌无力或感觉障碍、共济失调等，但多较轻微。

2. 实验室检查

周围血象正常或轻度升高，一般不超过 $20\times10^9/L$，脑脊液压力正常或稍高，外观无色透明，白细胞增加，一般为 $(0.01\sim1)\times10^9/L$，糖含量正常。起病数小时内可以中性多核细胞为主，约40%患者中性多核细胞的比例 >50%，8～12小时后则主要为淋巴细胞，但腮腺炎病毒性脑膜炎则始终以淋巴细胞为主。除做病毒分离可能获阳性结果外，查不到其他致病原。

本病确诊有赖于脑脊液分离出病毒，但国内目前多数医疗单位尚难做到。一般临床上出现发热，轻至中度脑膜刺激征，脑脊液细胞数轻度升高，以淋巴细胞为主，则可拟诊本病。

不同病毒引起的某些特异性表现，如柯萨奇病毒A组的疱疹性咽峡炎，B组的流行性肌痛，埃可病毒4、6、9、16型感染，可出现皮肤斑丘疹，疱疹病毒引起皮肤黏膜疱疹，腮腺炎病毒引起腮腺与睾丸肿大等，均有病原学诊断价值。

结核性脑膜炎

结核性脑膜炎（简称结脑）为脑膜的一种严重的结核感染，病变主要在软脑膜，在软脑膜和蛛网膜有结核性炎症或结核结节，蛛网膜下腔有大量纤维素性渗出物。本病多发于幼儿，青年亦不少见。早期治疗一般疗效较佳，晚期病人病死率高，后遗症也多。

诊断要点：

1. 临床表现

多数病例起病缓慢，病程较长。结脑除侵犯脑膜外，常引起脑实质、基底节、丘脑下部、脑神经、脊髓损害，出现各相应的复杂的临床症状。

(1) 先有一般症状即结核中毒症状，如长期的发热、盗汗、头痛、食欲不振等。

(2) 神经系统症状有脑膜刺激征、脑神经损害症状、脑实质损害症状、颅内压增高及脊髓功能障碍。如剧烈的头痛、呕吐(呈喷射性)、颈项强直、克氏征与布氏征阳性；脑神经以动眼、外展、面神经和视神经受累为主，表现为上睑下垂、眼球外斜、复视和面瘫等；脑实质受损可见惊厥及癫痫样发作，精神症状如淡漠、谵妄、意识障碍如嗜睡或昏迷；视神经盘水肿；慢性结脑由于蛛网膜粘连或结核性脊髓动脉炎表现为截瘫、膀胱直肠功能障碍。典型的结脑临床可分为早、中、晚期三个阶段：

1）前驱期（早期或初期）：1～3 周，此期症状有不规则低热、盗汗、头痛、食欲减退、睡眠不稳、记忆力减退、表情淡漠、畏光、复视以及不明原因的呕吐等。

2）脑膜刺激期（中期或兴奋期）：1～2 周，除上述发热、头痛、呕吐等持续加重外，主要症状为脑膜刺激征和颅内压增高。颈强直、布氏征、克氏征、视神经盘水肿，腱反射亢进、Babinski 征阳性、角弓反张和偏瘫，外展神经、动眼神经和面神经麻痹常见。

3）昏迷期（晚期或瘫痪期）：1～3 周，体温升高可达 39℃以上或急剧下降、大量出汗、意识丧失，惊厥发作后意识障碍不恢复。常有脑神经及四肢瘫痪，常伴有电解质紊乱、血压下降、瞳孔扩大，最后因深昏迷循环衰竭和呼吸中枢麻痹而死亡。

2. 实验室检查

(1) 一般检查：外周血白细胞多数正常或轻度增多，血沉轻中度增快。结核菌素试验（OT 试验或 PPD 试验）多为阳性。

(2) 脑脊液：本病多伴有程度不等的颅内压增高，故腰椎穿刺可导致颅内压急降形成脑疝，一般仅放出少量脑脊液供检查。

1）压力：增高至 1.96kPa（200mmH_2O）以上。

2）外观：淡黄色或稍呈混浊或为毛玻璃样。静置 24 小时后液面上可形成薄膜，为其特点。

3）细胞数：大部分结脑病人细胞数升高，一般在（0.03～0.5）$\times 10^9$/L，个别也有超过 2×10^9/L。淋巴细胞占优势，在急性期可以多核细胞为主。

4）生化检查：蛋白质含量多增高，一般在 2～3g/L，晚期有椎管梗阻者可高达 30g/L 者。葡萄糖含量明显降低，常在 1.665mmol/L 以下，一般同时测血糖可避免出现 CSF 糖量不低的假象。氯化物含量常明显低，葡萄糖和氯化物同时降低，为典型结脑表现。

（3）脑脊液细菌检查：有条件的医院还可选做以下实验检查，包括细菌涂片、培养等，但阳性率不高。

近年来开展的聚合酶链反应（PCR）用于诊断结核病，敏感性在 90%以上，特异性可达 100%，仅需 1 天即可取得结果，是目前诊断结核性脑膜炎较理想的方法。

根据结核接触史或结核病史、身体其他部位结核病灶；脑膜刺激症状，CSF 改变等，典型病例诊断不难。但结脑常因临床症状不典型而误诊和漏诊，须多次脑脊液检查，必要时可予治疗性诊断。

第三节 脑 脓 肿

脑脓肿是脑实质因化脓菌的感染，经化脓性脑炎后形成脓肿。脑脓肿是颅内感染的一种特殊形式。一旦脓肿形成抗生素就失去了作用，必须手术治疗。若能早诊断、早治疗，预后较好。

诊断要点：

1. 临床表现

（1）全身症状：多数病人有近期感染或慢性中耳炎急性发作史，伴发脑膜脑炎者可有畏寒、发热、头痛、呕吐、意识障碍、脑膜刺激征等。此时神经系统并无定位体征，一般 2～3 周上述症状逐渐消退。隐源性脑脓肿可无这些症状。

（2）颅内压增高症状：颅内压增高虽然在脑膜脑炎期可以出现，但大多数病人于脓肿形成后才逐渐表现出来。表现为头痛好转后又出现，且呈持续性，阵发性加重。剧烈时伴呕吐、缓脉、血压升高等。半数病人有视神经盘水肿，严重者可有意识障碍。

（3）脑部定位征：神经系统定位体征因脓肿所在部位而异。颞叶脓肿可出现欣快、健忘等精神症状，对侧同向偏盲，轻偏瘫，感觉性或命名性失语（优势半球）等，也可无任何定位征。小脑脓肿的头痛多在枕部并向颈部或前额放射，眼底水肿多见，向患侧注视时出现粗大的眼球震颤，还常有一侧肢体共济失调：肌张力降低，腱反射下降、强迫性头位和脑膜刺激征等，晚期可出现后组脑神经麻痹。

（4）并发症：脑脓肿可发生两种危象：①脑疝形成：颞叶脓肿易发生颞叶沟回疝，小脑脓肿则常引起小脑扁桃体疝；②脓肿破裂：引起急性脑膜脑炎、脑室管膜炎。常出现突然高热、头痛、昏迷、脑膜刺激征、角弓反张、癫痫等。

2. 辅助检查

（1）脑脊液：在脑膜脑炎期颅内压多为正常或稍增高，脑脊液中白细胞可以中性多形核为主，蛋白质相应增高，糖降低。脓肿形成后，颅内压即显著增高，脑脊液中的白细胞可正常或略增高多，糖正常或略低。

（2）脑 CT 或 MRI：是诊断脑脓肿的重要方法，它适用于各个部位的脑脓肿。可显示脓肿的大小、部位和数目，脑脓肿典型的 CT 表现为边界清楚或不清楚的低密度灶，静脉注射造影剂后，脓肿周围呈均匀环状高密度增强。

（3）脑血管造影：除见脑动脉移位等占位征象外，部分病人可见脓肿壁显影。

第四节 急性脊髓炎

脊髓感染性疾病是指脊髓本身化脓性及非化脓性炎症，急性脊髓炎系指任何急性起病的、累及一个或连续几个脊髓节段的炎性病变。是一种比较常见的脊髓疾病。

由于部分患者发生于某些感染（如上呼吸道感染、发疹疾病等）后，有些发生在疫苗接种（如狂犬病疫苗）后，其发病机制可能是机体由病原体引起的一种自体免疫反应，少数系直接由病毒、细菌、真菌、寄生虫、某种毒素等引起。

诊断要点：

1. 临床表现

无性别差异，可见于任何年龄，但以青壮年为多。发病急剧，多在数小时到1周内发展到最高。有的患者先有周身感染症状，表现为发热、周身不适等，有的有神经根刺激症状，表现为疼痛或束带感。少数患者以尿潴留起病。

（1）运动系统症状：为突然出现迅速进展的肢体瘫痪。发生炎症脊髓节段所支配的肢体或肌肉（如颈段受累时的上肢）出现下运动神经元损伤性体征，表现为瘫痪、肌肉张力松弛、腱反射减弱或消失，没有病理反射。病变脊髓节段以下的脊髓所支配的肢体或肌肉（如颈胸段受累时的下肢）初期也表现为下运动神经元损伤的体征，称为脊髓休克期。

脊髓休克期持续2~4周之久。休克期过后，病变脊髓节段所支配的肢体或肌肉仍表现为下运动神经元损伤体征，并且逐渐出现肌肉萎缩。而病变节段以下脊髓节段所支配的肢体或肌肉则逐渐出现上运动神经元损伤体征。表现为程度不同的瘫痪，肌张力增高，腱反射亢进，病理反射阳性。

（2）感觉症状：在肢体瘫痪的同时，病变脊髓节段上缘以下的深、浅感觉完全丧失，感觉丧失的上缘可有一感觉过敏带，过敏带区域的棘突可有压痛。

（3）膀胱直肠障碍：如脊髓炎症在腰、骶段以上，初期表现为尿潴留。脊髓休克期过后，伴随肢体出现上运动神经元损伤体征，可能出现自动膀胱，亦即反射性神经源性膀胱。

少数急性脊髓炎患者中，其病变范围迅速向上扩延，症状和体征也相应地迅速上升，甚至到达颈段和延髓而危及生命，称为上升性脊髓炎。

2. 实验室检查

（1）脑脊液：有的正常，有的淋巴细胞和蛋白质量轻度增加。极少数病人因脊髓肿胀形成椎管部分或完全梗阻。

（2）电生理：肌电图呈失神经改变，运动和感觉诱发电位异常。

（3）MRI 典型改变是脊髓局部增粗，髓内点状或片状长 T_1 长 T_2 信号，不均匀强化。

第五节 急性感染性多发性神经根神经炎

本病又称格林－巴利综合征（Guillain－Barré syndrome，GBS），本病为主要损害多数脊神经根和周围神经，亦常损害胸神经的急性疾病。任何年龄均有罹患，但以青少年为多见，四季均有发病，以夏秋季多发，7、8、9 三个月的发病数占 75%。

诊断要点：

1. 临床表现

（1）前驱症状：半数左右 GBS 病人 1～4 周前有胃肠道或呼吸道感染，或其他疫苗接种史，常见诱因如淋雨、受凉、过度疲劳等。

（2）起病形式：起病急，多数病人在起病后症状逐渐进展。1～2 周内达到高峰，少数在 3～4 周内达到高峰。首发症状为对称性肢体无力和四肢末端麻木，亦有少数病人以脑神经障碍起病。

(3) 症状和体征

1) 瘫痪：可始于下肢、上肢或四肢同时起病，下肢常较早出现；可始于肢体近端或远端，多数以近端为重。两侧呈对称性弛缓性瘫痪，腱反射消失，一般无病理反射。部分患者的呼吸肌可有不同程度的累及。少数患者起病后症状迅速进展，导致四肢瘫痪和呼吸肌麻痹，可引起呼吸停止及心脏停搏而危及生命。

2) 感觉障碍：常有肢体的麻木、蚁走感、烧灼感和针刺感，以及肌肉酸痛等主观感觉症状，但客观检查感觉障碍不甚明显，或呈手套袜套样分布。也可始终无感觉异常。

3) 脑神经障碍：半数以上的病人有脑神经障碍，可以合并四肢瘫痪，也有少数病人仅单独存在脑神经麻痹而无肢体瘫痪。脑神经障碍以双侧面神经麻痹最为常见，其次是延髓麻痹，如吞咽困难、呛咳、构音不清等。

4) 自主神经功能障碍：可有短暂的尿潴留、排尿困难或尿失禁、便失禁或便秘、周身多汗或少汗、肢端皮肤干燥、心率增快、血压增高或直立性低血压、面部潮红等。

2. 实验室检查

(1) 脑脊液检查最为普遍且具有特征性。国内文献记载80%以上GBS病人脑脊液检查中发现有蛋白质增高而细胞数正常，此现象多在起病后3周检查时发现，称为蛋白细胞分离现象。

(2) 心电图检查提示部分病例可发现有心肌劳损、窦性心动过速、心律不齐等，可能与病情的严重程度、呼吸肌麻痹程度以及以肺部感染为主的并发症等有明显的关系。

(3) 肌电图检查：对早期不典型病人的鉴别诊断有帮助，早期（2周左右）即可出现F波改变对GBS诊断有重要意义。以后可出现脱髓鞘及轴索损害的特征。

(4) 腓肠神经活检：发现脱髓鞘病变及炎性细胞浸润可提

示 GBS。

诊断标准：

Osler 提出下列诊断标准：

（1）病前 1～3 周有感染史，以上呼吸道感染为最常见。

（2）任何年龄均可发病，男女性别无差异，神经症状出现时一般不伴发热。

（3）肢体瘫痪前常有手、足感觉异常，或感觉异常与瘫痪同时发生。

（4）肌无力症状在病期初期迅速加重，以对称性近端肌力减退为主，偶为远端较重，病情逐步加重的时间很少超过 2 周。

（5）感觉障碍差异很大，主观感觉症状多，客观体征一般有手套袜套型痛、触觉减退。

（6）膀胱功能一般不受影响。

（7）腱反射消失或减退。

（8）常可伴一侧或两侧的脑神经损害，以面神经麻痹最为常见。

（9）病情好转常在病期第 3 周开始，并逐渐恢复。

（10）脑脊液蛋白细胞分离，若细胞超过 $0.01 \times 10^9/L$ 就应怀疑诊断。

第六节　中枢性发热及自主神经功能紊乱

中枢性发热多由病变侵及丘脑下部的体温调节中枢所致。其特点是病人常突然出现高热，体温可达 40～41℃，无感染征象，一般退热剂无效，但常伴有重度昏迷，呼吸衰竭，去大脑强直，不伴有寒战，皮肤干燥，缺乏汗腺分泌，躯干体温较四肢体温高等现象。常见疾病为脑出血、脑血栓形成、蛛网膜下腔出血、脑栓塞、脑外伤等。

自主神经功能紊乱可有低热、多汗、多尿或少尿、脉快或脉缓、血压升高或降低、发作性头晕、皮肤划痕征阳性、半身感觉障碍、饥饿、肥胖、食欲性欲减退、月经不调、失眠、精神不振等。多见于青壮年，诊断要非常慎重，在确实排除了器质性病变以后方可下此诊断。

第十一章　外科疾病与发热

发热是许多外科疾病的主要临床症状之一，但往往不是首发症状，多数是和其他主要症状相伴或之后发生。常见引起发热的外科疾病大体上可分为感染性疾病和非感染性疾病两类。感染性发热是由各种病原体如细菌、病毒、支原体、衣原体、螺旋体、立克次体和寄生虫等所致急性、慢性全身或局灶性感染引起。引起发热的非感染性疾病包括：①风湿性疾病：如强直性脊柱炎、类风湿关节炎等；②实体肿瘤：如肾癌、肾上腺癌、肝癌和肺癌等；③理化损伤：如热射病、大手术、创伤及烧伤等；④神经源性发热：如脑出血、脑干损伤和自主神经功能紊乱等；⑤其他：如甲亢、内脏血管梗死、组织坏死和痛风等。其中以感染、肿瘤及结缔组织病最常见。本章主要介绍引起发热的外科感染性疾病。

浅表组织的化脓性感染

1．疖

疖（furuncle）是单个毛囊或所属皮脂腺的急性化脓性感染。常为金黄色葡萄球菌所致。多个疖同时或反复发生时，称疖病。

诊断要点：

疖初起为红、肿、热、痛的小硬结，逐渐呈锥状隆起，继而顶部出现脓栓。数日后脓栓溃破或脱落，排出脓液，炎症消退而愈。一般无全身反应。

发于面部危险三角区的疖，如被挤压或挑刺，炎症可经内眦静脉、眼静脉传入海绵窦，引起化脓性海绵状静脉窦炎，表现为结膜充血、水肿，眼球突出、固定，瞳孔散大，常伴有头痛、寒战、高热，甚至昏迷，病情严重死亡率很高，应予重视。

2. 痈

痈（carbuncle）是多个相邻毛囊及其所属的皮脂腺或汗腺的急性化脓性感染，或由多个疖融合而成，病原菌多为金黄色葡萄球菌。多见于皮肤较厚、皮脂腺较丰富的颈、背部。老年人和糖尿病患者易患此病，而且预后较差。

诊断要点

初起局部皮肤呈大片酱红色浸润区，高出体表，坚硬，与周围正常皮肤分界不清，有明显的疼痛和压痛。中央部多呈坏死，多数有脓栓，似蜂窝状。痈除了局部剧烈疼痛外，多伴有全身症状，如高热、畏寒、头痛、乏力、食欲减退等症状。

3. 急性蜂窝织炎

急性蜂窝织炎（acute cellulitis）是皮下、筋膜下、肌肉间或深部疏松结缔组织的急性弥漫性化脓性感染。致病菌多为溶血性链球菌，其次是金黄色葡萄球菌，亦可为厌氧菌。炎症不易局限，扩散迅速，与正常组织分界不明显。多发生于皮肤和软组织损伤后，亦可由局部化脓性感染直接扩散或经淋巴、血流传播而发生。

诊断要点：

溶血性链球菌引起的蜂窝织炎，由于链激酶和透明质酸酶的作用，病变扩展迅速，脓液稀薄呈血性，有时能引起败血症；由金黄色葡萄球菌引起的蜂窝织炎，则比较容易局限为脓肿，脓液稠厚。表浅的急性蜂窝织炎局部红肿较明显，如病变组织松弛，则肿胀明显、局部疼痛较轻；如果病变组织致密，肿胀不明显，但疼痛剧烈，可伴有不同程度的全身症状。深在的急性蜂窝织炎，除局部水肿、疼痛和压痛外，常伴有严重的全身症状，如寒战、高热、头痛、食欲不振和乏力等。口底、颌下及颈部的急性蜂窝织炎可产生喉头水肿和气管压迫，引起呼吸困难，甚至窒息。

4. 丹毒

丹毒（erysipelas）是皮肤及其网状淋巴管的急性炎症，主要由β-溶血性链球菌从皮肤、黏膜的细小伤口入侵所致。

诊断要点：

丹毒多发于面部和下肢，起病急，常有寒战、高热、头痛等全身症状。局部出现肿状红疹，玫瑰色，形态不规则，与正常组织分界清楚，略隆起，时有水疱，压可褪色，有烧灼感，炎症向四周扩散，中心部逐渐褪色呈棕黄色，有脱屑。区域淋巴结肿大，伴疼痛及压痛。辅助检查可有血白细胞增高。

5. 急性淋巴管炎和急性淋巴结炎

急性淋巴管炎（acute lymphangitis）是指致病菌从损伤破损的皮肤或黏膜侵入，经组织的淋巴间隙进入淋巴管及其周围所致的急性炎症。如急性炎症继续扩散到局部淋巴结，就可引起急性淋巴结炎（acute lymphadenitis）。致病菌常为金黄色葡萄球菌和溶血性链球菌。

诊断要点：

（1）急性淋巴管炎：好发于四肢，有一条或数条“红线”向近侧延伸，有压痛，所属淋巴结可肿大、疼痛，严重者伴有发热、头痛、全身不适、食欲不振和白细胞计数增多等；体格检查可发现肢体损伤或手足癣继发的感染。

（2）急性淋巴结炎：早期为淋巴结肿大、疼痛和压痛，可推动；后期多个淋巴结粘连成硬块，不易推动，表面皮肤常有红肿，压痛明显，常有畏寒、发热、头痛等全身症状，如不及时处理，可形成脓肿。血象中白细胞数可升高。

全身性化脓性感染

全身性化脓性感染一般分为败血症和脓血症，而以败血症最为常见和重要。此外尚有菌血症、毒血症，但实际上，败血症、脓血症、菌血症、毒血症多为混合性，不能截然分开，毒血症与脓血症同时存在，称为脓毒败血症。

诊断要点：

败血症、脓血症和毒血症的临床共同之处：①起病急骤，发展快，病情重；②全身症状明显，如高热，体温可高达 40 ~ 41℃，且呼吸急促，脉搏加快，尚有头痛、头晕、关节疼痛、食欲不振、恶心、呕吐、腹胀、大汗及贫血，甚至神志淡漠、烦躁、谵妄或昏迷，病情严重，可出现感染性休克；③肝、脾肿大，严重时出现黄疸，皮下淤血或出血；④白细胞（20 ~ 30）$\times 10^9$/L 以上，中性粒细胞增多，核左移，出现中毒颗粒；如病人抵抗力减弱时，白细胞计数可降低。

1．败血症

高热前常有剧烈寒战，呈稽留热型。眼结膜、黏膜和皮肤出现淤点。血培养经常阳性（由于抗生素的应用，有时可为阴性），一般不出现转移性脓肿。

（1）革兰阳性菌败血症：一般无寒战，稽留热或弛张热，面色潮红，四肢温暖，常有皮疹，可出现转移性脓肿，并发心肌炎或较晚出现暖休克。

（2）革兰阴性菌败血症：寒战，间歇热，严重时体温不升或低于正常，白细胞计数增加不明显或反减少，休克发生早，持续时间长，四肢湿冷，有发绀，表现为冷休克，一般无转移性脓肿。

（3）真菌性败血症：突然出现寒战、高热，一般迅速恶化，出现神经症状和休克。

2．脓血症

阵发性寒战及高热，间歇期体温正常或低于正常，呈弛张热。病程多数是亚急性或慢性。自第 2 周起腰背部及四肢皮下或深部软组织内，可不断发生转移性脓肿，如脓肿转移至各器官，可出现相应症状。在寒战、高热时血培养常呈阳性。

3．脓（毒）血症

起病多为亚急性，剧烈寒战高热，呈弛张型。常出现体质衰弱、食欲减退、恶心、呕吐和消瘦等全身症状。2 周后可在腰背及四肢软组织内不断出现转移性脓肿，且不易被发现。血培养在高热、寒战时可呈阳性。

常见的外科感染性疾病

1. 急性乳腺炎

急性乳腺炎是乳房的急性化脓性感染，多见于产后哺乳的妇女，尤其是初产妇。发病常在产后 3 ~4 周。致病菌以金黄色葡萄球菌为主。

诊断要点：

初期乳房胀痛，患处出现有压痛的硬块，表面皮肤红热，同时可有发热等全身症状。炎症继续发展，则上述症状加重，此时疼痛呈搏动性，病人可有寒战、高热、脉率加快等。患侧腋窝淋巴结常肿大，并有压痛。白细胞计数明显增高及核左移。炎块常在数日内软化而形成脓肿，出现相应症状。感染严重者可致乳房组织大片坏死，甚至并发败血症。

2. 脓胸

脓胸是指胸膜腔被致病菌侵入，发生感染积脓。任何年龄均可发生，多由化脓性细菌所引起；常继发于肺部感染，部分也可因开放性胸外伤、胸内手术、膈下脓肿或败血症所引起。自抗生素问世以来发病率已明显下降，多见于幼儿和年老体弱者。据病程长短和病理反应分为急性和慢性两类。

诊断要点：

（1）急性脓胸：有肺炎、胸外伤或胸部手术史，发热、胸痛、咳嗽、气促，血液白细胞及中性粒细胞计数增多。有胸膜腔积液体征，积脓多者可有纵隔移位。胸部 X 线检查胸腔内有积液现象，纵隔推向健侧、伴支气管胸膜瘘时见肺萎缩及液平面。胸腔穿刺抽出脓液可确诊，细菌培养可为阳性；胸穿后可注入美蓝（亚甲蓝）1ml以确定有无支气管胸膜瘘。

（2）慢性脓胸：有急性脓胸处置不当或引流不畅，或有引起脓胸的原发病未去除，脓腔尚未闭合。呈慢性消耗体质，低热，患侧胸膜增厚，胸壁下陷或有积液体征。常有杵状指（趾）。胸部X线检查：胸廓下陷、胸膜增厚、肋间隙变窄、有积液或液气面；胸壁窦道碘油造影见有脓腔；有时可见胸膜钙化影；胸腔穿刺可确诊。

3. 急性腹膜炎

急性腹膜炎是由细菌感染，化学刺激或损伤所引起的一种外科常见的严重疾病。原发性腹膜炎临床上较少见，多数是继发性，常继发于腹腔的脏器感染、坏死穿孔和外伤等。临床上以急性继发性弥漫性化脓性腹膜炎最常见。

诊断要点：

（1）继发性腹膜炎往往先有原发病的症状，尔后才突然或逐渐出现腹膜炎征象。

（2）腹痛、恶心、呕吐　腹痛是腹膜炎最主要的症状。腹痛一般较为剧烈，呈持续性。呕吐物为胃内容物，后期出现麻痹性肠梗阻时，呕吐物转为黄绿色的含胆汁液，甚至为棕褐色粪样肠内容物。

（3）发热：突然发病的腹膜炎，开始时体温可以正常，之后逐渐升高。老年衰弱的病人，体温不一定随病情加重而升高。脉搏通常随体温的升高而加快，如果脉搏增快而体温反而下降，多为病情恶化的征象。

（4）感染中毒：病情严重时，常出现高热、大汗、口干、脉快和呼吸浅促等全身中毒表现，后期由于大量毒素吸收，病人可有休克及酸中毒。若病情继续恶化，可因肝肾功能及呼吸循环衰竭而死亡。

（5）腹部体征：压痛、反跳痛是腹膜炎的主要体征，通常是遍及全腹，以原发病灶部位最为显著。腹肌紧张程度则随病因和病人全身情况的不同而轻重不一。化学性腹膜炎腹肌紧张，呈“木板样”。而老年人、幼儿或极度虚弱的病人，腹肌紧张可以很轻微而被忽视。胃肠道穿孔时，叩诊常发现肝浊音界缩小或消失。腹腔内积液多时，可出现移动性浊音。

（6）辅助检查：白细胞计数增高，但病情严重或机体反应低下时，白细胞计数并不高，仅有中性粒细胞比例升高或中毒颗粒出现。腹部X线检查可见肠腔普遍胀气并有多个小气液面等肠麻痹征象，胃肠穿孔时，多数可见膈下游离气体存在（应立位透视）。

4．膈下脓肿

凡是脓液积聚在横膈下横结肠及其肠系膜以上的上部腹腔内的任何一处均称为膈下脓肿。膈下脓肿是腹腔内脓肿最为重要的一种，是腹膜炎的严重并发症。急性阑尾炎穿孔、胃十二指肠溃疡穿孔，以及肝胆等的急性炎症，常并发右膈下感染，是膈下脓肿的好发部位。膈下脓肿的诊断一般比较困难，原发灶经过治疗病情好转，数日后又出现持续发热、乏力、上腹部疼痛，应该考虑有膈下感染。

诊断要点：

（1）临床表现：患者康复过程中突然发生间歇或弛张型高热，可伴寒战，食欲减退、上腹痛、脉率快或弱而无力，腹痛在深呼吸和转动体位时加重，有持续性钝痛向肩背部放射，脓肿大时可有咳嗽或呃逆。体征：患侧呼吸动度变小，肺底部呼吸音减弱或消失。膈下和季肋区有叩击痛、压痛，肝浊音界升高。若脓肿表浅时可有局部皮肤可凹性水肿。

（2）辅助检查：白细胞计数升高及中性粒细胞比例增加。X线检查可发现病侧横膈抬高，运动消失或减弱。B超可明确显示脓腔之大小、部位、深度，可用于诊断性穿刺或治疗的定位。CT用于定性定位诊断。

5. **盆腔脓肿**

盆腔位于腹腔最低部位，腹腔内炎性渗出物易积于此间，为腹腔内感染最常见的并发症。

诊断要点：

除发热外全身中毒症状较轻，一般表现为弛张热。局部症状相对显著，可有里急后重感，排便次数增多，常带有黏液，伴尿频和排尿困难等症状。直肠指诊可发现肛管括约肌松弛，直肠前壁可扪及包块，有触痛，有时有波动感。可有血白细胞增多及中性粒细胞比值增高。

6. **急性阑尾炎**

急性阑尾炎是腹部外科中最为常见的疾病之一，居外科急腹症的首位，可发生在任何年龄，以青少年为多见。

诊断要点：

（1）腹痛：腹痛开始多在上腹部、剑突下或脐周围，疼痛呈持续性钝痛或胀痛，胀痛经6～8小时或十几个小时后，腹痛部位逐渐下移，最后固定于右下腹部，临床上称为转移性右下腹痛，是急性阑尾炎独有的特征，也是鉴别其他急腹症的主要依据之一，大约80%的病人具有这一特点。

（2）全身反应：初期可有疲乏、无力、头痛和头晕。病程中期发热，单纯性阑尾炎的体温多在37.5～38℃之间，化脓性和穿孔性阑尾炎时，体温较高，可达39℃左右，极少数病人出现寒战高热，体温可升到40℃以上。可有恶心、呕吐等胃肠道反应，约1/3的病人有便秘或腹泻。

（3）体征：腹肌紧张、腹部压痛及反跳痛，以右下腹为著。化脓性阑尾炎时，阑尾与周围组织粘连形成团块或阑尾穿孔后形成局限性脓肿时，可在右下腹触到包块。结肠充气试验、腰大肌试验、闭孔内肌试验等间接体征对阑尾炎的诊断有一定参考价值。

（4）辅助检查：白细胞总数和中性粒细胞有不同程度的升

高，可有核左移现象。X线检查可帮助排除消化性溃疡穿孔、急性绞窄性肠梗阻等，用于鉴别诊断。腹部B超可了解是否有阑尾脓肿形成、炎性包块等。

7. 肛管直肠周围脓肿

多数源于肛管直肠壁内的感染，少数可继发于外伤，炎性病变或药物注射；肛周皮肤内的毛囊、皮脂腺感染也可形成。脓肿穿破可形成肛瘘。

诊断要点：

（1）肛门周围脓肿：初起时局部红肿、发硬、压痛，脓肿形成则波动明显，局部持续性跳痛，排便时加重，如未及时治疗，脓肿可自行从皮肤穿破，形成外瘘或内瘘。脓肿一般表浅，全身症状不明显。

（2）坐骨直肠窝脓肿：较常见。脓肿较大、较深，症状较重，全身可发热，畏寒，局部呈持续性胀痛而逐渐加重为跳痛，排便时可加重，有时出现排尿困难和里急后重。检查肛周，病初无明显体征，以后出现红肿、压痛，直肠指检可扪及柔软有波动、有压痛的肿块，穿刺可抽出脓液。

（3）骨盆直肠窝脓肿：位置较深，全身症状更明显而局部症状轻，造成诊断上困难。有持续高热、头痛、恶心等，局部肛门坠胀，便意不尽，排尿不适等。检查肛周区无异常发现，指检在直肠侧壁外有隆起肿块或波动感，依靠穿刺抽脓确诊。

8. 肝脓肿

肝脓肿（liver abscess）分为细菌性和阿米巴性两种，均为继发性感染，好发于右半肝。阿米巴性肝脓肿以单发、单囊性脓肿常见。细菌性肝脓肿以多发性或多囊性脓肿为主，病原菌多为大肠杆菌、金黄色葡萄球菌、厌氧菌。可经胆道上行感染、肝动脉播散、门静脉扩散、开放性损伤等侵入肝脏。

诊断要点：

（1）细菌性肝脓肿

突然发病，寒战高热，多为弛张热。肝区持续性胀痛、钝痛。可伴有恶心、呕吐、食欲不振等消化道症状。可有肝大并有触痛，局部肌紧张，皮肤压陷性水肿。上腹部B超可发现肝内液性低回声暗区，必要时可在B超指引下行细针穿刺抽脓。

（2）阿米巴肝脓肿：见感染性疾病。

9. 急性胆囊炎

急性胆囊炎是胆囊的急性化脓性炎症，80%伴有胆囊结石，是临床常见的急腹症之一。

诊断要点：

多有胆囊结石病史，脂餐饮食易诱发。常在夜间突发性右上腹持续性绞痛，向右肩胛下区放射，有恶心、呕吐，可伴发冷、发热、食欲减退、腹胀等，10%病人可有轻度黄疸。查体右上腹肌紧张，压痛或反跳痛，莫菲（Murphy）征阳性。30%～50%病人可触及肿大胆囊并有压痛。白细胞总数及中性粒细胞升高。B超示胆囊增大，壁厚＞3.5mm；有结石者，可见强光团伴声影。

10. 急性化脓性胆管炎

急性化脓性胆管炎系胆道梗阻使胆汁淤滞、胆管内压力迅速增高所致胆道急性化脓性感染。感染的菌种主要是革兰阴性杆菌，其中大肠杆菌最多见。

诊断要点：

（1）临床表现：起病常急骤，突然发生剑突下或右上腹剧烈疼痛，呈持续性，常伴恶心和呕吐。继而发生寒战和弛张型高热，体温可超过40℃。多数病人有黄疸，但黄疸的深浅与病情的严重性可不一致。近半数病人出现烦躁不安、意识障碍、昏睡乃至昏迷等中枢神经症状，常同时有血压下降，是病情危重的一种表现。体征可有剑突下和右上腹有明显压痛和肌紧张。常可扪及肿大和有压痛的胆囊和肝脏。

（2）辅助检查：白细胞计数明显升高和左移，可达（20～

40）$\times 10^9$/L，并可出现中毒颗粒；肝功能可有异常；血培养常有细菌生长。B 超、CT 检查可见胆囊肿大、胆管是否扩张及结石；ERCP、PTC 检查可更清楚显示肝内外胆管内的病变。

11. 急性膀胱炎

急性膀胱炎是泌尿系统最常见的疾病，尤以女性多见。致病菌以革兰阴性杆菌为多，占 70% 以上，上行性感染为主。

诊断要点：

临床表现：发病急骤，常在劳累、受凉、长时间憋尿、性生活后发病，有尿频、尿急、尿痛、脓尿和终末血尿，甚至全程肉眼血尿。病程一般持续 1 ~ 2 周自行消退或治疗后消退。多不发热。若有畏寒、发热，则应考虑同时合并有其他泌尿生殖系统急性感染的存在。辅助检查尿液常规检查可见红细胞、脓细胞；尿细菌培养尿细菌计数超过 10 万/ml 即可明确诊断。

12. 急性细菌性前列腺炎

急性细菌性前列腺炎是由细菌或其毒素所致的前列腺腺体和腺管的急性炎症。

诊断要点：

起病急，常有发热、寒战、厌食、乏力、恶心呕吐，尿频、尿急、尿痛，有时从尿道内排出脓性液或出现终末血尿，或排尿困难，会阴部疼痛不适，并向腰、股及会阴等处放射；直肠胀满，排便时直肠内疼痛，有里急后重感，有时尿道口滴白，性功能降低。可有下腹压痛阳性，尿道有脓性分泌物。直肠指检：前列腺体肿胀明显，表面光滑规则，压痛明显，若有波动感则为脓肿形成，会阴部有时出现红肿及压痛。辅助检查可见血白细胞和中性粒细胞升高。尿常规可有炎性改变。前列腺液检查显示卵磷脂减少或消失，白细胞 10 个/HP 以上。

13. 急性附睾炎

多见于中青年，常由尿道炎、前列腺炎扩散而致，常见的致病菌以大肠杆菌多见，其次是变形杆菌、葡萄球菌等。

诊断要点：

起病急，患侧阴囊坠胀不适、疼痛明显，可放射至同侧腹股沟区及下腹部，影响活动，并常伴有畏寒、高热、体温可达40℃。查体患侧附睾成倍肿大，触痛明显。若蔓延到睾丸，则睾丸与附睾界限不清，称附睾睾丸炎。炎症较重时，阴囊皮肤红肿，同侧精索增粗，有触痛。

14. 急性化脓性骨髓炎

骨组织的急性化脓性感染为急性化脓性骨髓炎。致病菌大多数是金黄色葡萄球菌（70%），其次是溶血性链球菌、大肠杆菌等。感染途径通常为血源性、外伤和附近软组织感染扩散。以学龄儿童及青少年为多见。

诊断要点：

起病急，早期有局部剧烈疼痛和跳痛，肢体不敢活动。患部肿胀及压痛明显。如病灶接近关节，则关节可肿胀，但压痛不显著。全身症状严重，可有周身酸痛、食欲不振、畏寒，严重者可有寒战，多有弛张型高热，达39～41℃，烦躁不安，脉搏快弱，甚至有谵妄、昏迷等。早期血培养阳性率较高，局部脓液培养有化脓性细菌。血白细胞及中性粒白细胞均增高，一般有贫血。X线检查早期无明显变化，发病后3周左右可有骨质脱钙、破坏，少量骨膜增生，软组织肿胀阴影等。

15. 破伤风

破伤风（tetanus）是最为常见的外科急性特异性感染，由破伤风杆菌侵入人体伤口，产生毒素引起。

诊断要点：

近期外伤史（特别是有细而深的伤口）或不洁生产史。潜伏期：长短不一，通常是7～8天。前驱期：一般仅1～2天，可有乏力、头晕、头痛、咀嚼无力、反射亢进、烦躁不安、局部疼痛、肌肉牵拉感、抽搐及强直、下颌紧张、张口不便、咀嚼肌和颈项部肌肉紧张或酸痛等。发作期：表现为肌肉持续收缩，咀嚼肌最先受累，以后是脸面、颈项、背、腹及四肢，最后是膈肌、肋间肌。患者可有张口困难，牙关紧闭，苦笑面容，颈项强直，吞咽和呼吸困难，角弓反张等。患者神志始终清醒，感觉无异常，一般无高热。病程一般为 3 ~4 周。血钙测定有助于鉴别低钙性搐搦。

第十二章 妇产科疾病与发热

与其他系统疾病一样，发热也是部分妇产科疾病的重要症状之一，主要由感染及恶性肿瘤引起。本章主要介绍感染性发热部分，其中产褥感染、产褥中暑等不属于不明原因发热故不赘述。

盆 腔 炎

盆腔炎（pelvic inflammatory disease，PID）即盆腔生殖器官及盆腔腹膜与子宫周围的结缔组织的炎症。根据病原体的不同分为：特异性盆腔炎，包括由淋球菌、结核杆菌以及由分娩所致的炎症（即产褥感染）；非特异性盆腔炎，此类炎症的病原体与病因均无特异性。

多年来已知淋球菌、结核杆菌、较常见的葡萄球菌、溶血链球菌以及大肠杆菌等是导致盆腔炎的主要致病菌。近年来由于涂片、培养技术以及血清免疫学的改进和提高，在导致盆腔炎的病原体方面不断有新的发现和认识。目前一般认为盆腔炎的病原体可以分为：①内源性病原体：指这些病原体在正常情况下即寄生于阴道中，但不致病。这是由于阴道内存在着大量革兰阳性厌氧阴道杆菌，而这些杆菌通过对阴道黏膜细胞中糖原的发酵作用而产生大量乳酸，维持阴道在酸性（pH 4～5）状态，从而使原可致病的病原体不产生危害，但一旦环境改变（如 pH 上升）或条件有利（如组织有损伤），这些病原体即活跃起来而产生破坏作用。此外，血供障碍及组织坏死有利于厌氧菌的繁殖与生长，并起致病作用；②外源性病原体有细菌、沙眼衣原体、寄生虫、流行性腮腺炎病毒。

盆腔脓肿

输卵管积脓、卵巢积脓、输卵管卵巢脓肿以及由急性盆腔腹膜炎与急性盆腔结缔组织炎所致的脓肿均属盆腔脓肿的范畴。绝大多数盆腔炎系由阴道内的病原体沿黏膜上行而感染盆腔器官。在正常情况下阴道及宫颈外口寄生有大量致病菌，但由于处在强酸性的环境中而不致病，宫颈内口以上则是无菌的。一旦阴道内的酸碱度发生改变或宫颈管的黏液变得稀薄或消失，则阴道内的细菌即可上升至宫腔。原仅停留在前庭大腺或宫颈处的淋球菌常在月经后沿黏膜上升而导致输卵管炎。

诊断要点：

（1）询问病史时应注意了解患者是否带有宫内避孕器，并了解其性生活史，有无过频及乱交情况。

（2）将在宫颈口、后穹窿穿刺或腹腔镜检查所取得的分泌物做细菌涂片及培养（包括厌氧菌培养）检查。

（3）辅助检查

1）超声检查：可以发现包块内有多种回声区，提示包块内有液体（脓液）。

2）计算机断层扫描（CT）：诊断腹腔脓肿可获得100%的准确率。

3）放射性同位素扫描：近年来有人采用^{67}镓或^{111}铟标记的白细胞做扫描以诊断腹腔脓肿，取得较高的准确率，应用^{111}铟做扫描，准确率可高达85%～100%。

急性输卵管卵巢炎

输卵管炎为盆腔生殖器官炎症中最多见的一种。卵巢临近输卵管，输卵管炎症继续扩展可引起卵巢炎。卵巢炎与输卵管炎合并发生者，称为输卵管卵巢炎或附件炎。输卵管卵巢炎多发生于生育期年龄，以25～35岁发病率最高，青春期前后少女及更年期妇女很少见。

诊断要点：

（1）急性输卵管卵巢炎常存在一定原因，如月经期卫生与性生活情况，故病史很重要，很多误诊常由于忽略仔细询问病史。

（2）临床表现低热、下腹部局部疼痛下坠感及阴道分泌物增多。

（3）白细胞分类计数升高及血沉增快，对诊断有一定帮助。

（4）对可疑急性输卵管炎患者，可行阴道后穹隆处穿刺取少许腹腔积液以测定腹腔积液淀粉酶值，同时测定血淀粉酶值，凡腹腔积液同种淀粉酶值/血清同种淀粉酶低于1.5者，大多数均被手术证明系急性输卵管炎患者。此项检查已被认为是对急性输卵管炎较可靠的辅助诊断方法。

（5）在妇科检查同时，最好采取子宫腔排出物送细菌培养。

生殖道结核

生殖道结核系由结核杆菌引起的慢性炎症疾病，多发生于20～40岁间，以输卵管结核为最常见，占85%～90%，其次为子宫、卵巢结核。

临床特点：

发病多缓慢，常无自觉症状，少数有盗汗、疲劳及低热等。月经多不调，可因炎症而有经血过多、经期延长或不规则出血，到炎症后期则因内膜萎缩，经血减少，最后导致闭经。部分患者可有下腹坠痛及白带增多等。由于输卵管阻塞，且子宫内膜结核可妨碍孕卵着床，绝大多数患者均不能受孕。在原发不孕者中，生殖道结核常为主要原因之一。

诊断要点：

1．疑诊生殖道结核

（1）未婚女子有附件增厚或有肿块，伴有低热、下腹痛或月经失调等。

（2）婚后不孕，有盆腔肿块而无其他感染接触史者。

（3）结核患者，有盆腔肿块者。

（4）慢性盆腔炎久治不见好转者。

2. 确诊方法

（1）取内膜或诊刮做活检。

（2）月经血或经前子宫内膜做结核杆菌培养或行动物接种。

（3）子宫输卵管碘油造影，可见宫腔边缘呈锯齿状，输卵管僵直或呈念珠状，或因阻塞不显影；盆腔内可有钙化点。

（4）B 超检查发现子宫内膜钙化病灶。

第十三章 儿科疾病与发热

小儿时期的体温可波动在一定的范围，短暂的体温波动，全身情况良好，又无自觉症状，可不考虑为病态。正常小儿腋下体温一般为36~37℃。喂奶或饭后、活动、哭闹、衣被过厚、室温过高等均可使小儿体温暂时升高达37.5℃左右，甚至偶达38℃，尤其是新生儿或小婴儿更易受以上因素的影响；相反，饥饿、低热量，尤其体弱患儿处于少动状态或保温条件不佳时，则体温可低至35℃以下，临床上称为体温过低或不升，应即采取保暖措施。小儿年龄越小体温调节越差，是因为小儿中枢神经调节功能差，体表面积相对较大，皮肤汗腺发育不良，尤其是新生儿皮下脂肪较薄，肌肉不发达，活动力弱等；故小儿体温极易波动。

儿童不明原因发热性疾病，无论在病因还是在预后上，都与成人有着很大的差别，尤其是婴儿和幼儿。对这个年龄组的诊断策略自然也与青年和成人的不同。在出生后头两个月里，严重的感染也常可能不发热或仅有轻微的体温升高。新生儿期和婴儿期由于脱水或环境温度过高导致的体温升高并不少见。

儿童尤其在1岁以内FUO的原因中有很大部分是病毒和细菌感染。相反，恶性疾病（如白血病、神经母细胞瘤）及结缔组织和炎症性血管疾病（如18个月为发病高峰的Kawasaki综合征）相对很少。这两组疾病的发病率随着年龄的增长而上升。学龄期系统性幼年特发性关节炎（Still病）或其他结缔组织病（如SLE）则更常见。恶性疾病中以恶性淋巴瘤（主要是非霍奇金淋巴瘤）最常见。有些感染性疾病在持续性FUO的病因中也很多见，如结核病、隐性脓肿或骨髓炎。其他并不少见而首先表现为FUO的疾病在儿童主要还有：EB病毒或巨细胞病毒感染的慢性病过程、少症状或病情复杂的尿路感染、耳鼻喉区的感染、猫抓病、炎症性肠病（尤其Crohn病）、家族性地中海热或药物热。儿童不伴器官病理性改变的微热或低热并不少见，类似成人的习惯性体温过高，它并不需要重复进行不必要的检查。

关于不同的热型（稽留热、弛张热、间歇热、双峰热等），临床一般认为，小儿时期的体温改变不似成人典型，而且近年来经过早期诊断而应用抗生素或肾上腺皮质激素治疗者日益增多，已使不少传染病的体温曲线大有改变，失去热型原有的鉴别诊断意义。

小儿发热的疾病甚多，不再一一列举，现仅就有关儿童发热疾病的诊断要点作简要介绍。

1．诊断要点

（1）首先应注意，小儿体温升高比成人多见，甚至在室温升高或小儿哭闹后体温均可超过正常，体温的波动范围亦较成人大。

（2）要查明发热以外的其他阳性体征属于哪一系统，再结合年龄、季节、流行病等病史以及必要辅助检查进一步鉴别。

（3）发热与病情轻重不一定平行，如急疹病幼儿，体温可高达40℃而一般情况比较良好；相反，体质虚弱的病儿及新生儿，即使感染很严重，也可以体温不升。

（4）除急性感染之外，急骤的体温升高可见于热辐射（如中暑），大量出血、严重贫血（溶血危象时）、过敏疾患、恶性肿瘤等。

2．长期发热的常见疾病

反复发作或迁延的高热或低热，往往成为诊断的难题。仔细询问原发症状，应先考虑常见病。一般以2周以上的体温升高为长期发热。此时应首先考虑各种感染，如泌尿系感染、中耳感染、胆道感染、结核菌感染（特别要注意粟粒性肺结核可致顽固性高热而缺少胸部体征，甚至结核菌素试验可阴性而被忽视）、风湿热、肠道病毒所致的感染、败血症（见感染性疾病部分）以及真菌感染等。

此外，慢性咽炎、扁桃体炎或鼻窦炎往往引起长期低热，需加注意，有时可见末梢血淋巴细胞增多，可高达60%～80%，则应考虑慢性非特异性淋巴细胞增多症。在流行地区，应考虑伤寒、副伤寒、布鲁菌病、疟疾、血吸虫病、肺吸虫病、钩端螺旋体病等。

3. 长期发热的少见疾病

应想到类风湿关节炎、Still病、红斑狼疮、皮肌炎、结节性脂膜炎等结缔组织病；还应考虑几种血液系统疾病，如传染性单核细胞增多症、网状内皮细胞增多症、各型白血病、霍奇金淋巴瘤、淋巴肉瘤等以及其他恶性肿瘤（生长缓慢的脑瘤可以发热为主诉）。其他迁延发热的原因还有骨髓炎、肝或膈下脓肿、肾周围脓肿、亚急性细菌性心内膜炎，过敏因素包括药物过敏、热带嗜酸性粒细胞增多症等，长期使用抗生素引起菌群失调（停药后体温即下降）；其他药物反应（如磺胺类、免疫抑制剂、抗代谢药物等），高钠血症，间脑病变（可使体温调节中枢受累，见于家族性自主神经失调症），垂体性或肾源性尿崩症，汗腺缺乏（见于先天性外胚叶发育不全症，因不能出汗调节以致在夏季体温升高）以及原因不明的暑热症等。

第十四章　肿瘤与发热

在不明原因发热的患者中，肿瘤仅次于感染性疾病和风湿性疾病，列第三位的病因，是发热疾病鉴别诊断的重要部分。在所有肿瘤中肾细胞癌最易引起发热，发热患者达50%，肝细胞癌患者中约1/3出现发热。发热也常见于非霍奇金淋巴瘤、急性白血病、骨肉瘤、心房黏液瘤、肾上腺嗜铬细胞瘤、肝肉瘤、下丘脑肿瘤等病的患者。几乎所有肿瘤都可能引起发热。各种肿瘤在相关章节讲述，本章仅作综述。

1. 发热机制

肿瘤性发热（简称瘤热）是指由肿瘤本身引起的发热。肿瘤得到有效控制后发热可自行缓解。

瘤热发生机制可能与下列因素有关：

（1）肿瘤迅速生长，肿瘤组织相对缺血缺氧，引起组织坏死，或由于治疗引起肿瘤细胞大量破坏，释放肿瘤坏死因子，导致机体发热。

（2）肿瘤细胞本身可产生内源性致热原。

（3）肿瘤内白细胞浸润，引起炎症反应，由炎性白细胞产生致热原而引起发热。

（4）肿瘤细胞释放的抗原物质引起机体免疫反应，通过Ag－Ab复合物和白细胞介素－1等炎症介质引起发热。

（5）肿瘤肝内转移干扰致热原的代谢。

（6）肿瘤侵犯或影响体温中枢导致中枢性发热。

（7）肾上腺皮质出血或肿瘤占位，前者可发生肾上腺危象，后者因肿瘤体积较大也易发生瘤热且常难控制。

（8）肿瘤直接侵犯体温中枢或者压迫体温中枢造成缺血水

肿致体温调节中枢功能异常。

2. 瘤热的共同特点

瘤热较常见于肿瘤进展期，在有广泛肿瘤坏死或肿瘤细胞大量破坏的患者中，有时可作为肿瘤的首发或唯一症状出现（表2－14－1）。

（1）间歇性发热，间歇期长短不一，热程或长或短，有的可达数月之久。

（2）热型以不规则热及弛张热为主，少数呈稽留热，体温多在37.5～38.5℃之间，有时可高热。肿瘤性发热可不感知。

（3）发热期间全身中毒症状不明显。畏寒、关节肌肉酸痛及与发热相应的心动过速较少见或轻度。

（4）除消化系统肿瘤外，尽管发热时间较长，但无明显的消化障碍，食欲往往无明显的减退。

（5）各种积极的抗感染治疗无效。

（6）萘普生等非甾体消炎镇痛药治疗后体温正常，停药后仍出现发热。

（7）抗肿瘤药物治疗有效后，体温可恢复正常。

表2－14－1 FUO中常见的恶性疾病

血液系统肿瘤
霍奇金淋巴瘤
白血病
骨髓异常增生综合征
非霍奇金淋巴瘤
实体肿瘤
支气管肺癌
肝癌
结肠癌
肾细胞癌（肾上腺样瘤）
胸膜间皮瘤

3. 伴淋巴结肿大的恶性疾病

恶性淋巴结肿大常见的原因要数淋巴瘤及淋巴结癌转移，特别是青年患者持续不明原因的发热及不断增大的淋巴结，一定要排除恶性淋巴瘤的可能。即使现在有一些先进的方法，淋巴瘤一般可获得早期诊断，仍有部分病例以不明原因发热的形式出现，诊断困难。

霍奇金淋巴瘤的患者约有70%都有外周淋巴结肿大。颈部淋巴结常常是最先肿大，肿大的淋巴结常呈融合趋势而且无压痛，纵隔、腋窝及锁骨上淋巴结也相继被累及。腹腔淋巴结的受累少，见于非霍奇金淋巴瘤。低热或反复高热伴有盗汗以及体重减轻，多见于进展期患者或老年患者。一般腹腔的霍奇金淋巴瘤易表现为不明原因发热。此外，霍奇金淋巴瘤不明原因发热的病因可为单纯的脾受侵犯。

非霍奇金淋巴瘤伴有高热与霍奇金淋巴瘤的表现常常不一样，非霍奇金淋巴瘤患者多是老年人或因艾滋病或其他原因致免疫抑制的年轻患者，好发于颈部淋巴结，此外累及纵隔、肺门、腋窝及腹股沟淋巴结的比霍奇金淋巴瘤多见。

恶性肿瘤伴淋巴结转移时中低度发热要多于高热，而且以不明原因发热形式出现的相当少。局部淋巴结转移见于消化道、肾脏、前列腺、肺、乳房的癌肿以及黑色素瘤和卡波西瘤，左锁骨上淋巴结转移对胃癌诊断有较重大意义。

4. 伴腹部症状并发热的恶性疾病

常以发热为表现的恶性腹腔内疾病中，尤其是淋巴瘤（已前述）、肾脏肿瘤以及肝肿瘤等可通过影像学方法得到早期诊断，以至于它们很少成为不明原因发热的疾病。

恶性实体瘤中肾上腺皮质细胞癌由于在早期数年中症状常无特异性，是不明原因发热的病因。以下表现可作为无内分泌功能的肾上腺皮质细胞癌诊断参考：①发热较为常见，多为间歇性发热，多低热也可高热；②半数以上有腰部或季肋部疼痛；③衰弱、出汗、畏食、消瘦等“疲劳综合征”，可为最早期症状；④B超、CT扫描应注意肾上腺占位性病变，特别是早期、轻度变化；⑤某些病人检测血、尿17－KS可增高或略增高，可有参考价值。

结肠癌有时无肠道症状而表现为单症状发热，建议对年龄较大患者伴不明原因发热而且无器官主要症状时应警惕结肠癌。

1989年国外一项研究涉及到卵巢畸胎瘤、腹部间皮瘤和恶性纤维组织细胞瘤，发现几乎每个实体瘤或腹部转移瘤都可出现不明原因发热。

5. 累及肺和胸膜并发热的恶性疾病

引起发热的原发性肺肿瘤根据肺部临床表现结合影像学和纤支镜检查通常诊断无困难。老年人、长程发热，应注意检查潜在的恶性肿瘤，肺是重点搜寻脏器之一。引起胸腔积液的恶性病变首先应考虑转移性支气管肺癌、乳腺癌和恶性淋巴瘤，其次也可见于卵巢、输尿管、胃和结肠癌。诊断常依靠积液中找到肿瘤细胞和胸膜活检。胸腔渗出液中的CEA值升高提示为转移性肿瘤。霍奇金或非霍奇金淋巴瘤可单独引起胸腔积液而无胸内或外周淋巴结肿大，这种渗液中乳酸脱氢酶浓度往往很高。

胸膜间皮瘤是一种少见肿瘤，诊断常有困难。特别多见于有石棉接触史的患者。临床主要症状为单侧胸腔积液、气短、咳嗽和胸痛，尚有不同程度的非特异的肿瘤症状，如体重减轻、疲乏、运动耐量下降。仅有少数病人有低热，由于这个原因，胸膜间皮瘤在不明原因发热中仅占极少数。抽净胸腔积液后CT检查常可发现弥漫性胸膜增厚或斑块，明确诊断依靠组织病理，但即使在组织学上，胸膜间皮瘤与胸膜转移癌的鉴别也常有困难。有时胸腔穿刺液中仅见少量间皮细胞，细针活检对诊断帮助亦可能不大，在这种情况下通过胸腔镜和手术切除获取足够组织才能证实诊断。

第十五章　药物性发热

药物热是一种综合征，狭义上的药物热是指药物引起的免疫反应，它的特征是在药物治疗过程中出现，当停止用药后发热消失，同时经过仔细的体检和实验室检查排除其他导致发热的病因。国外在一项大型前瞻性研究中发现药物热占不明原因发热的3%。有一例患者反复发热15年，最后发现是用于溶解黏液痰的碘化钾引起，当然这属于极个别情况。即使持续时间较短的药物热在开始也不容易被认识到，有很多原因，比如人们往往把在疾病过程中出现的发热归咎到疾病本身或对基本有效治疗无应答。此外当发热没有变态反应现象如荨麻疹和嗜酸性粒细胞增多时也不容易与药物联系起来。加之，人们也不会认为自己的治疗措施是引起发热的原因。为了避免这些问题，对不明原因发热的病人应该停用所有非维持生命的药物，观察体温变化。

药物热也是长期发热所必须考虑的病因。药物热的热型多变，皮疹和嗜酸性粒细胞增多可见于1/5的患者。这种发热常在用药1~3周后出现，而停药后2~3天即消退。各种药物均可导致发热，其中抗生素（尤其是β-内酰胺类）、心血管药物如奎尼丁、抗肿瘤药和中枢神经系统用药如苯妥英钠等较常见。

一、容易引起发热的药物

人们必须认识到，原则上任何一种药物都可能引起药物热。这一经验在使用新药时应该注意。

有一些经常引起药物热的药物，其中又有几种特别容易引起发热，抗生素是大多数药物性发热的病因。1987年国外一项大型研究证实α-甲基多巴和奎尼丁是最常见的引起药物热的单个药物。其他药物如洋地黄、胰岛素、氯霉素和氨基糖苷类尽管在广泛使用，但还没有观察到有发热反应。根据经验判断常引起发热反应的药物有：

1. 抗生素类

两性霉素 B、头孢霉素、异烟肼、呋喃妥因、青霉素、利福平、链霉素、磺胺、万古霉素。

2. 其他

别嘌呤醇、苯丙胺、抗组胺药、阿托品、对氨基水杨酸、硫唑嘌呤、博来霉素、卡马西平、西咪替丁、肼苯哒嗪、布洛芬、碘、甲基多巴、硝苯地平、苯巴比妥、苯妥英钠、普鲁卡因酰胺、丙硫氧嘧啶。

二、致病机制

狭义的药物热是药物引起的高敏性反应，广义的药物热也可以通过其他机制引起（表2－15－1），只是相当少见，如博来霉素和两性霉素 B 引起的发热是药物直接刺激致热原的形成和释放。

表2－15－1 药物热的致病机制

高敏反应
热调节的影响
产热增多
散热减少
对下丘脑的直接作用
药物损伤的细胞释放致热原（如 Jarisch Herxheimer 反应）
遗传因素（如恶性高热）
药物被致热原污染
药物使用的副作用（如静脉炎、肌肉内脓肿）

1. 高敏反应

高敏反应是药物热的最常见原因。在这种免疫反应过程中机体对作为抗原的药物或其代谢产物以及制剂辅助材料发生致敏。

人们推测主要与免疫复合物（Ⅲ型变态反应）有关，致敏淋巴细胞释放内源性致热原细胞因子。首次致敏数年后再次接触药物会导致反应加速，发热会在数小时内出现。

2. 热调节的影响

某些药物可能作用于热调节并通过不同机制引起体温升高。通过代谢增加而使产热增加的药物有左旋甲状腺素、单胺氧化酶抑制剂和西咪替丁，而用阿托品后影响出汗和血管收缩使散热减少。苯丙胺直接作用于下丘脑的体温中枢。吩噻嗪类和丁酰苯类既作用于中枢也作用于外周（抗胆碱作用），从而影响体温调节。当为减少锥体外系副作用而把吩噻嗪类和抗胆碱药一起使用时有可能发生成瘾性。

3. 药物损伤的细胞释放致热原

由于药物引起细胞破坏释放致热原到血循环导致的发热很少。典型的例子是“经典”的 Jarisch Herxheimer 反应，是在用青霉素（或其他抗生素）治疗螺旋体病数小时后出现。杀伤细胞的化疗后出现发热也是通过这一机制产生。

4. 遗传因素

个别病例中遗传因素可能是药物引起发热的原因。一个典型例子是作为麻醉并发症的恶性发热。最常见于使用氟烷或者琥珀酰胆碱。

5. 药物被致热原污染

致热原污染可能偶尔发生在药物生产过程中（如链激酶）。在这种情况下发热出现在药物使用过程中或使用后不久。极少数情况下发热是由于外源性污染如输液、溶液的污染所引起，这种情况下发热是因污染所致的菌血症导致的。

6. 药物使用的副作用

注射引起的炎症如静脉炎或细菌性脓肿可因使用对局部有强烈刺激的药物而成为高热或长期发热的原因。头孢霉素和万古霉素是“化学”性静脉炎的常见原因。

三、临床症状

尽管免疫反应是药物热的基础，但根据最近的研究，典型的变态反应症状一般来说并不是主要症状。Mackowiak 和 Lemaistre 在一项回顾性研究中报告了 142 例患者 148 次药物发热，发现嗜酸性粒细胞增多只占 22%，皮疹 18%，不到一半的病人出现皮肤瘙痒。因此药物热在以发热为单一表现而无其他伴随症状的不明原因发热的鉴别诊断中是很有意义的。

根据个体反应性和使用药物的不同，在药物热时也可出现器官相关的症状，如淋巴腺病、多关节炎和多神经病或综合征，如血清病、系统性红斑狼疮或关节炎。器官受损可出现在发热之前、之中或之后，这些症状一般会成为主要的症状，因此可以根据如前所述症状作出相应诊断，如苯妥英钠引起的假性淋巴瘤、氨苄青霉素引起的肾炎、甲氧苄胺嘧啶引起的无菌性脑膜炎或者药物引起的肉芽肿型肝炎。

某一热型或体温进程以及体温高度（可以波动在 38 ~ 40℃）都不是药物热的特征，不过人们经常观察到间歇性发热伴有寒战，尽管在开始的时候可能是通过使用退热剂或外用物理降温引起，这种发热进程在多数病例会怀疑细菌性感染并因此做大量的检查或者按经验使用抗生素。

多数医师观察到药物热的患者即使体温高达 40℃，其一般情况仍良好，但由于使用甲基多巴引起发热的患者例外，往往给人以病重的印象。

从开始使用药物到发热开始之间的潜伏期变化很大，特别是不同类别药物之间。奎尼丁引起的发热可出现在使用药物治疗后 3 天或在 1 年之后出现。所谓“典型”的 7 ~ 10 天的潜伏期主要见于 Mackowiak 和 Lemaistre 观察的抗生素引起的发热。细胞抑制剂的潜伏期较短（平均 6 天），而心血管病的药物潜伏期很长（平均 44.7 天）。如果潜伏期太长，就容易忽视发热和药物之间的关系。

如果药物使用和发热之间只隔几个小时，一般说明机体以前被药物致敏，但要排除药物被致热原污染或药物的副作用。在这种情况下诊断很困难，因为患者以前使用药物不清楚，此外有可能随食物一起摄入隐蔽的变应原或病因物质和以前使用的某种药物有交叉反应。药物热没有病因特征性的检查。血沉常增快。血细胞减少或肝酶异常对诊断有帮助，但无特异性。实验室检查最重要的目的是排除感染性和非感染性疾病。

四、药物热的诊断

药物性发热最终是排他性诊断。对每个用药物治疗的不明原因发热的病人都要想到药物热的可能，这点很重要。这一原则在已知发热的基础疾病时（如肺结核）特别容易被忽略。在鉴别诊断中应尽早考虑到药物热，以避免给患者进行花费较大的并可能有危险的检查和治疗。考虑到药物热，应进行系统性的用药史询问，如患者在使用某种药物前没有发热只是在使用药物的过程中开始发热，可为诊断提供重要的帮助。

为了寻找出引起发热反应的药物，必须弄清每种使用的药物，要明确询问非处方用药及各种制剂的用药，包括栓剂和肌内注射剂以及各种按需用药如安眠药和缓泻药。住院的病人可能存在病历记载用药和病人实际用药不一致的情况。如果患者使用了一般认为容易引起发热的药物，只要发热和药物使用存在时间上的关联就不应该放弃药物热的诊断，直至有证据否定药物热时为止。在使用一种新药的过程中患者的原发病症状好转的同时体温意外地上升是支持药物热的重要依据。有报道免疫缺陷患者在输注脂肪乳剂时出现的发热是由于少见的糠秕马拉色菌感染所致，这种病原体可以在富含脂肪的血培养基中生长。

有决定意义的诊断，同时也是治疗的措施，是停止所有正在使用的可能引起发热的药物。在同时使用多种药物时，为了辨别出引起发热的药物，最好的诊断方法是采取逐个排除法。如果病人情况允许，一般先将怀疑的药物或按经验认为最容易引起发热的药物停用，每停用一种药物后观察 3 天，看体温是否下降。停药 48 ~ 72 小时候快速退热可以证实是药物热。半衰期较长或长效制剂在停药后退热的时间较长。同时也要考虑药物代谢和清除障碍。

在个别病例可以考虑用已知引起发热的药物做再暴露试验来确定最后诊断。只要患者没有严重的基础疾病或对药物的起始反应不是过于强烈，再暴露实验对患者的相对危险性是不大的。

附录　发热疾病常见临床检验项目分析

一、血常规

化验项目	化验结果	单位	参考范围
WBC	白细胞	L	(4.0～10.0)×10^9
LYM	淋巴细胞	%	20～40
CRAN	粒细胞	%	50～70
RBC	红细胞	L	(3.5～5.5)×10^{12}
Hb	血红蛋白	g/L	110～160
HCT	红细胞比容	L/L	0.37～0.48
MCV	平均红细胞体积	fl	82～92
MCH	平均红细胞血红蛋白含量	pg	27～34
MCHC	平均红细胞血红蛋白浓度	g/L	320～360
PLT	血小板计数	L	(100～300)×10^9

1. 白细胞数量变化的意义

白细胞增高可见于急性细菌性感染、严重应激等。白细胞显著增高多见于败血症、大叶性肺炎。白细胞极度增高多为类白血病反应、白血病等。

白细胞减少可见于粒细胞减少症、药物过敏、病毒感染、非典型肺炎、伤寒、布鲁菌病等细菌感染或疟疾、黑热病、自身免疫性疾病、流行性感冒、恶性淋巴瘤。白细胞极度减少多为再障、粒细胞缺乏症、化疗反应、应用免疫抑制剂等。

部分发热病人白细胞正常可能为病人机体反应甚差或严重细菌感染所致。

2. 白细胞成分变化及意义

中性粒细胞增多可见于细菌感染、类白血病反应，溶血性贫血等，另外类白血病反应可见核左移、中毒性颗粒。溶血性贫血可见大量有核红细胞出现。

病毒性感染、传染性单核细胞增多症等除淋巴细胞增多外，尚可见到少量异型淋巴细胞，其中传染性单核细胞增多症异型淋巴细胞 >10%。

另外，白血病可见到各种类型幼稚细胞，过敏性疾病可见嗜酸性粒细胞增高，伤寒、副伤寒则有嗜酸性粒细胞减少，粒细胞缺乏症则中性粒细胞极度减少，淋巴细胞增高，单核细胞、嗜酸性粒细胞相对增高。SARS：白细胞总数降低，淋巴细胞计数减少，低于 $0.9\times10^9/L$ 有诊断价值，（0.9 ~ 1.2） $\times10^9/L$ 为边缘，高于 $1.2\times10^9/L$ 不考虑。

二、血生化

检查名称	英文缩写	正常值	单 位
丙氨酸转氨酶	ALT	1 ~ 30	U/L
门冬氨酸转氨酶	AST	1 ~ 40	U/L
γ-谷氨酰转移酶	GGT	5 ~ 54	U/L
碱性磷酸酶	ALP	15 ~ 112	U/L
血清白蛋白	ALB	35 ~ 55	g/L
血清球蛋白	GLB	20 ~ 30	g/L
总蛋白	STP	60 ~ 85	g/L
总胆红素	STB	3.4 ~ 17.1	μmol/l
结合胆红素	CB	0 ~ 6.8	μmol/l
非结合胆红素	UCB	1.7 ~ 10.2	μmol/l
乳酸脱氢酶	LDH	114 ~ 240	U/L
β-羟丁酸	HBDH	90 ~ 220	U/L
肌酸磷酸激酶	CPK	25 ~ 170	U/L
肌酸磷酸激酶同工酶	CPK-MB	0 ~ 25	U/L

续 表

检查名称	英文缩写	正常值	单位
甘油三酯	TG	0.28~1.81	mmol/L
总胆固醇	TC	3.1~6.5	mmol/L
葡萄糖	Glu	3.9~6.1	mmol/L
尿素氮	BUN	1.8~7.5	mmol/L
肌酐	Cr	27~124	μmmol/L
尿酸	UA	101~466	μmmol/L
钾	K	3.5~5.5	mmol/L
钠	Na	135~145	mmol/L
氯	Cl	95~105	mmol/L
钙	Ca	2.1~2.7	mmol/L
磷	P	0.8~1.6	mmol/L
二氧化碳结合力	CO_2CP	21~32	mmol/L

三、血气分析

指标	缩写符	正常值（法定单位）
血液酸碱度	pH	7.34~7.35（平均7.40）
动脉血氧分压	PaO_2	12.6~13.3kPa（95~100mmHg）
动脉血二氧化碳分压	$PaCO_2$	4.7~6.0kPa（35~45mmHg）
标准碳酸氢盐	SB	22~72mmol/L（平均24mmol/L）
全血缓冲碱	BB	45~55mmol/（平均50mmol/L）
剩余碱	BE	±2.3mmol/L
动脉血浆二氧化碳含量	TCO_2	25.2mmol/L（25.2vol/%）
动脉血氧含量	CaO_2	8.55~9.45mmol/L（19~21ml/dl）
动脉血氧饱和度	SaO_2	0.95~0.98（95%~98%）

四、常见疾病脑脊液改变及意义

疾病	病原体	细胞总数 ($10^9/L$)	单核	多核	蛋白质	糖	氯化物
无菌性脑膜炎	肠道病毒	100~200	+	正常	±	正常	正常
脊髓灰质炎	肠道病毒	数十至数百	+	正常	+~-	正常	正常
流行性乙型脑炎	嗜神经病毒	50~500	++	正常	+	正常/偏高	正常
化脓性脑膜炎	脑膜炎双球菌	数千至数万	正常	++	+++	明显减低	减低
结核性脑膜炎	结核杆菌	数十至数百	++	正常	++	减低	明显减低
森林性脑膜炎	嗜神经病毒	<200	+	正常	-/+	正常	正常
隐球菌性脑膜炎	新型隐球菌	300~500	++	正常	-	减低	正常
钩端螺旋体病	钩端螺旋体	<500	+	正常	+	正常	正常

五、常见疾病的关节液改变

项目	正常	非炎性	炎性	化脓性
量(ml,膝关节)	<4	>4	>4	>4
颜色	清亮-淡黄	草黄-黄色	黄色或白色	白色
透明度	透亮	透亮	透亮或不透亮	不透亮
粘滞度(拉丝度 cm)	很高≥3~5	较高≥3~5	低<3~5	很低<3~5
粘蛋白凝集	良好	良好或较好	较好或差易碎	差、易碎
自发凝集	不	常常	常常	常常
白细胞($10^9/L$)	<0.2	<3.0	3.0~50.0	50
多形核白细胞	<25	<25	常>50	>75

六、其他实验室检查及意义

1. 红细胞沉降率（ESR）

正常：男性：0~15/h。

女性：0~20/h。

临床意义：血沉指红细胞在一定条件下沉降的速率，受血浆中各种蛋白比例及红细胞数量和形状的影响。血沉增快可见于生理性如12岁以下儿童、60岁以上老人、月经期及妊娠3个月以上女性。病理性增快可见于各种炎症性疾病、组织损伤坏死、恶性肿瘤等。血沉减慢意义不大。

2. C－反应蛋白（CRP）

正常：<8.2mg/L。

临床意义：CRP增高见于急性化脓性感染、菌血症、组织坏死、恶性肿瘤、重症肺结核；急性风湿热、类风湿关节炎、红斑狼疮；心肌梗死。

3. 抗链球菌溶血素“O”（ASO）试验

正常：<500U。

临床意义：ASO增高见于溶血性链球菌感染。

4. 类风湿因子（RF）

正常：乳胶凝集法≤1∶20，速率比浊法<30U/L。

临床意义：RF阳性可见于类风湿关节炎、系统性红斑狼疮、风湿热、肝脏疾病、恶性肿瘤、老年人；RF－IgM的含量与RA的活动性无密切关系，RF－IgG与类风湿关节炎病人的滑膜炎、血管炎和关节外症状密切相关，RF－IgA是类风湿关节炎临床活动的指标。

5. 免疫球蛋白

（1）IgG

正常：单相免疫扩散法7.6～16.6g/L。

增高：IgG型多发性骨髓瘤、SLE、RA、慢性活动性肝炎、某些感染性疾病。

减低：非IgG型多发性骨髓瘤、重链病、轻链病、肾病综合征、某些肿瘤、白血病、原发性无丙种球蛋白血症、免疫缺陷病。

（2）IgA

正常：单相免疫扩散法血清型0.71～3.35g/L。

增高：IgA型多发性骨髓瘤、红斑狼疮、类风湿关节炎、肝硬化、某些感染性疾病、湿疹、血小板减少、反复感染。

减低：非 IgA 型多发性骨髓瘤、重链病、轻链病、吸收不良综合征、原发性无丙种球蛋白血症、免疫缺陷病。

（3）IgM

正常：单相免疫扩散法 0.48～2.12g/L。

增高：多发性骨髓瘤、巨球蛋白血症、类风湿关节炎、肝病、某些感染。

减低：原发性无丙种球蛋白血症。

（4）IgD

正常：ELISA 法 0.6～1.2mg/L。

增高：IgD 型多发性骨髓瘤、单核细胞性白血病、重链病、轻链病、结缔组织病。

减低：无丙种球蛋白血症。

（5）IgE

正常：ELISA 法 0.1～0.9mg/L。

增高：IgE 型多发性骨髓瘤、过敏性疾病、系统性红斑狼疮、类风湿关节炎、肝病。

减低：非 IgE 型多发性骨髓瘤、慢性淋巴性白血病、免疫功能不全。

6. 总补体溶血活性测定（CH50）

正常：试管法 5～100U/L。

增高：见于类风湿关节炎、皮肌炎、心肌梗死。

减低：见于活动性系统性红斑狼疮、急性肾炎、急性粒细胞性白血病。

7. 补体 C3 测定

正常：单相免疫扩散法 1.14±0.27g/L。

临床意义：补体 C_3 增高见于阻塞性黄疸、原发性胆汁性肝硬化、肿瘤、某些急性炎症、传染病早期。

8. 循环免疫复合物（CIC）测定

聚乙二醇（PEG）沉淀法：低于正常对照值+2SD或A值≤0.12。

微量抗补体法：阴性。

$C1_q$结合法：低于正常对照值+2SD或A值<0.12。

临床意义：增高见于自身免疫性疾病、感染、肿瘤、移植等，用于诊断免疫复合物病如血清病、类风湿性关节炎、系统性红斑狼疮、系统性坏死性血管炎、肾小球肾炎、恶性肿瘤等。

9. T细胞亚群

正常：CD4：免疫荧光法42.8%±9.5%。
流式细胞术28%~58%。
CD8：免疫荧光法19.6%±5.95%。
流式细胞术19%~48%。
CD4/CD8：（0.9~2.1）∶1。

CD4增高：可见于类风湿关节炎、干燥综合征等。

CD4减低：可见于联合免疫功能缺陷、免疫缺陷、原发性胆汁性肝硬化、慢性活动性肝炎、艾滋病等。

CD8增高：可见于乙型肝炎、传染性单核细胞增多症、麻风病、艾滋病。CD8减低可见于类风湿关节炎、干燥综合征、过敏性皮炎等。

CD4/CD8减低：见于艾滋病。

CD4/CD8增高：见于自身免疫病、变态反应性疾病等。

10. 白细胞介素-2（IL-2）活性测定

正常值：掺入法5~15kU/L。

临床意义：IL-2为T淋巴细胞受抗原或致分裂原刺激后所分泌的一种淋巴因子，在机体免疫应答中具有关键性作用。IL-2降低：主要见于各种恶性肿瘤（如肺癌，肝癌，肾癌，肠癌，淋巴瘤、白血病）、免疫缺陷性疾病（如艾滋病）等。IL-2升高：见于自身免疫病如类风湿性关节炎、系统性红斑狼疮，再生障碍性贫血、排斥反应等。

11. 肿瘤坏死因子（TNF）测定

正常值：ELISA 法 4.3 ±2.8vg/L。

临床意义：TNF 有炎症介质作用，能阻止内毒素休克、DIC 的发生，有抗感染、抑制病毒复制和杀伤病毒感染细胞；抗肿瘤，杀伤和破坏肿瘤细胞。TNF 水平增高对某些感染性疾病的病情观察有价值。

12. 肥达（Widal）试验

正常：O≤1∶80。

伤寒 H≤1∶160，副伤寒 A、B、C≤1∶80。

临床意义：O、H 增高：伤寒病，A、B、C 增高：副伤寒。

13. 布氏杆菌凝集试验

正常：阴性。

临床意义：阳性或增高见于布氏杆菌病（波状热）。

14. 嗜异性凝集试验

正常：红细胞凝集法阴性。

临床意义：增高或阳性可见于传染性单核细胞增多症。

15. 梅毒螺旋体抗体测定

定性试验

非特异性抗体快速血浆反应素试验（RPR）：阴性。

不加热血浆反应素（SRU）试验：阴性。

确诊试验

梅毒螺旋体血凝集试验（TPTA）：阴性。

荧光梅毒螺旋体吸收试验（FTA－ABS）：阴性。

临床意义：梅毒螺旋体抗体血清学检查主要用于梅毒的诊断，尤其是潜伏期梅毒。

16. 汉坦病毒抗体 IgM 测定

正常：ELISA 法、免疫荧光法阴性。

临床意义：流行性出血热的病原体为汉坦病毒（HTV），汉坦病毒抗体用于流行性出血热的诊断，感染 HTV 后 2～4 天可在血清中检出 IgM，7 ~ 10 天达高峰。

17. 人类获得性免疫缺陷病毒（HIV）抗体测定

筛选试验：ELISA 法和快速蛋白印记法阴性。

确诊试验：HIV – RNA 蛋白印迹法和 RT – PCR 法阴性。

临床意义：抗体阳性可用于 AIDS 的诊断。

18. 结核分枝杆菌 DNA（TB – DNA）和抗体（TB – Ab）检测

TB – Ab：胶体金法或 ELISA 法阴性。

TB – DNA：PCR 法阴性。

临床意义：TB – Ab 阳性表示结核分枝杆菌感染，TB – DNA 检测特异性更强，敏感性更高。

19. 结核菌素试验

结核菌素试验是应用结核菌素进行皮肤试验来测定机体对结核分枝杆菌是否能引起超敏反应的一种试验。

临床意义：常规试验分别取两种 PPD 5U（国际结素单位）注射两前臂皮内，48 ~ 72 小时测量皮肤硬结直径超过 5mm 为阳性，≥20mm 为强阳性。（–）：＜5mm；（+）：5 ~ 9mm；（++）：10 ~ 19mm；（+++）：≥20mm 或局部发生水疱与坏死，后者对临床诊断有指导意义。

20. 抗核抗体（ANA）

正常：间接免疫荧光法效价＜1∶40。

阳性：红斑狼疮、药物性狼疮、干燥综合征、类风湿关节炎、混合性结缔组织病、系统性硬化症、多发性肌炎/皮肌炎、自身免疫性肝炎等。

高效价：红斑狼疮、狼疮肾炎、类风湿关节炎、系统性硬化症、急性肾小球肾炎、免疫性肝炎、原发性胆汁性肝硬化等。

21. 抗可溶性核抗原抗体（ENA）

抗 Sm 抗体阳性：见于系统性红斑狼疮、重叠综合征。

抗 RNP 抗体阳性：见于系统性红斑狼疮、混合性结缔组织病，也可见于类风湿关节炎、系统性硬化症、皮肌炎。

抗 SSA 抗体阳性：见于干燥综合征、系统性红斑狼疮、类风湿关节炎、系统性硬化症、皮肌炎、混合性结缔组织病。

抗 SSB 抗体阳性：见于干燥综合征、系统性红斑狼疮、类风湿关节炎、系统性硬化症、皮肌炎、混合性结缔组织病。

抗 Jo－1 抗体阳性：见于多发性肌炎/皮肌炎。

抗 Scl－70 抗体阳性：见于系统性硬化症。

22. 抗双链 DNA（ds－DNA）抗体

正常：阴性。

增高：抗 ds－DNA 抗体对系统性红斑狼疮有较高的特异性，是诊断系统性红斑狼疮、狼疮肾炎的指标，且抗体效价的升降与 SLE 的疾病活动性相关。

23. 抗中性粒细胞胞质抗体（ANCA）

正常：阴性。

c－ANCA（主要靶抗原 PR3）阳性见于：多种系统性血管炎，主要见于 Wegener 肉芽肿，阳性率为 80%～95%，也可出现在活动性显微多动脉炎的患者血清中，通常与肾小球肾炎和（或）肺毛细血管炎相关，还可见于变应性肉芽肿性血管炎（Churg－Strauss 综合征）。

p－ANCA（主要靶抗原 MPO）阳性多见于：各种系统性血管炎。40%～80%的显微多血管炎与此抗体相关，并与肾小球肾炎和（或）肺毛细血管炎相关，Wegener 肉芽肿阳性率 5%～20%，还可见于变应性肉芽肿性血管炎（Churg－Strauss 综合征）。

24. 狼疮细胞（lupus erythematosus cell，LEC）

LEC 对系统性红斑狼疮的诊断有重要意义。1948 年，Hargraves 等在 SLE 患者的骨髓和胸水涂片中发现狼疮细胞现象，即胞质中有一个很大的苏木精染色的紫红色的椭圆形小体，而自身核被挤在一边的多形核粒细胞。但 LEC 的检查操作复杂、费时、技术水平要求高，且影响因素较多，因而对 SLE 诊断的敏感性差，特异性又不强，故目前采用简单、快速的抗 DNP 抗体乳胶凝集试验代替了沿用了 50 余年的 LEC 检查法。

25. 肿瘤标志物

甲胎蛋白（AFP）、癌胚抗原（CEA）、CA19－9、CA125、前列腺酸性磷酸酶（PAP）、前列腺特异性抗原（PSA）等对部分肿瘤具有特异性。